今日からできるホルモン補充療法
―HRT実践マニュアル

弘前大学大学院医学研究科産科婦人科学教授　**水沼英樹**
東京歯科大学市川総合病院産婦人科教授　**髙松　潔**

編著

中外医学社

執筆者（執筆順）

河野宏明	熊本大学医学部保健学科教授
秋下雅弘	東京大学大学院医学系研究科加齢医学准教授
角野博之	群馬大学医学部附属病院検査部講師
市川秀一	北関東循環器病院内科，理事長
宮地清光	慶宮医院院長，保健科学研究所顧問
渡辺　敦	東尾第2クリニック，あすなろ薬局
髙松　潔	東京歯科大学市川総合病院産婦人科教授
小川真里子	東京歯科大学市川総合病院産婦人科講師
五十嵐智博	日本大学医学部泌尿器科学系泌尿器科学分野
髙橋　悟	日本大学医学部泌尿器科学系泌尿器科学分野教授
樋口　毅	弘前大学医学部附属病院周産母子センター教授
三崎直子	弘前大学医学部保健学科講師
水沼英樹	弘前大学大学院医学研究科産科婦人科学講座教授
五來逸雄	産育会堀病院産婦人科
堀　裕雅	産育会堀病院産婦人科院長
宮原富士子	㈱ジェンダーメディカルリサーチ代表取締役
横山良仁	弘前大学大学院医学研究科産科婦人科学講座准教授
大藏慶憲	東京医科歯科大学大学院生殖機能協関学
久保田俊郎	東京医科歯科大学大学院生殖機能協関学教授
若槻明彦	愛知医科大学医学部産婦人科教授
尾林　聡	東京医科歯科大学医学部産婦人科准教授
安井敏之	徳島大学大学院ヘルスバイオサイエンス研究部保健科学部門生殖補助医療学分野教授
藤野敬史	手稲渓仁会病院産婦人科部長
小林範子	北海道大学生殖内分泌・腫瘍学講座
岡野浩哉	飯田橋レディースクリニック院長
寺内公一	東京医科歯科大学大学院医歯学総合研究科女性健康医学講座准教授
大藏健義	千葉愛友会記念病院産婦人科顧問
市村三紀男	千葉愛友会記念病院院長
望月善子	獨協医科大学医学部産科婦人科教授
倉林　工	新潟市民病院産科部長，地域医療部長
岩佐弘一	京都府立医科大学大学院女性生涯医科学講師
北脇　城	京都府立医科大学大学院女性生涯医科学教授
大石　元	国立国際医療研究センター産婦人科医長
矢野　哲	国立国際医療研究センター産婦人科科長
岩元一朗	鹿児島大学医学部産婦人科
茶木　修	横浜労災病院分娩部部長
堂地　勉	鹿児島大学医学部産婦人科教授
篠原康一	愛知医科大学医学部産婦人科准教授
牧田和也	牧田産婦人科医院院長，慶應義塾大学医学部産婦人科非常勤講師
林　邦彦	群馬大学医学部保健学研究科教授

発刊に寄せて

　ホルモン補充療法（HRT）は閉経後の女性の健康維持や増進を目的に開発された療法で，1980年頃から急速に普及し欧米では今世紀初頭には50歳以降の女性の半数近い女性が本療法を受けていました．HRTがこれほど期待されたのは，高齢化社会の到来に加え，閉経後女性に特有な疾患の発生にエストロゲン欠乏が深く関与していることが明らかになり，加えてHRTは失われたホルモンを補うものであるとの認識が定着し，さらにはその効果を実証した多くの臨床データが蓄積し，HRTの有用性に対する意識が高まっていたためと考えられます．

　ところが，2002年に米国で行われていた大規模臨床試験，いわゆるWomen's Health Initiative（WHI）が，HRT施行者において乳癌，心疾患，脳卒中，静脈血栓症などのリスクが高かったという中間報告を発表して以来，HRTに対する不安は一挙に高まり，HRTに対する期待は萎縮し，HRTは大きな後退を余儀なくされてしまいました．このWHIの中間報告がもたらした影響は少なくなく，特に医療者にとっては，副作用の発生を必要以上に恐れるあまり，HRTを本当に必要としている女性に対してもその使用を忌避するなどの悪弊まで出てしまいました．しかしながら，WHIで得られた結果がHRTを消滅させるほどのインパクトとなり得たかどうかは，その後のHRTの回復状況をみれば明らかで，HRTを受ける症例数は年々回復傾向にあります．これはWHI報告を契機として，より安全なHRTを行うための詳細な検討が行われ，HRTの副作用の発現は対象者の臨床背景，使用するエストロゲンの種類，量，投与方法を考慮することで回避可能であることが明らかとされたことが背景にあります．

　これらのエビデンスを盛り込んでHRTの指針やガイドラインが各国で作成され，我が国でも2009年に日本産科婦人科学会と日本女性医学学会の共同事業として「ホルモン補充療法ガイドライン」が作成され，2012年にはその改訂版が発行されました．本書はこのガイドラインに記された内容を受けて，それらを臨床の現場において実施していくため手引書としてまとめたものです．本書が，先生方の座右にあって，日常診療の手助けとなり，閉経後女性の健康管理，ひいては女性医学のさらなる発展に寄与できることを祈念致しております．

　2013年6月

水沼英樹

髙松　潔

目 次

I HRTガイドライン2012年度版からの抜粋

1. HRTの禁忌症例と慎重投与症例は？ 2
2. HRTの適応と管理のアルゴリズムは？ 3
3. 更年期女性における以下の状態におけるHRTの有用性 4

II 適応

1. 血栓症リスクはどこまで許容できるのか？ 〈河野宏明〉 6
   - A・2つの肺血栓症 6
   - B・深部静脈血栓症 7
   - C・動脈血栓症（心筋梗塞を含む） 8
2. 冠攣縮および微小血管狭心症の既往とは？ 〈秋下雅弘〉 10
   - A・冠攣縮および微小血管狭心症の病態と特徴 10
   - B・冠攣縮および微小血管狭心症の診断 11
   - C・冠攣縮および微小血管狭心症の治療 13
   - D・エストロゲンと冠攣縮および微小血管狭心症 13
3. コントロール不良な糖尿病とは？ 〈秋下雅弘〉 15
   - A・糖尿病コントロールの指標と考え方 15
   - B・閉経後女性の糖尿病リスクとHRTの影響 16
4. コントロール不良な高血圧とは？ 〈角野博之　市川秀一〉 19
   - A・コントロール不良な高血圧 20
   - B・HRTと血圧 21
   - C・エストロゲンと降圧薬 25
5. 膠原病合併者の扱い 〈宮地清光　渡辺敦〉 27
   - A・更年期の関節症状 27
   - B・ACR/EULARの早期関節リウマチ診断基準（2010） 28
   - C・膠原病のHRT 29
   - D・文献報告による膠原病患者へのHRT 32
6. 子宮筋腫・子宮内膜症・子宮腺筋症の既往者の扱い 〈髙松潔　小川真里子〉 36

  A・子宮筋腫 ………………………………………………………………… 36
  B・子宮内膜症・子宮腺筋症 ……………………………………………… 38
7. 骨盤臓器脱に対してHRTは有効か？ ……………〈五十嵐智博　髙橋 悟〉 41
  A・骨盤臓器脱とは？ ……………………………………………………… 41
  B・発生のメカニズム ……………………………………………………… 41
  C・骨盤臓器脱の症状 ……………………………………………………… 42
  D・骨盤臓器脱の治療 ……………………………………………………… 42
  E・骨盤臓器脱に対してHRTは有効か？ ………………………………… 42
  F・その他の泌尿生殖器症状 ……………………………………………… 44
8. 更年期障害に対するHRTと漢方療法の使い分けは？ ………〈樋口 毅　三崎直子　水沼英樹〉 48
  A・HRTの効果 …………………………………………………………… 50
  B・漢方療法の効果 ………………………………………………………… 51
  C・HRTと漢方製剤の比較などの報告 ………………………………… 52
9. 骨粗鬆症に対してHRT，SERM，ビスホスホネート製剤の
  使い分けは？ ………………………………………………〈五來逸雄　堀 裕雅〉 57
  A・骨粗鬆症発症の機序 …………………………………………………… 57
  B・骨粗鬆症の診断 ………………………………………………………… 58
  C・FRAXとは？ ………………………………………………………… 59
  D・骨粗鬆症の治療開始基準（ガイドライン）について ……………… 60
  E・骨粗鬆症治療薬剤の分類 ……………………………………………… 62
  F・治療薬剤選択の考え方 ………………………………………………… 62
  G・実際の処方例 …………………………………………………………… 64
10. HRTと併用しない方がよい薬剤はあるか？ ……………………〈宮原富士子〉 66
  A・薬物相互作用とは？ …………………………………………………… 66
  B・エストロゲン製剤 ……………………………………………………… 67
  C・黄体ホルモン製剤 ……………………………………………………… 69
11. 悪性腫瘍治療後のHRTは不可か？ ……………………………〈横山良仁〉 70
  A・子宮体癌術後のHRT ………………………………………………… 70
  B・卵巣癌術後のHRT …………………………………………………… 72
  C・子宮頸癌治療後のHRT ……………………………………………… 72
  D・乳癌治療後のHRT …………………………………………………… 73
  E・薬物介入の基準・頻度 ………………………………………………… 73
12. アンチエイジングとしてのHRTは？ ……………〈大藏慶憲　久保田俊郎〉 76
  A・皮膚の加齢性変化とHRTの効果 …………………………………… 77
  B・筋骨格系の加齢性変化とHRT ……………………………………… 78
  C・泌尿生殖器の加齢とHRT …………………………………………… 79
  D・眼の加齢性変化とHRTの効果 ……………………………………… 80

E・口腔の加齢性変化とHRTの効果 ……………………………………………………… 80

III　レジメンの選択

1. HRTのレジメンの実際 …………………………………………………〈水沼英樹〉 84
    - A・どのような症例を対象とするか？ ………………………………………………… 84
    - B・局所投与か全身投与か？ …………………………………………………………… 84
    - C・ETかEPTか？ ……………………………………………………………………… 85
    - D・間欠的投与か，持続的投与か？ …………………………………………………… 86
    - E・エストロゲン製剤の選択，また投与量をどう決めるか？ ……………………… 87
    - F・投与を継続する場合に注意することは何か？ …………………………………… 87
2. CEEと17βエストラジオールはどちらがよいか？　どう使い分けるか？ ……〈若槻明彦〉 88
    - A・更年期障害 …………………………………………………………………………… 88
    - B・骨量，骨折 …………………………………………………………………………… 89
    - C・脂質代謝 ……………………………………………………………………………… 89
    - D・静脈血栓・塞栓症 …………………………………………………………………… 90
    - E・冠動脈疾患 …………………………………………………………………………… 91
3. 経皮と経口はどちらがよいか？　どう使い分けるか？ ………………〈尾林　聡〉 93
    - A・経口剤，経皮剤に使用されるホルモン剤 ………………………………………… 94
    - B・HRTの効果あるいは副作用と投与ルート ……………………………………… 95
4. 投与量はどうやって決めるか？ ………………………………………〈安井敏之〉 100
    - A・エストロゲン製剤 …………………………………………………………………… 100
    - B・黄体ホルモン製剤 …………………………………………………………………… 105
5. エストリオールの使い方は？ ……………………………………〈藤野敬史　小林範子〉 108
    - A・HRTにおけるエストリオールの位置づけ ……………………………………… 108
    - B・E_3の特性に関する基礎知識 …………………………………………………… 109
    - C・E_3の効果 ………………………………………………………………………… 110
    - D・E_3の安全性 ……………………………………………………………………… 111
6. 黄体ホルモンは何をどれくらい投与するか？ ………………………〈岡野浩哉〉 115
    - A・黄体ホルモン併用の目的 …………………………………………………………… 115
    - B・黄体ホルモンを投与しなかった場合のリスク …………………………………… 116
    - C・黄体ホルモンの投与期間 …………………………………………………………… 116
    - D・レジメンと内膜保護効果 …………………………………………………………… 116
    - E・黄体ホルモンの投与量 ……………………………………………………………… 117
    - F・黄体ホルモンの種類で何が異なるのか？ ………………………………………… 120
    - G・黄体ホルモンの種類と乳癌リスク ………………………………………………… 120
    - H・黄体ホルモンの種類と心血管系疾患リスク ……………………………………… 122

I・SERM は黄体ホルモンの代用となりうるか？ ……………………………………… 122
　　　J・現実的な流れと実際 ………………………………………………………………… 123
7. 周期的投与法と持続的投与法はどちらがよいか？　どう使い分けるか？ ………〈寺内公一〉126
　　　A・EPT の投与方法に関する用語 ……………………………………………………… 126
　　　B・周期的投与法と持続的投与法の使い分け ………………………………………… 127
　　　C・周期的投与法で使用する P の種類，量と期間 …………………………………… 128
　　　D・周期的投与と持続的投与の子宮内膜以外への作用 ……………………………… 129
8. OC は HRT の代用となりうるか？ ……………………………………〈大藏健義　市村三紀男〉132
　　　A・HRT 製剤と OC との違い ………………………………………………………… 133
　　　B・OC は HRT の代用となりうるか？ ………………………………………………… 137
9. その他のホルモン含有薬剤の効果は？
　　（ボセルモン，イソフラボン，男性ホルモンなど） ………………………………〈望月善子〉140
　　　A・エストラジオール誘導体 …………………………………………………………… 140
　　　B・エストロゲン・アンドロゲン合剤 ………………………………………………… 141
　　　C・男性ホルモン ………………………………………………………………………… 141
　　　D・イソフラボン ………………………………………………………………………… 142

Ⅳ　施行前検査

1. 採血の項目は？ ……………………………………………………………………〈倉林　工〉148
　　　A・HRT 投与前・中の必須採血項目の意義 …………………………………………… 148
　　　B・肝機能検査 …………………………………………………………………………… 149
　　　C・脂質検査 ……………………………………………………………………………… 150
　　　D・血糖 …………………………………………………………………………………… 152
　　　E・骨代謝 ………………………………………………………………………………… 152
　　　F・血栓症の予知マーカー ……………………………………………………………… 153
2. 婦人科検診は何をすればよいか？ ……………………………………〈小川真里子　髙松　潔〉158
　　　A・HRT 施行前後に推奨される婦人科検診 …………………………………………… 158
　　　B・子宮頸部細胞診 ……………………………………………………………………… 158
　　　C・子宮内膜癌検診 ……………………………………………………………………… 159
　　　D・超音波検査 …………………………………………………………………………… 161

Ⅴ　施行中の検査とトラブルの対応

1. どれくらいの間隔で外来受診していただくか？ ……………………〈岩佐弘一　北脇　城〉164
　　　A・HRT 開始時の検査 …………………………………………………………………… 165
　　　B・HRT が有効な症状 …………………………………………………………………… 165

C・HRT による有害事象 ……………………………………………………………… 166
　　　D・HRT のレジメン …………………………………………………………………… 167
　2. 出血時の対応 ………………………………………………………〈大石 元　矢野 哲〉169
　　　A・出血の頻度 ………………………………………………………………………… 170
　　　B・HRT の方法と子宮出血のパターン ……………………………………………… 170
　　　C・子宮出血に対する対応 …………………………………………………………… 173
　3. マイナートラブルとその対応 ……………………………………………〈岩元一朗〉176
　　　A・消化器症状（悪心，嘔吐，下腹部痛など） …………………………………… 178
　　　B・皮膚症状（かぶれ，発赤，湿疹など） ………………………………………… 178
　　　C・乳房症状（乳房痛・乳房緊満感など） ………………………………………… 179
　　　D・精神神経系（頭痛，片頭痛，めまい） ………………………………………… 180
　　　E・生殖器の異常 ……………………………………………………………………… 180
　　　F・臨床検査の異常（血液，肝機能障害，凝固異常など） ……………………… 181

VI　施行継続と中止に関する諸問題

　1. 長期間 HRT を行う上での留意点 …………………………………………〈茶木 修〉184
　　　A・HRT の目的からみた長期投与 …………………………………………………… 186
　　　B・HRT の有害事象・リスクからみた長期投与 …………………………………… 186
　2. HRT は何歳まで施行可能か？ ……………………………………………〈堂地 勉〉190
　　　A・HRT の禁忌症例と慎重投与症例 ………………………………………………… 190
　　　B・新規に HRT を開始する場合，何歳まで施行可能か？ ………………………… 191
　　　C・以前から HRT を投与していた場合，何歳まで施行可能か？ ………………… 195
　3. どのような場合に中止を考慮すべきか？ ………………………………〈篠原康一〉197
　　　A・子宮体癌が判明した場合 ………………………………………………………… 198
　　　B・子宮体癌治療後 …………………………………………………………………… 198
　　　C・卵巣癌が判明した場合 …………………………………………………………… 199
　　　D・卵巣癌治療後 ……………………………………………………………………… 200
　　　E・乳癌が判明した場合 ……………………………………………………………… 200
　　　F・冠動脈疾患が判明した場合 ……………………………………………………… 201
　　　G・良性の器質性疾患の場合 ………………………………………………………… 201
　　　H・静脈血栓塞栓症・肺塞栓症またはその既往 …………………………………… 201
　　　I・重症の高トリグリセリド血症 …………………………………………………… 202
　　　J・術前・長期臥床 …………………………………………………………………… 202
　　　K・中止方法 …………………………………………………………………………… 202
　4. 中止する場合の実際の注意点は？ ………………………………………〈牧田和也〉205
　　　A・HRT の中止を考慮すべき状況とは？ …………………………………………… 205

B•医療者側から中止を考慮すべき状況……………………………………………… 205
　　C•患者側から中止を考慮すべき状況…………………………………………………… 209

VII　インフォームド・コンセント

1. 乳癌リスクについてどのように説明するか？……………………〈髙松 潔　小川真里子〉212
　　A•はじめに－HRTと乳癌リスクに関する考え方の変遷……………………………… 212
　　B•HRTと乳癌リスクに対するWHI中間報告までの考え方の変遷…………………… 212
　　C•WHI中間報告以降，HRTガイドライン2009年度版発刊ごろまでの考え方の変遷…… 214
　　D•その後の考え方の変化とHRTガイドライン2012年度版における
　　　　HRTと乳癌リスクの考え方………………………………………………………… 215
　　E•乳癌リスクを修飾する諸因子………………………………………………………… 217
　　F•おわりに………………………………………………………………………………… 220
2. WHI研究とサブグループ解析の結果はどのようになっているのか？……………〈林 邦彦〉223
　　A•WHI研究とは？……………………………………………………………………… 223
　　B•各研究の集団特性と中間解析結果…………………………………………………… 224
　　C•冠動脈疾患発症におけるサブグループ解析………………………………………… 226
　　D•浸潤性乳癌発症におけるサブグループ解析………………………………………… 227
　　E•HRT使用者の生命予後……………………………………………………………… 229

VIII　実際に使うIC用紙の案

HRTを考慮している女性への説明文の一例……………〈髙松 潔　小川真里子　牧田和也〉232

索 引……………………………………………………………………………………………… 237

I

HRTガイドライン 2012年度版からの抜粋

1 HRTの禁忌症例と慎重投与症例は？

[禁忌症例]
- 重度の活動性肝疾患
- 現在の乳癌とその既往
- 現在の子宮内膜癌，低悪性度子宮内膜間質肉腫
- 原因不明の不正性器出血
- 妊娠が疑われる場合
- 急性血栓性静脈炎または静脈血栓塞栓症とその既往
- 心筋梗塞および冠動脈に動脈硬化性病変の既往
- 脳卒中の既往

[慎重投与ないしは条件付きで投与が可能な症例]
- 子宮内膜癌の既往
- 卵巣癌の既往
- 肥満
- 60歳以上または閉経後10年以上の新規投与
- 血栓症のリスクを有する場合
- 冠攣縮および微小血管狭心症の既往
- 慢性肝疾患
- 胆嚢炎および胆石症の既往
- 重症の高トリグリセリド血症
- コントロール不良な糖尿病
- コントロール不良な高血圧
- 子宮筋腫，子宮内膜症，子宮腺筋症の既往
- 片頭痛
- てんかん
- 急性ポルフィリン血症
- 全身性エリテマトーデス（SLE）

（ホルモン補充療法ガイドライン2012年度版．p.58より）

2 HRTの適応と管理のアルゴリズムは？

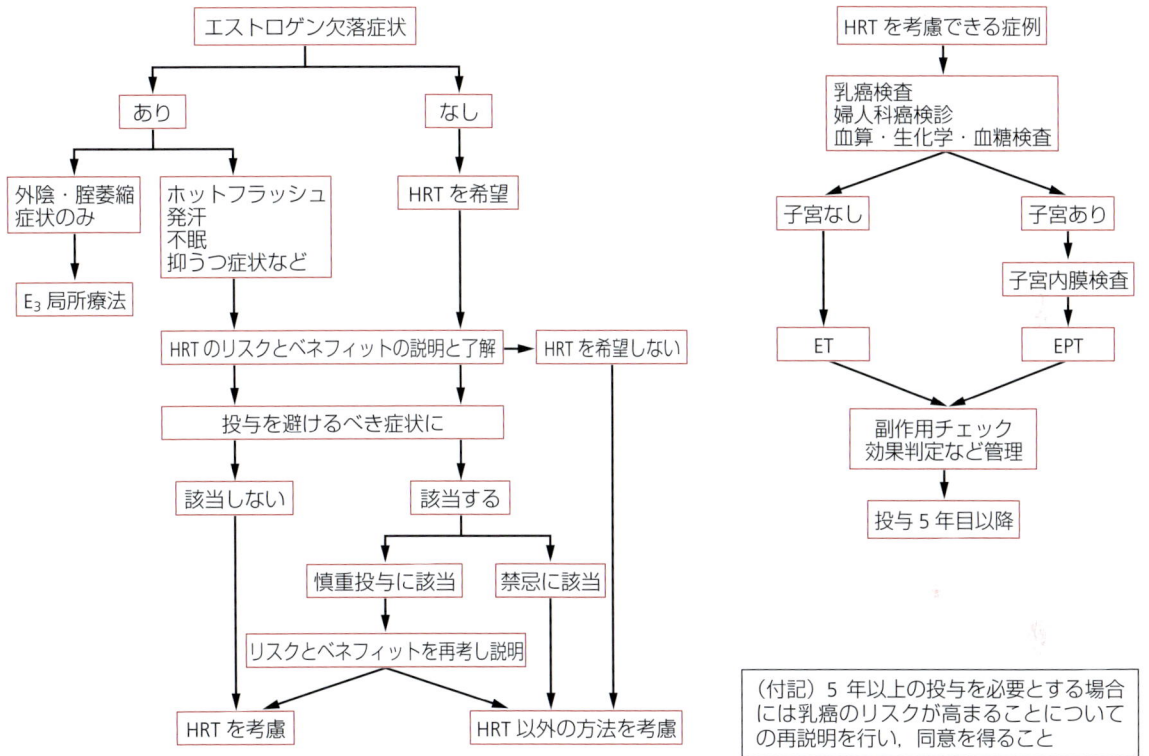

（ホルモン補充療法ガイドライン 2012 年度版．p.82-3 より）

3 更年期女性における以下の状態におけるHRTの有用性

（ここでいう有用性と健康保険上の適応とは異なる）

状態	有用性
血管運動神経症状	A⁺
更年期の抑うつ症状	A
それ以外の更年期症状	B
アルツハイマー病の予防	B
尿失禁の治療	C
萎縮性腟炎・性交痛の治療	A⁺
骨粗鬆症予防	A⁺
骨粗鬆症治療	A⁺
脂質異常症の治療	A
動脈硬化症の予防	B
皮膚萎縮の予防	A
口腔の不快症状	B

A⁺：有用性がきわめて高い
A ：有用性が高い
B ：有用性がある
C ：有用性の根拠に乏しい
D ：有用ではない

注記：これらの有用性の評価は，対象者の背景因子などの諸条件によって変わるものであることはいうまでもない．実際のHRT施行にあたっては必ず各項目別の本文と解説文を参照すること．

（ホルモン補充療法ガイドライン2012年度版．p.84より）

II

適 応

Ⅱ 適応

1 血栓症リスクはどこまで許容できるのか？

＊本節の概要＊ summaries of this section

- 静脈血栓症は男性よりも女性に多い疾患である．
- 静脈血栓症がある場合，あるいはその既往がある場合にはホルモン補充療法は避けた方がよい．
- 息切れの有無などの問診，血圧測定，下肢の状態のチェック，糖尿病の有無，腎機能障害の有無について office gynecology にて診察してもらう方が女性の健康管理上 better と思われる．
- いくつかの理由で抗血小板剤あるいは抗凝固剤を内服しているような場合，ホルモン補充療法は控えた方が better ではないかと思われる．処方内容をみることで，ホルモン補充療法の可否を概ね想像することは可能である．

　血栓症は血管内に血栓が形成されることである．血管網は閉鎖回路である．生理的にはこの閉鎖回路がつまることなく血液をうまく循環させることが重要である．したがって血管内では血液が固まらないように線溶系がうまく機能しなければならない．しかし，閉鎖回路であるため血管に損傷が生じたときには出血を止める必要が出てくる．ここには凝固系がうまく作用しなければならない．さらに，血液だけではなく血管側の因子，および血液の流速など多くの因子と凝固と線溶の微妙なバランスによって血管および血流のホメオスターシスが保たれている．したがって，状況に応じて凝固に傾いたり，線溶に傾いたりしている．

　血栓症には動脈血栓症と静脈血栓症が存在する．動脈血栓は進行した動脈硬化病変から血栓が飛んで発症する，動脈-動脈血栓症（artery to artery embolism：A to A embolism），心内血栓が飛んで出現する心原性塞栓症，静脈血栓が心房中隔卵円孔を通して動脈系に入り出現する奇異性塞栓症の3つに分類できる．A to A embolism は進行した動脈硬化病変をもつ方，また心原性塞栓症は心疾患をもつ方に出現するのが大部分である．このような方々はホルモン補充療法の適応から外れると思われる．本稿では男性よりも女性に多い静脈血栓症を中心に述べる．

A● 2つの肺血栓症

1）急性肺塞栓症

　肺血栓症は欧米では虚血性心疾患，脳血管障害と並んで頻度が多い血管疾患である．社会の

高齢化と食生活の変化に伴い日本でも近年増加しており，まれな疾患ではなくなってきた．1996 年は 3,492 人/年（28 人/100 万人）であったが[1]，2006 年には 7,864 人/年と 10 年間で 2.25 倍に増加している（62 人/100 万人）[2]．米国の 500 人/100 万人と比較すると少ないようである．血栓形成には，① 血流停滞，② 血管内皮障害，③ 血液凝固能の亢進の 3 つが大きな役割をはたしていると Rudolf C.Virchow は提唱している（Virchow の 3 要素）．先天性危険因子としてプロテイン C 欠乏症，プロテイン S 欠乏症，アンチトロビン欠乏症，高ホモシスチン血症などがあげられる．一方，肥満，長期臥床，悪性腫瘍，外傷，骨折，中心静脈カテーテル留置，抗リン脂質抗体症候群，薬剤（ステロイド，エストロゲン製剤など），長距離旅行，手術などが後天的危険因子としてあげられる．急性肺塞栓症の塞栓源は下肢，骨盤内静脈血栓であるため，起立，歩行，排便など下肢筋肉が収縮し，筋肉ポンプ作用で静脈還流量が増加するときに発症しやすい．エコノミークラス症候群は航空機内の長時間同一姿勢，機内の低湿度，脱水傾向などが原因と考えられている．航空機に限らず自動車，列車，船舶，劇場などでも同一姿勢を長期間とると血栓症は生じることがある．自覚症状は一般的には急性の胸痛と呼吸困難であるが，肺血管床を閉塞する広さ，患者の肺予備能などにより無症状から突然死まで多彩である．

2）慢性肺塞栓症

器質化血栓により肺動脈が慢性閉塞することにより発症する．慢性とは半年以上にわたって肺血流分布ならびに肺循環が大きく変化しない状態のことと定義されている．慢性肺血栓症は肺動脈の多くが閉塞し，その結果，肺高血圧を合併し労作時呼吸困難などの症状が出現する（慢性血栓塞栓性肺高血圧症あるいは特発性慢性肺血栓塞栓症 chronic thromboembolic pulmonary hypertension：CTEPH）．厚生労働省の調査では男女比は 1：2.8，平均年齢 62 歳で，特に 40 歳以上では女性に多いという特徴がある．急性肺塞栓症の既往は 29％，深部静脈血栓の既往は 28％に過ぎない[3]．成因については明らかではない．肺微小循環の障害の存在から small vessel disease の概念もある[4]が，詳細な発症機序についてはさらなる研究が必要である．自覚症状は労作時呼吸困難に加えて低酸素血症に伴いチアノーゼ，頻脈，頻呼吸がみられる．

B● 深部静脈血栓症

深部静脈血栓症の頻度は米国では約 50 人/10 万人/年である[5]．わが国でもこの 10 年間で約 30 倍頻度が増加している．12 人/10 万人/年と 2006 年に報告されている[2]．深部静脈血栓には問診が重要である．症状，診察所見，および患者の背景，危険因子を総合的に判断し，鑑別診断を行う必要がある．短時間に簡単にできる検査として D ダイマーがあげられる．確かに D ダイマーが高ければ急性期であることが疑われる．しかし，確定ではないので画像診断の併用が必要である．慢性期の場合には D ダイマーは正常であるので注意を要する．

エストロゲンは弱い付加的な血栓症の危険因子に分類されている[6]（表 1）．添付文書でも静脈血栓症のリスクはエストロゲンで上昇することが記載されている．もちろん，前向き大規模研究でもホルモンの補充療法が静脈血栓を増加させた報告がある．したがって，ホルモン補充療法を行う際

表 1 ● 静脈血栓塞栓症の付加的な危険因子の強弱

危険因子の強度	危険因子
弱い	肥満，エストロゲン治療，下肢静脈瘤
中等度	高齢，長期臥床，うっ血性心不全，呼吸不全，悪性腫瘍，中心静脈カテーテル留置，癌化学療法，重症感染症
強い	静脈血栓症の既往，血栓性素因，下肢麻痺，ギプスによる下肢固定

血栓性素因：アンチトロンビン欠乏症，プロテイン C 欠乏症，プロテイン S 欠乏症，抗リン脂質抗体症候群など

には，上記 3 つの静脈血栓症の有無，およびその既往については評価しておく必要があると思われる．特に下肢のむくみ，軽労作での息切れなど症状がある場合には事前に評価しておく方が無難である．著者は循環器内科を専門としているが，ホルモン補充療法を実施する際には，静脈血栓症の家族歴，既往歴，息切れの有無などの詳細な問診を行うことにしている．その上で，血圧測定，下肢の状態のチェック，糖尿病の有無，腎機能障害の有無，および心電図検査，ABI（上下肢の血圧測定）を実施している．さらに疑いがある場合にはベッドサイドにて心エコー検査で肺高血圧の有無，超音波を用いて深部静脈血栓の評価を行うことにしている．Office gynecology ではこれらの検査をすべて実施することは難しいと思われる．可能であれば，静脈血栓症の家族歴，既往歴，息切れの有無などの問診，血圧測定，下肢の状態のチェック，糖尿病の有無，腎機能障害の有無の検査は実施した方が better ではないかと思われる．静脈血栓症が証明された場合，あるいはその既往がある場合，ホルモン補充療法は控えた方がよいかと思われる．

C ● 動脈血栓症（心筋梗塞を含む）

冠動脈疾患に代表される動脈硬化性疾患は女性よりも男性に多い疾患であり，男女比は概ね 2：1 程度で，しかも男性の方が女性よりも若くして発症する．特に，急性心筋梗塞や不安定狭心症を急性冠症候群と近年よばれている．これは冠動脈の血栓が原因で発症するという共通の病因のためである．現在まで冠動脈疾患の一次および二次予防にホルモン補充療法が有効だったという，前向き研究の結果はない．これらの研究は急性心筋梗塞を一次エンドポイントとして行われた研究である．冠動脈疾患の原因はいろいろである．したがって，ホルモン補充療法が虚血性心疾患全てを増やしているわけではない，という点に注意が必要である．循環器専門医は冠動脈疾患の病因に応じて治療法を変えている．急性冠症候群の二次予防としてはアスピリンに代表される抗血小板剤を使用している．

一方，急性冠症候群および脳血管障害に対するアスピリンの一次予防における有用性の報告はない．したがって，抗血小板剤を内服しているような場合は動脈性の血栓症二次予防の目的で使用している．このような場合は，やはりホルモン補充療法は避けた方がよいと思われる．その他，脳血管障害，全身の動脈硬化が進行しているなどの理由で抗血小板剤を内服している，あるいは人工弁

置換をしている，心房細動がある，ために抗凝固剤を内服しているような場合，ホルモン補充療法は控えた方が better ではないかと考えている．純粋な冠攣縮性狭心症の場合は抗血小板剤あるいは抗凝固剤を投与することはない．このような場合にはホルモン補充療法を行っても大きな問題はないと思われる．このように他医の処方内容をみることで，ホルモン補充療法の可否を概ね想像することは可能である．一般的に女性の動脈硬化性疾患は 60 歳代後半から増加してくる．更年期に動脈硬化性疾患をもつ女性はまれであり，動脈硬化性疾患があるのは，糖尿病，高血圧，家族性高脂血症など，濃厚な動脈硬化性疾患の家族歴をもつような場合である．そのため，生活習慣の改善や動脈硬化危険因子を厳重に管理する必要がある．実際は，このような症例はまれであり，もしいても内科にてすでに加療を受けておられる患者がほとんどである．多くの office gynecology を受診する更年期女性は，動脈硬化性疾患はもっていないと思われる．したがって，まずは動脈硬化危険因子の評価を行っていくことが大切である．

●文献

1) Kumasaka N, Sakuma M, Shirato K. Incidence of pulmonary thromboembolism in Japan. Jpn Circ J. 1999; 63: 439-41.
2) Sakuma M, Nakamura M, Yamada N, et al. Venous thromboembolism: deep vein thrombosis with pulmonary embolism, deep vein thrombosis alone, pulmonary embolism alone. Circ J. 2009; 73: 305-9.
3) 田辺信宏, 岡田 修, 巽 浩一郎, 他. 呼吸不全 6 疾患の全国疫学調査. 我が国における慢性血栓塞栓性肺高血圧症の検討. 厚生省特定疾患呼吸器系疾患調査研究班呼吸不全調査研究班平成 9 年度研究報告書. 1998. p.129-39.
4) Galiè N, Kim NH. Pulmonary microvascular disease in chronic thromboembolic pulmonary hypertension. Proc Am Thorac Soc. 2006; 3: 571-6.
5) Fowkes FJ, Price JF, Fowkes FG. Incidence of diagnosed deep vein thrombosis in the general population: systemic review. Eur J Vasc Endovasc Surg. 2003: 25: 1-5.
6) 日本循環器学会, 編. 肺血栓塞栓症および深部静脈血栓症の診断, 治療, 予防に関するガイドライン (2009 年改訂版). 循環器病の診断と治療に関するガイドライン (2008 年度合同研究班報告).

<河野宏明>

II 適応

2 冠攣縮および微小血管狭心症の既往とは？

> **＊本節の概要＊** summaries of this section
> - 冠攣縮および微小血管狭心症は必ずしも予後のよい疾患ではない．
> - HRT の施行により冠攣縮自体は改善する可能性がある．
> - 器質的冠動脈病変を合併することも多いので，HRT の適応は慎重に判断する．

　HRT ガイドライン 2012 年度版では，心筋梗塞および冠動脈に動脈硬化性病変の既往がある症例を［禁忌症例］とする一方，冠動脈疾患のうち「冠攣縮および微小血管狭心症の既往」は［慎重投与ないしは条件付きで投与が可能な症例］と適応を分けて記載している．また，その解説には以下のように記載されている．

　冠攣縮性狭心症は日本人に比較的多く，狭心症の約 40％は冠攣縮である．冠動脈に器質的狭窄のない狭心症に対して経皮エストロゲン投与によって狭心症発作が抑えられた．日本循環器学会ガイドラインでも，冠攣縮に対するエストロゲン投与は禁忌ではなく有効性がある，と報告している．

　以上の記載に関係する事項として，冠攣縮および微小血管狭心症の病態と診断・治療，エストロゲンとの関連，HRT を実践する上でのポイントをまとめた．

A 冠攣縮および微小血管狭心症の病態と特徴

　冠攣縮とは，心臓の表面を走行する比較的太い冠動脈が一過性に異常に収縮した状態と定義される[1]．冠動脈が攣縮により完全または不完全に閉塞され，その灌流領域に虚血が生じると，心電図上 ST 上昇ないしは ST 下降を伴う狭心症発作が起こる．この病態を冠攣縮性狭心症という．攣縮の発生機序には局所の血管内皮機能障害が大きく関係すると考えられる．

　一方，冠動脈造影では検出できない 100μm 以下の冠微小血管の異常も，太い冠動脈の狭窄あるいは攣縮の有無にかかわらず虚血を惹起しうる．微小血管の異常による心虚血の発生機序には，微小血管の拡張能低下あるいは不均一な血管拡張に起因する盗血現象と微小血管の攣縮などがあげられている．前者は労作性狭心症の原因となりうるし，微小血管の攣縮は心電図異常（ST 上昇あるいは下降）を伴う安静時狭心症を起こしうる．冠攣縮と同様，微小血管狭心症の発生機序には血管内皮機能障害が関与するとされる．

　虚血性心疾患全体でみると，欧米人に比べて日本人の発症頻度は比較的少ないのに対して，冠攣縮性狭心症は欧米人に比べて日本人の発症率が高い．また男性の比率が高いのも日本人の特徴であ

2. 冠攣縮および微小血管狭心症の既往とは？

表 1 ● 日本と欧米での冠攣縮の特徴

	日本	欧米	P
症例総数	752	586	
女性の比率（%）	13	22	< 0.0001
心筋梗塞の既往（%）	7	24	< 0.0001
器質的冠動脈狭窄（%）	41	66	< 0.0001
多枝疾患（%）	24	44	< 0.0001
左室機能低下（%）	6	34	< 0.0001
多枝攣縮（%）	8	0	< 0.0001
3 年間の予後			
心筋梗塞発生率（%）	9	25	< 0.0001
死亡率（%）	3	11	< 0.0001

循環器病の診断と治療に関するガイドライン（2006-2007 年度合同研究班報告）
冠攣縮性狭心症の診断と治療に関するガイドライン
〔http://www.j-circ.or.jp/guideline/pdf/JCS2008_ogawah_h.pdf（2013 年 3 月閲覧）〕

る（表1）[1,2]．微小血管狭心症も日本人では安静時狭心症が多いことが特徴であり，微小血管攣縮の寄与が大きいと考えられる．微小血管狭心症の患者では，女性の占める割合（特に閉経後女性）が圧倒的に高いことも疫学的特徴である．

　冠攣縮性狭心症の生命予後は一般によいとされていたが，冠動脈の器質的狭窄に冠攣縮を合併した場合や冠攣縮が不安定化した場合には急性心筋梗塞や突然死を起こすことも知られている．微小血管狭心症には，単独で狭心症を生じる例，冠攣縮性狭心症に合併する例，冠動脈の器質的狭窄病変に起因する不安定狭心症や急性心筋梗塞に合併する例などが知られており，虚血性心疾患全般にわたり病態を修飾しているとされる．太い冠動脈の攣縮と微小血管攣縮を合併する例は女性に多く，典型的な狭心症症状に加えて 30 分以上続く胸痛の既往が多いことが報告されている．

B ● 冠攣縮および微小血管狭心症の診断

　日本循環器学会のガイドライン[1]による冠攣縮性狭心症の診断フローチャートを図1に示すが，主に症状と心電図変化に基づいて診断できるようになっている．ただし，冠動脈造影検査中の誘発試験により太い冠動脈の攣縮を証明しない限り，微小血管狭心症の可能性は除外できないし，上述したように合併することもまれではない．

　微小血管狭心症の確定診断は容易ではない．冠微小血管攣縮は造影で確認できないので，誘発試験から間接的にその存在を推定する．冠動脈内へのアセチルコリンもしくはエルゴノビン投与による冠攣縮誘発試験中に，大きな冠動脈に攣縮が認められないにもかかわらず狭心症症状が誘発され，同時に明らかな冠血流速度の低下（造影遅延など），心電図上の虚血性変化などの心筋虚血所見が出現した場合に冠微小血管攣縮と診断できる．その他の微小血管狭心症の特徴として，胸痛の性状

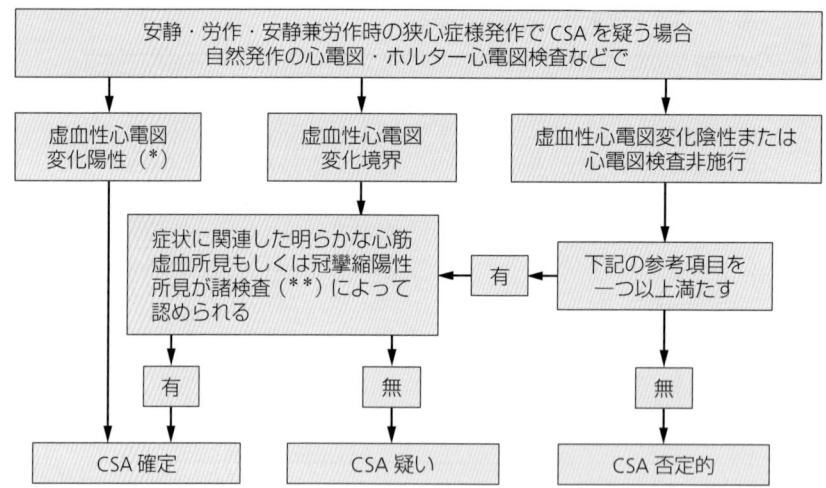

参考項目
硝酸薬により速やかに消失する狭心症様発作で，以下の 4 つの項目のどれか一つが満たされれば冠攣縮疑いとする．1)（特に夜間から早朝にかけて）安静時に出現する，2) 運動耐容能の著明な日内変動が認められる（早朝の運動能の低下），3) 過換気（呼吸）により誘発される，4) カルシウム拮抗薬により発作が抑制されるが β 遮断薬では抑制されない．

(*) 明らかな虚血性変化とは，12 誘導心電図にて，関連する 2 誘導以上における一過性の 0.1 mV 以上の ST 上昇または 0.1 mV 以上の ST 下降か陰性 U 波の新規出現が記録された場合とする．虚血性心電図変化が遷延する場合は急性冠症候群のガイドラインに準じ対処する．
(**) 心臓カテーテル検査における冠攣縮薬物誘発試験，過換気負荷試験などを指す．なお，アセチルコリンやエルゴノビンを用いた冠攣縮薬物誘発試験における冠動脈造影上の冠攣縮陽性所見を「心筋虚血の徴候（狭心痛及び虚血性心電図変化）を伴う冠動脈の一過性の完全または亜完全閉塞（＞90％狭窄）」と定義する．

図 1 ● 冠攣縮性狭心症（CSA）の診断フローチャート
循環器病の診断と治療に関するガイドライン（2006-2007 年度合同研究班報告）
冠攣縮性狭心症の診断と治療に関するガイドライン
〔http://www.j-circ.or.jp/guideline/pdf/JCS2008_ogawah_h.pdf（2013 年 3 月閲覧）〕

や心電図変化（運動負荷やホルター心電図でみられる ST 変化のパターン）によって古典的な狭心症と区別することができない，労作以外に安静時に胸痛を生じることが多い，胸痛の持続時間が 10 分以上のことがまれではない，速効性硝酸薬が有効な症例は 50％以下などがある．

　つまり，症状と心電図変化から微小血管狭心症と冠攣縮性狭心症を鑑別するのは難しく，鑑別を行う場合は循環器専門医に相談する必要がある．しかし，血管内皮機能障害を発症基盤として血管攣縮（もしくは拡張低下）により惹起される病態であり，両者は合併しうること，治療もほぼ同様であることを考慮すると，あえて鑑別しないで薬物治療を開始することにさして問題はない．ただ，難治例の場合は，致命的な発作を起こす可能性もあり，やはり循環器専門医に相談するべきである．

C ● 冠攣縮および微小血管狭心症の治療

　治療は，危険因子の管理と薬物療法に分けられる．危険因子には生活習慣と生活習慣病が含まれ，生活習慣の是正として禁煙，節酒，過労・精神ストレスの回避，生活習慣病の管理として血圧管理，適正体重の維持，耐糖能障害の是正，脂質異常症の是正があげられる．

　薬物療法では，硝酸薬，カルシウム拮抗薬，ニコランジルにより冠攣縮の解除・予防を図ることが標準的な治療であり，単独もしくは組み合わせて投与する．発作時には硝酸薬の舌下錠，スプレーの口腔内噴霧などが有効である．β遮断薬は，労作時狭心症の例では心筋酸素需要を減らすことで効果が期待できるが，冠攣縮を増悪させる可能性があるため，カルシウム拮抗薬や硝酸薬と併用するべきであろう．アンジオテンシン変換酵素阻害薬・同受容体拮抗薬，スタチン，ビタミンEの有効性も報告されているが，小規模の研究にとどまる．いずれにしても，初期治療が奏効しなければ循環器専門医に相談するべきである．

D ● エストロゲンと冠攣縮および微小血管狭心症

　閉経前女性の冠攣縮性狭心症発作は，月経周期による内因性エストロゲン変動と密接に関連する[3]．すなわち，エストロゲンが低下する黄体期末期から月経期にかけて発作は増加し，エストロゲンが上昇する卵胞期にかけて減少する．微小血管狭心症について内因性エストロゲンとの関連を明確に示す研究はないが，圧倒的に閉経後女性に多いことからエストロゲンの欠乏が要因であると考えられている．

　閉経後女性の冠攣縮性狭心症に対してエストロゲン投与が有用である可能性が報告されている．エストロゲン投与前，投与中および投与中止後に過換気負荷試験を行い，冠攣縮性狭心症発作を誘発した研究[4]では，投与前およびプラセボ投与中は発作が誘発されたが，エストロゲン投与中は発作が抑制された．海外の研究であるが，冠動脈に有意な狭窄を有さない狭心症，つまり冠攣縮性もしくは微小血管狭心症を有する閉経後女性25例を対象としたプラセボ対照クロスオーバー比較試験[5]では，エストロゲン貼付剤により狭心症発作回数の有意な減少を認めた．

　これらの成績，および冠攣縮性狭心症と微小血管狭心症の本態であるとされる血管内皮機能障害に対してエストロゲンが改善効果を有することを考えると，むしろHRTは冠攣縮性狭心症と微小血管狭心症に対して好影響をもたらす可能性が高い．実際に，循環器領域における性差医療に関するガイドライン[6]では，サマリーに，閉経後女性の冠攣縮性狭心症に対してエストロゲン製剤の投与が有用である場合がある（クラスIIb，レベルB）と記載されており，説明には，カルシウム拮抗薬を中心とした通常の薬物治療に対して抵抗性を示す冠攣縮性狭心症女性患者では，治療オプションの1つとして考慮すべきものと思われると書かれている．

　しかし，冠攣縮性狭心症や微小血管狭心症を対象として行われたHRTの介入試験はいずれも小規模で十分なエビデンスがあるとはいえない．一方で，HRTの禁忌に該当する冠動脈狭窄による狭心症との鑑別が容易でないこと，冠動脈狭窄を合併する例も多いこと，冠攣縮後に血栓が形成さ

II 適応

れて急性冠症候群に至る例があることを考慮すると，冠攣縮性狭心症と微小血管狭心症に対するHRTは慎重に行わざるをえない．

▶ HRTを実践する上でのポイント

- 冠攣縮性狭心症/微小血管狭心症と診断された症例に対するHRTの適応は，診断の精度や合併する冠動脈疾患に基づき慎重に判断する．
- 冠動脈に器質的動脈硬化病変のないことが確実な症例に対しては，更年期症状など他の適応があれば，HRTを実施して冠攣縮性狭心症/微小血管狭心症発作の経過を評価してもよい．
- HRT導入後に発作の回数が増えるなど症状が悪化した場合は，ただちに中止して循環器専門医に相談する．
- HRT実施中の症例に冠攣縮性狭心症/微小血管狭心症らしい症状が初発した場合も同様である．

● 文献

1) 循環器病の診断と治療に関するガイドライン（2006-2007年度合同研究班報告）．冠攣縮性狭心症の診断と治療に関するガイドライン．Circ J. 2008; 72(suppl 4): 1195-238.
2) Pristipino C, Beltrame JF, Finocchiaro ML, et al. Major racial differences in coronary constrictor response between Japanese and Caucasians with recent myocardial infarction. Circulation. 2000; 101: 1102-8.
3) Kawano H, Motoyama T, Ohgushi M, et al. Menstrual cyclic variation of myocardial ischemia in premenopausal women with variant angina. Ann Intern Med. 2001; 135: 977-981.
4) Kawano H, Motoyama T, Hirai N, et al. Estradiol supplementation suppresses hyperventilation-induced attacks in postmenopausal women with variant angina. J Am Coll Cardiol. 2001; 37: 735-40.
5) Rosano GM, Peters NS, Lefroy D, et al. 17-beta-Estradiol therapy lessens angina in postmenopausal women with syndrome X. J Am Coll Cardiol. 1996; 28: 1500-5.
6) 循環器病の診断と治療に関するガイドライン（2008-2009年度合同研究班報告）．循環器領域における性差医療に関するガイドライン．Circ J. 2010; 74(suppl 2): 1085-160.

＜秋下雅弘＞

3 コントロール不良な糖尿病とは？

＊本節の概要＊ summaries of this section

- WHIでは，HRT（ETおよびEPT）により2型糖尿病の発症リスクは低下した．
- HRTにより体脂肪，特に内臓脂肪の増加抑制効果が期待できる．
- コントロールされた糖尿病患者に対するHRTは一般に糖代謝を悪化させない．
- 非糖尿病，非肥満者に対するHRTにより，インスリン感受性が悪化するとの報告がある．
- コントロール不良な糖尿病患者へのHRTにより糖代謝が悪化する懸念があり，糖尿病専門医に相談した上で判断する．

　HRTガイドライン2012年度版では，［慎重投与ないしは条件付きで投与が可能な症例］として，「コントロール不良な糖尿病」があげられている．しかし，その解説に記載されているように，実際には，コントロール不良な糖尿病患者にHRTを行い，糖代謝の変化を検討した報告はない．むしろ，2型糖尿病の発症を減らす，あるいは糖代謝に悪影響しないといった報告が多く，HRTガイドラインではCQ1-3として「糖・脂質代謝改善」という項を設けている．しかし，インスリン感受性を低下させるという報告もあるため，糖代謝が悪化した場合は深刻な問題になるコントロール不良な糖尿病患者へのHRTには慎重にならざるを得ない．これらに関係する事項として，コントロール不良な糖尿病の意味とHRTの影響，HRTを実践する上でのポイントをまとめた．

A● 糖尿病コントロールの指標と考え方

　糖尿病は血糖値が病的に高い状態を指すが，血糖値だけでなくヘモグロビンA1c（HbA1c）値により診断と管理を行うのが普通である．特に,血糖値は食事との関係(何をどのくらい食べたか？食後どのくらい時間が経ったか？)により大きく変動するので，むしろ糖尿病コントロール，つまり主に血糖コントロール指標では，HbA1cを重視し，主要な判定はこれによって行う[1]．

　HbA1cは患者の過去1〜2カ月の血糖値をおしなべて反映する指標であり，採血時間や当日の食事の影響を気にしなくてよいというメリットがある．逆に，血糖値の日内変動や食後血糖値がどこまで上がっているかなど細かな変化はHbA1cでは把握できない．また，HbA1cは，急速に改善した糖尿病や乳び血漿では血糖値より高く，急激に発症・増悪した糖尿病，溶血，出血，肝硬変などでは血糖値より低く測定される点に注意が必要である．したがって，血糖管理状況は，HbA1c値を中心に，空腹時，食後2時間，随時などの血糖値も含めて総合的に判断することが望ましい．

II　適応

目標	コントロール目標値[注4)]		
	血糖正常化を目指す際の目標[注1)]	合併症予防のための目標[注2)]	治療強化が困難な際の目標[注3)]
HbA1c(%)	6.0 未満	7.0 未満	8.0 未満

治療目標は年齢，罹病期間，臓器障害，低血糖の危険性，サポート体制などを考慮して個別に設定する．

注1) 適切な食事療法や運動療法だけで達成可能な場合，または薬物療法中でも低血糖などの副作用なく達成可能な場合の目標とする．
注2) 合併症予防の観点から HbA1c の目標値を 7％未満とする．対応する血糖値としては，空腹時血糖値 130mg/dL 未満，食後 2 時間血糖値 180mg/dL 未満をおおよその目安とする．
注3) 低血糖などの副作用，その他の理由で治療の強化が難しい場合の目標とする．
注4) いずれも成人に対しての目標値であり，また妊娠例は除くものとする．

図 1 ● 血糖コントロール目標
(日本糖尿病学会，編．糖尿病治療ガイド 2012-2013 血糖コントロール目標改訂版．東京：文光堂；2013．p.25)

　図 1 に日本糖尿病学会が新たに定めた血糖コントロール目標を示したが，この数値は国際基準値 (NGSP 値) によるものである．HbA1c 7.0 ％未満が合併症予防のための目標であり，同学会は熊本宣言 2013 として，"Keep your A1c below 7 ％"をうたっている．では，HRT ガイドラインでいうコントロール不良な糖尿病とはどのような病態を指すのであろうか？　HRT ガイドラインにその点は明記されていないが，HbA1c レベルだけでなく，急激に増悪した場合や血糖値の上下変動が激しいなどコントロールが不安定な状態も含めてコントロール不良な糖尿病と理解する必要があるためである．
　したがって，まず HbA1c 7.0 ％以上の場合，HbA1c 7.0 ％未満でも増悪傾向の場合，HbA1c レベルにかかわらず病状が不安定な場合をコントロール不良な糖尿病と考えるのが妥当であろう．糖尿病専門医を受診させるか専門医から助言をもらうことが望ましい．

B ● 閉経後女性の糖尿病リスクと HRT の影響

　女性の糖尿病患者は閉経期頃から年齢とともに増加する．血清エストロゲン濃度が糖尿病やインスリン抵抗性と正相関するとの報告もあるが，一般には内因性エストロゲンの欠乏が肥満などを介して閉経後の 2 型糖尿病増加に深くかかわると考えられている．閉経前後の体格変化は，体重増加にとどまらず，体脂肪増加およびウエスト周囲径増加で示される内臓脂肪増加として現れる．筋肉量の減少は報告によって一致しないが，筋力など筋肉機能は低下するとされる．これらの閉経期の体組成変化は糖代謝能低下に寄与するが，男性でも認める現象であり，加齢変化を超えてエストロゲン欠乏により説明できるかどうかは明確ではない．ただ，筆者らが行った実験[2)]では，ラットの卵巣摘出により顕著な食欲増加と体重増加がみられ，エストロゲンの脳室内微量投与により抑制

されたことから，エストロゲンには食欲抑制効果，抗肥満効果があると思われる．

それに対して，HRTの糖代謝や体組成に対する影響については数多くの報告がある．WHIのサブスタディ[3]では，EPT群はプラセボ群に比べて有意に糖尿病発症リスクが少なく（図2；リスク減少率21％），ウエスト周囲径の大きいグループでより効果が大きかった．さらに，体格などで調整した結果，インスリン感受性の改善効果が寄与したと考察している．また，ET単独ではやや効果が小さかった．

HRTの糖尿病発症ならびに糖代謝改善効果の機序については，インスリン感受性と肥満に対する効果が考えられる．WHIや他の研究で示されたHRTによるインスリン感受性改善効果については，非糖尿病・非肥満者を対象とした複数の研究[4]ではむしろ逆の結果が示されており，対象の性質に影響されるのかもしれない．一方，内臓肥満など体格に対するHRTの効果は，すべてではないが多くの研究に支持されている．図3に示したメタ解析の結果では，約7％の腹部脂肪減少効果を認めている．

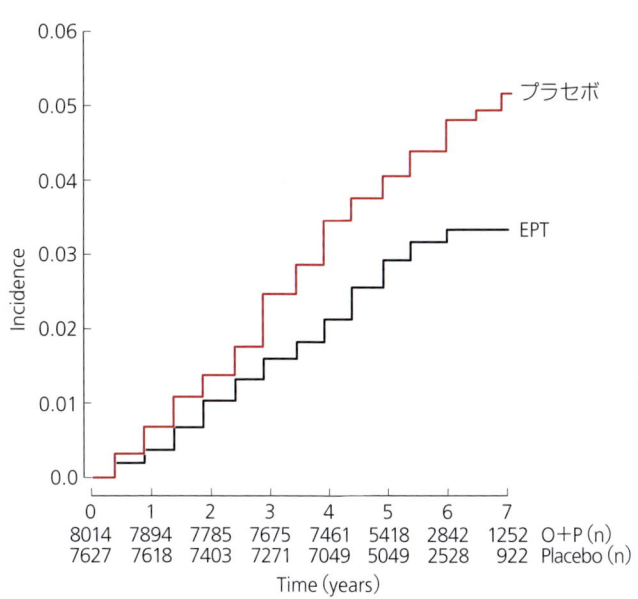

図2● EPTと糖尿病発症頻度：WHIのサブ解析

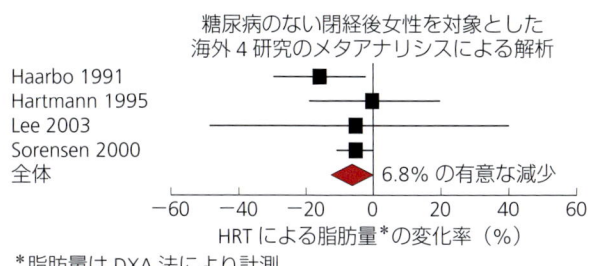

*脂肪量はDXA法により計測

図3● エストロゲン補充療法による腹部脂肪量の変化

II 適応

▶ HRT を実践する上でのポイント

- HRT は内臓肥満を抑制し，さらにインスリン感受性を改善して糖尿病の発症リスクを減らす可能性がある．
- しかし，糖尿病を有する閉経後女性に対する HRT が糖代謝を改善するというデータはなく，一方で悪化する可能性を示す報告がある．
- したがって，糖尿病を有する閉経後女性に対して HRT を実施する場合は，定期的な HbA1c や血糖値のモニターが必要である．
- また，HbA1c 7.0％以上の場合，HbA1c 7.0％未満でも増悪傾向の場合，HbA1c レベルにかかわらず病状が不安定な場合には，HRT の実施について慎重に判断するべきである．
- これらの場合には，糖尿病専門医に相談した上で HRT の実施を判断することが望ましい．
- 女性の糖尿病は，心血管疾患のリスクを糖尿病のない男性の 2 倍にまで高めるため，糖尿病以外の危険因子を含めた総合的な管理が重要である．
- 肥満者に対する HRT は，静脈血栓塞栓症のリスクを増加させるため慎重投与を要することにも注意が必要である．

● 文献

1) 日本糖尿病学会, 編. 糖尿病治療ガイド 2006-2007. 東京: 文光堂; 2006.
2) Liang YQ, Akishita M, Kim S, et al. Estrogen receptor beta is involved in the anorectic action of estrogen. Int J Obes Relat Metab Disord. 2002; 26: 1103-9.
3) Margolis KL, Bonds DE, Rodabough RJ, et al. Effect of oestrogen plus progestin on the incidence of diabetes in postmenopausal women: results from the Women's Health Initiative Hormone Trial. Diabetologia. 2004; 47: 1175-87.
4) Sites CK, L'Hommedieu GD, Toth MJ, et al. The effect of hormone replacement therapy on body composition, body fat distribution, and insulin sensitivity in menopausal women: a randomized, double-blind, placebo-controlled trial. J Clin Endocrinol Metab. 2005; 90: 2701-7.
5) Salpeter SR, Walsh JM, Ormiston TM, et al. Meta-analysis: effect of hormone-replacement therapy on components of the metabolic syndrome in postmenopausal women. Diabetes Obes Metab. 2006; 8: 538-54.

＜秋下雅弘＞

4 コントロール不良な高血圧とは？

＊本節の概要＊ summaries of this section

- 高血圧の場合は脳卒中，心疾患，腎臓病のリスクが高まるため，HRT 施行前にまず血圧を降圧目標レベルに達しておくべきである．
- HRT ガイドライン 2012 年度版におけるコントロール不良な高血圧とは，HRT により血圧が上昇する可能性がある高血圧であり，「高血圧治療ガイドライン 2009」に用いているコントロール不良な高血圧（治療抵抗性高血圧）とは区別して考えた方がよい．
- コントロール不良な高血圧（慎重投与）となる症例は，エストロゲン製剤の種類，投与経路，投与量，開始年齢により異なる．
- 経口 CEE 通常量投与の HRT の場合，① 年齢が 60 歳以上のすべての高血圧患者（血圧値の分類および治療の有無にこだわらない），② 年齢が 60 歳未満の III 度の未治療高血圧患者，③ 年齢が 60 歳未満の I 度～ III 度の高血圧で降圧薬に治療抵抗性の高血圧患者などが慎重投与となる症例である．
- 経皮 E_2 投与の HRT の場合，血圧のコントロール上，問題はなく，慎重投与となる症例はないと考えられており，上記の症例に対してやむを得ず HRT を施行する場合は，経皮 E_2 投与による HRT の施行を勧める．
- 経口 CEE 低用量，経口 E_2 投与の HRT の場合，データが少なく慎重投与となる症例は不明である．
- 慎重投与となる症例に対する HRT 施行時は，診察ごとに頻回に血圧を測定し，血圧が上昇した場合には直ちに HRT を中止する必要がある．
- HRT に使用されるプロゲステロンは血圧に影響を与えない．

　経口避妊薬を服用すると高血圧が引き起こされることが古くより知られており，同じエストロゲン製剤である HRT は高血圧患者の昇圧を招くと考えられていた．しかし，最近，高血圧患者に対する HRT は，エストロゲン製剤の投与法を考慮すれば必ずしも血圧を悪化させるものではないことがわかってきた．HRT ガイドライン 2012 年度版[1]ではコントロール不良な高血圧を有する患者に対する HRT は，「慎重投与ないし条件付きで投与が可能な症例」とされている．

II 適応

A ● コントロール不良な高血圧

　高血圧は日常診療で遭遇する頻度の高い疾患であり，病型により本態性高血圧と二次性高血圧に分類される．本態性高血圧は原因が不明で，高血圧の 90％以上を占める．多くは遺伝的な素因と塩分や脂質の過剰摂取，運動不足，肥満，ストレス，喫煙，アルコールなどの生活習慣の悪化が発症に関与している．一方，二次性高血圧は頻度が少ないが，明らかな原因疾患があり，原因除去を目的とした手術などの治療により治癒させることもできる高血圧である．

　血圧値の分類は，「高血圧治療ガイドライン 2004」では軽症，中等症，重症としていたが，軽症高血圧でも高リスク高血圧である場合があり，混乱を避けるために，「高血圧治療ガイドライン 2009」では軽症をⅠ度に，中等症をⅡ度に，重症をⅢ度に置き換えた（表1)[2]．これらの血圧値の分類は診断の基準であり，必ずしも降圧薬開始血圧レベルや降圧目標レベルを意味するものではない．外来血圧による血圧値の分類は，降圧薬非服用下で，初診時以降に複数回来院し，各来院時に測定した複数回の血圧値の平均で決定される．

　高血圧治療の目的は，高血圧の持続によってもたらされる心血管病の発症，進展，再発を抑制して死亡を減少させ，高血圧患者が充実した日常生活を送れるように支援することである．そこで，「高血圧治療ガイドライン 2009」では外来（診察室）血圧の降圧目標を定めており，若年者・中年者では 130/85 mmHg 未満，糖尿病や慢性腎臓病（CKD），心筋梗塞後患者では 130/80 mmHg 未満とし，脳血管障害患者，高齢者では 140/90 mmHg 未満としている（表2)[2]．このガイドラインの中で，コントロール不良な高血圧（治療抵抗性高血圧）とは，生活習慣の修正を行ったうえで，利尿薬を含む適切な用量の3剤以上の降圧薬を継続投与しても，なお目標血圧まで下がらない場合と定義されている[2]．この治療抵抗性高血圧では，臓器障害が存在する可能性が高いこと，リスクを多く含み高リスクであること，二次性高血圧の可能性があることより，適切な時期に高血圧専門医の意見を求める必要がある．高血圧の場合は脳卒中[3]，心疾患，腎臓病のリスクが高まり，特に脳卒中への影響が大きい．そのため，HRT 施行前にまず血圧を降圧目標レベルに達するべきである．

　以上より，HRT ガイドライン 2012 年度版におけるコントロール不良な高血圧と「高血圧治療ガ

表1 ● 成人における血圧値の分類

分類	収縮期血圧 （mmHg）		拡張期血圧 （mmHg）
至適血圧	＜120	かつ	＜80
正常血圧	＜130	かつ	＜85
正常高値血圧	130−139	または	85−89
Ⅰ度高血圧	140−159	または	90−99
Ⅱ度高血圧	160−179	または	100−109
Ⅲ度高血圧	≧180	または	≧110
（孤立性）収縮期高血圧	≧140	かつ	＜90

（日本高血圧学会．高血圧治療ガイドライン 2009．表 2−6)[2]

表2 ● 降圧目標

	診察室血圧
若年者・中年者	130/85 mmHg 未満
高齢者	140/90 mmHg 未満
糖尿病患者 CKD 患者 心筋梗塞後患者	130/80 mmHg 未満
脳血管障害患者	140/90 mmHg 未満

（日本高血圧学会．高血圧治療ガイドライン 2009．表 2−5)[2]

イドライン2009」で定義されているコントロール不良な高血圧（治療抵抗性高血圧）とは区別して考えた方がよい．

B● HRT と血圧

エストロゲンによる血圧への影響は，血管および血管作動物質，レニン・アンジオテンシン・アルドステロン系，ブラジキニン，カテコラミンなどに加え，脂質・糖代謝，食塩感受性などの種々の因子に作用し，降圧因子および昇圧因子のバランスにより調節されている[4]．しかし，HRT による閉経後女性の血圧への影響はエストロゲン製剤の種類，投与量，投与経路および開始年齢により異なる．

1）経口 CEE

表3に CEE 通常量（0.625 mg/日）投与による閉経後女性の外来血圧への影響を検討した4つの大規模 RCT の報告をまとめる．Postmenopausal Estrogen/Progestin Interventions（PEPI）Trial では，平均年齢56歳の正常血圧閉経後女性を対象とし，CEE 通常量単独，CEE 通常量と周期的 MPA 併用，CEE 通常量と連続的 MPA 併用または CEE 通常量と周期的 micronized progesterone 併用投与により，いずれの HRT においても外来血圧は変化しなかった．Heart and Estrogen/Progestin Replacement Study（HERS）では，平均年齢66歳の冠動脈疾患を有する閉経後女性に対する CEE 通常量と連続的 MPA 併用投与は，外来収縮期血圧をプラセボ投与よりも1 mmHg 高くした．2002年に発表された WHI では，平均年齢63歳の子宮を有する健常閉経後女性を対象とし，CEE 通常量と連続的 MPA 併用投与により，外来収縮期血圧はプラセボ投与よりも1.5 mmHg 上昇した．2004年に発表された WHI では，平均年齢64歳の子宮を摘出した健常閉経後女性に対する CEE 通常量単独投与は，外来収縮期血圧を1年後にプラセボ投与よりも1.1 mmHg 高くし，その後も高い状態を維持したが．以上の大規模 RCT の結果では，年齢が60歳以上の高血圧のない閉経後女性を対象にした CEE 通常量投与の HRT により高血圧に至るほどではなかったが，わずかに外来収縮期血圧を上昇させた．一方，年齢が60歳未満の高血圧のない閉経後女性を対象にした CEE 通常量投与の HRT は，外来血圧を変化させなかった．

小規模な臨床研究ではあるが，高血圧閉経後女性における CEE 通常量の外来血圧への影響を調べたいくつかの報告がある．平均年齢53歳のI度の未治療高血圧閉経後女性への CEE 通常量単独投与は，外来血圧を変化させない報告[5]．また，著者らは，平均年齢50歳代のI度〜II度の高血圧で降圧薬により血圧が降圧目標レベルに達している高血圧閉経後女性に対して CEE 通常量と連続的 MPA（2.5 mg/日）併用投与を3〜12カ月間行い，外来血圧が変化しないことを報告した[6-9]．さらに，同症例に対して約10年間にわたり同 HRT を行っているが，高血圧が悪化した症例は認めていない（未発表データ）．

CEE 低用量（0.31 mg/日）投与による外来血圧への影響を検討した報告[10,11]がある．平均年齢55歳の正常血圧閉経後女性への CEE 低用量と連続的 MPA（2.5 mg/日）併用投与は，外来

表3 ● 大規模RCTにおける経口エストロゲンによる外来血圧への影響

試験	発表年	症例数	エストロゲン	黄体ホルモン	外来収縮期血圧の変化 vsプラセボ, mmHg	外来拡張期血圧の変化 vsプラセボ, mmHg	収縮期血圧に対するP値
PEPI	1995	175	CEE 0.625 mg/日	なし	－1.7	－1.5	＞0.99
		174	CEE 0.625 mg/日	周期的 MPA 10 mg/日	－1.3	－1.4	
		174	CEE 0.625 mg/日	連続的 MPA 2.5 mg/日	0.4	－0.3	
		178	CEE 0.625 mg/日	周期的 progesterone 200 mg/日	－2.5	－2.2	
HERS	1998	1,380	CEE 0.625 mg/日	連続的 MPA 2.5 mg/日	1	変化なし	＜0.001
PHOREA	2001	86	E₂ 1 mg/日	周期的通常量 gestodene	－0.4	－1.3	＞0.2
		85	E₂ 1 mg/日	周期的低用量 gestodene	－2.7	－1.7	＞0.1
WHI	2002	8,506	CEE 0.625 mg/日	連続的 MPA 2.5 mg/日	1.5	変化なし	データなし
WHI-CEE単独	2004	5,310	CEE 0.625 mg/日	なし	1.1	変化なし	0.003

(文献14を改変)

血圧を変化させなかった．また，平均年齢55歳の未治療のⅠ度～Ⅱ度の高血圧閉経後女性に対するCEE低用量と周期的MPA（10 mg/日）併用およびCEE通常量と周期的MPA（10 mg/日）併用投与は，CEE低用量群において収縮期血圧のみを低下させ，CEE通常量群では収縮期と拡張期血圧を低下させた．

24時間の血圧をモニターした自由行動下血圧の評価により，著者らは，平均年齢53歳のⅠ度～Ⅱ度の高血圧で降圧薬により血圧が降圧目標レベルに達している高血圧および正常血圧閉経後女性を対象とし，CEE通常量と連続的MPA（2.5 mg/日）併用投与を行い，ともに24時間平均，昼間および夜間の自由行動下血圧が変化しないことを報告[9]した．また，Harveyらは，平均年齢55歳の未治療のⅠ度～Ⅱ度高血圧閉経後女性に対するCEE低用量と周期的MPA（10 mg/日）併用および通常量CEEと周期的MPA（10 mg/日）併用投与は，自由行動下血圧をいずれも変化させないことを報告[11]した．

以上より，年齢が60歳以上の正常血圧閉経後女性へのCEE通常量投与により，高血圧までには至らないまでもわずかに血圧が上昇する．よって，経口CEE通常量投与のHRTの場合，

CEE 通常量投与により血圧の上昇しないことが確認されていない高血圧症例が慎重投与となる症例であると考えられる．対象となる症例は，①年齢が 60 歳以上のすべての高血圧患者（血圧値の分類および治療の有無にこだわらない），②年齢が 60 歳未満のⅢ度の未治療高血圧患者，③年齢が 60 歳未満のⅠ度〜Ⅲ度の高血圧で降圧薬に治療抵抗性の高血圧患者などである．一方，CEE 低用量の HRT の場合，CEE 通常量に比べ投与量が半分であるため肝臓でのアンジオテンシノーゲン産生は少なく，比較的安全であると考えられるが，データが少なく慎重投与となる症例については不明である．

2）経口 E_2

Postmenopausal Hormone Replacement against Atherosclerosis（PHOREA）において，正常血圧閉経後女性では経口 E_2 と周期的 gestodene 通常量併用または経口 E_2 と周期的 gestodene 低用量併用投与により，ともに外来血圧は変化しなかった（表3）．また，Ⅰ度〜Ⅱ度の高血圧で降圧薬により血圧が降圧目標レベルに達している高血圧閉経後女性に対する経口 E_2 と周期的ノルゲストレルの併用投与により，自由行動下の昼間および早朝の収縮期と拡張期血圧が低下する報告[12]，正常血圧閉経後女性に対する経口 E_2 と周期的ジドロゲステロンの併用投与により，外来血圧は変化しなかったが，24 時間の収縮期および拡張期血圧が低下する報告[13]がある．このように経口 E_2 投与は高血圧および正常血圧閉経後女性の血圧を変化させないかまたは低下させる可能性がある．しかし，他のエストロゲン製剤に比べ，データが少なく慎重投与となる症例については不明である．

3）経皮 E_2

表4に経皮 E_2 投与による閉経後女性の外来血圧および自由行動下血圧への影響についての報告[14]を示す．正常血圧閉経後女性を対象とした報告の中で，Seely らは，経皮 E_2 単独および経皮 E_2 と連続的経腟 micronized progesterone 併用投与がプラセボ投与に比べて夜間の収縮期および拡張期血圧を低下させることを報告し，Vongpatanasin らは，経皮 E_2 投与がプラセボ投与に比べ，24 時間および昼間の拡張期血圧を低下させることを報告している．一方，高血圧閉経後女性を対象とした報告の中で，Mercuro らは，Ⅰ度〜Ⅱ度の未治療高血圧の閉経後女性に対する経皮 E_2 単独投与がプラセボ投与に比べ，24 時間平均および昼間の収縮期と拡張期血圧を低下させることを報告し，Modena らは，Ⅰ度〜Ⅱ度の未治療高血圧の閉経後女性に対して，各種降圧薬投与開始と同時に，経皮 E_2 と連続的ノルエチステロン併用またはプラセボ投与を行い，両群ともに外来収縮期および拡張期血圧が同程度に低下することを報告した．また，Affinito らは，Ⅰ度〜Ⅱ度の高血圧で降圧薬により血圧が降圧目標レベルに達している高血圧閉経後女性に対する経皮 E_2 と周期的 MPA 併用投与を行い，プラセボ投与に比べて外来血圧の有意な差はないが，24 時間平均および昼間の収縮期と拡張期血圧が低下することを報告し，de Costa らも，平均年齢 69 歳のⅠ度〜Ⅱ度の高血圧で降圧薬により血圧が降圧目標レベルに達している高血圧閉経後女性に対して経皮 E_2 と連続的ノルエチステロン併用投与を行い，プラセボ投与に比べて外来の収縮期と拡張期血圧は低下し，24 時間平均，昼間および夜間の収縮期と拡張期血圧が低下することを報告した．著者らも，Ⅰ度〜Ⅱ度の未治療高血圧を約半数

II 適応

表4 ● 経皮エストロゲンによる閉経後女性の外来血圧および自由行動下血圧への影響をみた prospective randomized controlled studies

研究	発表年	症例数	E2 (μg/日)	黄体ホルモン	外来収縮期血圧の変化 vs プラセボ, mmHg	外来拡張期血圧の変化 vs プラセボ, mmHg	自由行動下収縮期血圧の変化 vs プラセボ, mmHg	自由行動下拡張期血圧の変化 vs プラセボ, mmHg
正常血圧女性								
Seely et al	1999	15	200	なし	データなし	データなし	−4	−3.5
Seely et al	1999	15	200	経腟 progesterone	データなし	データなし	−5	−4.5
Vongpatanasin et al	2001	12	200	なし	データなし	データなし	−2	−2
高血圧女性								
Mercuro et al	1997	16	100	なし	データなし	データなし	−9	−5
Modena et al	1999	93	50	norethindrone acetate	−2.2	0.4	データなし	データなし
Affinito et al	2001	25	50	MPA	0	−0.2	−3	−3
da Costa et al	2004	30	50	norethindrone acetate	−8	−9	−7	−5
Sumino et al	2006	28	36	MPA	−2.5	−2	データなし	データなし

下線を引いたものは有意差あり (文献 14 を改変)

含んだ閉経後女性を対象にし，経皮 E_2 と周期的 MPA 併用投与を行い，コントロール群に比べ外来血圧が変化しないことを報告した．このように，経皮 E_2 投与は閉経後女性の外来血圧および 24 時間の自由行動下血圧を変化させないか，若干低下させる．これは，経皮 E_2 投与によるエストロゲンが肝臓での初回通過効果を回避して大循環へ入るため，昇圧因子のアンジオテンシノーゲンの産生が抑制され，血管拡張などの降圧因子が勝るために降圧したものと推測される[4]．よって，正常血圧および I 度～ II 度の高血圧で降圧薬により血圧が降圧目標レベルに達している高血圧患者への経皮 E_2 投与は血圧を上昇させず，安全に行えるものと考えられる．一方，高血圧患者で降圧薬により血圧が降圧目標レベルに達していない症例に対しても，経皮 E_2 投与は血圧のコントロール上，問題ないと考えられる．経口 CEE 通常量の慎重投与例に対し，更年期症状が重症であり，やむを得ず HRT を施行する場合は経皮 E_2 投与をすすめる[15]．ただし，診察ごとに血圧を頻回に測定し，血圧が上昇した場合には直ちに HRT を中止する必要が

ある.

4）プロゲステロンと血圧

EPT と ET とを血圧で比較した PEPI trial および Seely らの報告があるが，MPA などのプロゲステロンの有無や種類の違い，さらにプロゲステロンの連続的投与と周期的投与の違いにかかわらず外来血圧，24 時間の自由行動下血圧に対して影響を与えなかった．よって，HRT に使用されるプロゲステロンは血圧に影響を与えないものと思われる．

C● エストロゲンと降圧薬

高血圧症を合併した閉経後女性への降圧薬の使用については，閉経によるエストロゲンの消退がレニン・アンジオテンシン・アルドステロン系の亢進をもたらすことを考えると降圧薬としてACE 阻害薬またはアンジオテンシンⅡタイプ 1 受容体拮抗薬（angiotensin Ⅱ type 1 receptor blockers：ARB）がよい適応となるが，ACE 阻害薬では副作用による咳が出現しやすいので副作用の少ない ARB が使いやすい．しかし，ARB は血圧に対してエストロゲンと相乗効果を認める．著者らは，正常血圧閉経後女性において，HRT に ARB を追加投与したときの降圧が，ARB 単独投与による降圧よりも強いことを報告した[16]．そこで，すでに ARB を投与されている高血圧閉経後女性に HRT を行う場合には，エストロゲンと ARB の併用は相乗効果をきたし，強い降圧作用をもたらす可能性があるので，血圧測定を頻回に行い，過度の血圧低下に注意が必要である．

以上のことから，血圧に関して経口 CEE 通常量投与の場合は慎重投与となる症例があるが，経皮 E_2 投与の場合は慎重投与となる症例はない．経口 CEE 低用量，経口 E_2 投与の場合は慎重投与となる症例は不明であり，今後の検討が必要である．

▶ コントロール不良な高血圧患者への HRT 施行上のアドバイス

- 高血圧治療ガイドライン 2009 で定義する治療抵抗性高血圧に対しては，適切な時期に高血圧専門医の意見を求める必要がある．高血圧の場合は脳卒中，心疾患，腎臓病のリスクが高まるため，HRT 施行前にまず血圧を降圧目標レベルに達しておくべきである．
- 経口 CEE 通常量の慎重投与例に対し，やむを得ず HRT を施行する場合は，経皮 E_2 投与による HRT を施行することがすすめられる．ただし，診察ごとに頻回に血圧を測定し，血圧が上昇した場合には直ちに HRT を中止する必要がある．
- 降圧薬にて降圧目標レベルに達した高血圧患者に対する HRT においても，血圧が変動する可能性が完全には否定できないので定期的な血圧測定が必要である．特に，降圧薬としてすでに ARB が投与されている場合は過度の血圧低下に注意が必要である．

●文献

1) 日本産科婦人科学会・日本女性医学学会, 編集/監修. ホルモン補充療法ガイドライン 2012 年度版. 東京: 日本産科婦人科学会; 2012.
2) 日本高血圧学会高血圧治療ガイドライン作成委員会, 編. 高血圧治療ガイドライン 2009. 東京: 日本高血圧学会. 2009.
3) Løkkegaard E, Jovanovic Z, Heitmann BL, et al. Increased risk of stroke in hypertensive women using hormone therapy: analyses based on the Danish Nurse Study. Arch Neurol. 2003; 60: 1379-84.
4) 角野博之, 市川秀一. ホルモン補充療法と血圧調節. Horm Front Gynecol. 2005; 12: 51-8.
5) Higashi Y, Sanada M, Sasaki S, et al. Effect of estrogen replacement therapy on endothelial function in peripheral resistance arteries in normotensive and hypertensive postmenopausal women. Hypertension. 2001; 37: 651-7.
6) Sumino H, Ichikawa S, Kanda T, et al. Hormone replacement therapy in postmenopausal women with essential hypertension increases circulating plasma levels of bradykinin. Am J Hypertens. 1999; 12: 1044-7.
7) Nogawa N, Sumino H, Ichikawa S, et al. Effect of long-term hormone replacement therapy on angiotensin-converting enzyme activity and bradykinin in postmenopausal women with essential hypertension and normotensive postmenopausal women. Menopause. 2001; 8: 210-5.
8) Miya Y, Sumino H, Ichikawa S, et al. Effects of hormone replacement therapy on left ventricular hypertrophy and growth-promoting factors in hypertensive postmenopausal women. Hypertens Res. 2002; 25: 153-9.
9) Sumino H, Ichikawa S, Kumakura H, et al. Effects of hormone replacement therapy on office and ambulatory blood pressure in Japanese hypertensive postmenopausal women. Hypertens Res. 2003; 26: 369-76.
10) Sanada M, Higashi Y, Nakagawa K, et al. A comparison of low-dose and standard-dose oral estrogen on forearm endothelial function in early postmenopausal women. J Clin Endocrinol Metab. 2003; 88: 1303-9.
11) Harvey PJ, Molloy D, Upton J, et al. Dose response effect of conjugated equine oestrogen on blood pressure in postmenopausal women with hypertension. Blood Press. 2000; 9: 275-82.
12) Szekacs B, Vajo Z, Acs N, et al. Hormone replacement therapy reduces mean 24-hour blood pressure and its variability in postmenopausal women with treated hypertension. Menopause. 2000; 7: 31-5.
13) van Ittersum FJ, van Baal WM, Kenemans P, et al. Ambulatory---not office---blood pressures decline during hormone replacement therapy in healthy postmenopausal women. Am J Hypertens. 1998; 11: 1147-52.
14) Ashraf MS, Vongpatanasin W. Estrogen and hypertension. Curr Hypertens Reports. 2006; 8: 368-76.
15) Shoupe D. Contraindications to hormone replacement. In: Lobo RA, editor. Treatment of the postmenopausal women: Basic and clinical aspects. Philadelphia: Lippincott Williams & Wilkins; 1999. p.567-74.
16) Sumino H, Ichikawa S, Miya Y, et al. Angiotensin II plays an important role in maintaining blood pressure in postmenopausal women receiving hormone replacement therapy. Am J Hypertens. 2005; 18: 1340-6.

<角野博之　市川秀一>

5 膠原病合併者の扱い

＊本節の概要＊ summaries of this section

- 膠原病患者にHRTを施行することは禁忌ではない．
- 全身性エリテマトーデス（SLE）では活動性腎炎などの活動性が高い場合や重度な下肢静脈瘤があれば禁忌である．非活動性のSLEでは施行可能である．
- 原発性胆汁性肝硬変（PBC），自己免疫性肝炎などの肝実質障害のある場合CEEは禁忌であるが，E_2の貼付剤は投与可能となる症例もある．
- 関節リウマチ（RA）でプレドニゾン（プレドニン®）7.5mg/日以下の投与であれば，EPTによる効果減弱，増強はなく，HRTによるメリットが多い．

　膠原病の中で，頻度が高い関節リウマチ（rheumatoid arthritis：RA）は人口の0.5％（70万人前後），シェーグレン症候群（Sjögren's syndrome：SjS）は20万人程度で，10万人程度が両疾患を合併していると思われる．一方，全身性エリテマトーデス（systemic lupus erythematosus：SLE）は推定数万人で若い患者が多いのでHRT施行の対象は少ない．RAの約30％は更年期女性で，当然ながら更年期障害で悩まされている．RAでは推測であるが約半数に平均4mg程度のプレドニゾンが投与されているが，経験上エストロゲン・黄体ホルモンの周期的投与または連続投与を施行しており更年期障害の軽減に効果がある．60歳以上の女性にE_3製剤を投与するが，年1～2回のプロゲステロンの投与を安全に施行しており，メリットが多い．

A・更年期の関節症状

　更年期関節症状に関する詳細な報告は少ない[1]．著者は10年ほど前から，どのような状態が更年期女性の関節に起こっているのかを考えていた．閉経後のエストロゲンの低下が免疫担当細胞のNFκB（nuclear factor κ B）の活性化をきたし，T細胞，B細胞を活性化し，サイトカインを上昇させ，滑膜細胞は増殖し，関節リウマチのように関節液も増え，血流障害も加わり軽度のうっ滞による腫脹がみられ，同時に骨粗鬆症が進む可能性があると考えられる．しかしこの作用は弱く一過性で，1年位で消失し，やがて滑膜細胞からの関節液の分泌と，腱の弾力が低下し，関節のこわばり感が出現すると考えられる．関節痛を訴える更年期女性はCRP，赤沈，RA因子は陰性であるが，関節痛が持続すると早期関節リウマチとの鑑別が難しくなる．著者らは2カ月のHRTを施行し，関節症状がとれれば更年期関節症状，全く無効か効果不十分であればRAもしくは線維筋痛症と考

II 適応

えている．もし CRP 陰性，RA 因子陽性であれば，たとえ HRT で関節症状が消失しても，今後 RA に進展する可能性が高いので，著者は HRT を継続することを勧めている．なぜならエストロゲンの低下は免疫担当細胞の NFκB の活性を高め，自己免疫誘導を強めると考えられるからである[2,3]．

B● ACR/EULAR の早期関節リウマチ診断基準（2010）

　1987 年アメリカリウマチ学会は関節リウマチの診断分類予備基準を作成し，RA 診断を的確にできるようにした．しかし，この基準は，RA を発症して 7 〜 8 年経過した症例をもとにできたもので，早期関節リウマチの診断に役立たなかった．そこで 2010 年アメリカリウマチ学会（American College of Rheumatology：ACR）とヨーロッパの Europian League Against Rheumatism（EULAR）の合同委員会で早期関節リウマチ診断基準が発表された[4]．

　しかし，早期関節リウマチの診断はリウマチ専門医でも容易ではない．手関節，手指，足関節，足指に関節リウマチ以外では説明できない骨破壊（びらん）が 1 カ所でもあれば，RA と診断してよいという RA 診断基準が作成された（図1）[4]．もし骨破壊がなければ，表1のように，合計 6 点以上で RA と診断してよいことになっている．5 点以下であれば未分類関節炎として経過をみる．この診断基準で重要な点は，手指の末梢関節である DIP（distal inter-phalangeal）関節は除外されているものの腫脹が重要視されておらず，しかも関節痛の持続の有無は問題でないことである．多くの更年期関節症状などにみられる短時間の疼痛でも否定される根拠とはならない．更年期障害の関節症状はこの未分類関節炎のなかに紛れ込む可能性が高く，その患者数を考えると鑑別診断の最重要項目ではないかと著者は考えている．2011 年日本リウマチ学会新基準検討委員会（委員長　竹内　勤　先生）が作成した RA 鑑別疾患難易度別リスト案では，更年期障害，線維筋痛症を鑑別難易度では中と分類した（表2）．

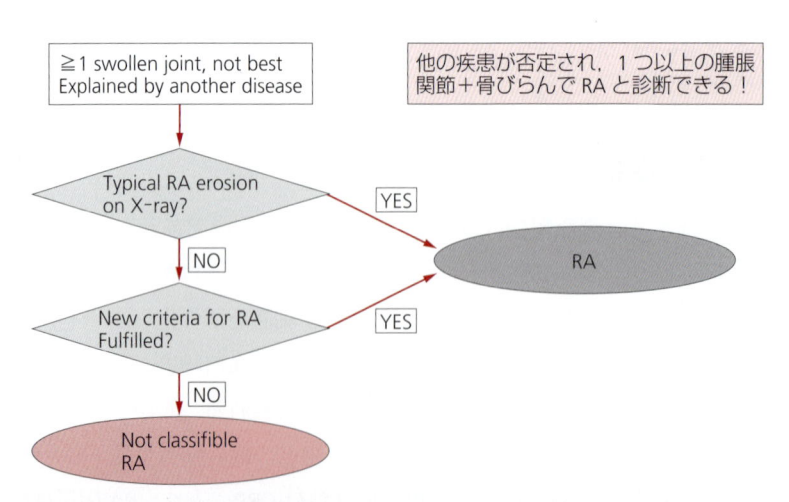

図1● 関節リウマチ診断基準（アメリカ・ヨーロッパ早期 RA 診断基準）(2010)[4]
(第9回更年期と加齢のヘルスケア学術集会 2010.11.7 で引用)

表1 • ACR/EULAR Criteria（アメリカ, ヨーロッパリウマチ学会早期 RA 診断基準）(2010)[4]

Joint Involvement（罹患関節） 0〜5点	
中・大関節に1つ以下の腫脹または疼痛関節あり	0
中・大関節に2〜10個の腫脹または疼痛関節あり	1
小関節に1〜3個の腫脹または疼痛関節あり	2
小関節に4〜10個の腫脹または疼痛関節あり	3
少なくとも1つ以上の小関節領域に10個を超える腫脹または疼痛関節あり	5
Serology（血清マーカー） 0〜3点	
RF, 抗 CCP 抗体の両方が陰性	0
RF または抗 CCP 抗体が低値陽性（＜正常値3倍）	2
RF または抗 CCP 抗体が高値陽性（＞正常値3倍）	3
Duration of Synovitis（滑膜炎の期間） 0〜1点	
6週間未満	0
6週間以上	1
Acute Phase Reactants（急性期反応） 0〜1点	
CRP, ESR が正常	0
CRP または ESR が異常	1

合計6点以上で
RA と診断

定義
① 罹患：
　圧痛, 腫脹を含む
② 除外：
　DIP, 1st CMC, 1st MTP
③ Small：
　MCP, PIP, MTP2-5, 1st IP
④ Medium-Large：
　肩, 肘, 股関節, 膝, 足首

C ● 膠原病の HRT

以下, 代表的な膠原病を有する症例に対し, 著者らが経験した HRT について紹介する.

1) 関節リウマチ (RA)

　　RA の男性患者は20％弱存在し, 50歳前後に発症ピークがある. 一方, 80％以上を占める女性患者のうち, 以前より経口避妊薬（OC）を服用した群は, 使用しない群に比べ, RA の発症が少ないという報告があった[5]. 20〜40歳代の女性1,000人が1年の経過でどれだけ RA 発症があるか計算したところ, OC 服用群は0.31人, OC 非服用群は0.63人であり, 女性ホルモンが RA の発症を防いでいるといえる成績であった.

　　妊娠を契機に RA を発症するとすればいつごろが危険かという報告が最近あった[6]. 未経産婦の RA 発症のリスクを1とすると, 出産後1年未満が1を越え最大幅2.01と危険が高く, 1〜5年後が0.29と最も低く, 5〜15年で0.51と有意に RR は低下した. 15年以上で0.76となった. 多くは分娩後1年以内に発症し, その後発症率は明らかに低下し50歳以降更年期に発症することが多い. 急激な副腎皮質ホルモンの低下, プロラクチンの上昇が分娩後の RA の増悪

II 適応

表2 ● 新基準使用時のRA鑑別疾患難易度別リスト（案）

難易度高：頻度もスコア偽陽性になる可能性も比較的高い．
難易度中：頻度は中等または高いがスコア偽陽性の可能性は比較的低い．
難易度低：頻度も，スコア偽陽性となる可能性も低い．

鑑別難易度	
高	1. ウイルス感染に伴う関節炎（パルボウイルス，風疹ウイルスなど） 2. 全身性結合組織病（シェーグレン症候群，全身性エリテマトーデス，混合性結合組織病，皮膚筋炎・多発性筋炎，強皮症） 3. リウマチ性多発筋痛症 4. 乾癬性関節炎
中	1. 変形性関節症 2. 関節周囲の疾患（腱鞘炎，腱付着部炎，肩関節周囲炎，滑液包炎など） 3. 結晶誘発性関節炎（痛風，偽痛風など） 4. 血清反応陰性脊椎関節炎（反応性関節炎，掌蹠膿疱症性骨関節炎，強直性脊椎炎，炎症性腸疾患関連関節炎） 5. 全身性結合組織病（ベーチェット病，血管炎症候群，成人スチル病，結節性紅斑） 6. その他のリウマチ性疾患（回帰リウマチ，サルコイドーシス，RS3PEなど） 7. その他の疾患（更年期障害，線維筋痛症）
低	1. 感染に伴う関節炎（細菌性関節炎，結核性関節炎など） 2. 全身性結合組織病（リウマチ熱，再発性多発軟骨炎など） 3. 悪性腫瘍（腫瘍随伴症候群） 4. その他の疾患（アミロイドーシス，感染性心内膜炎，複合性局所疼痛症候群など）

（日本リウマチ学会新基準検証委員会エキスパート検証作業部会報告書．2011.7）

の主原因と考えられている[7]．Barret[8]によれば最も確かなことは，RAの患者は妊娠するとRAの活動性が低下し，分娩後増悪するということである[8]．

以上を元に当院では，2011年2月30人にHRTを施行した．45歳〜55歳の7人には周期的EPT，ETを施行，56歳〜62歳の2人に連続的EPTを施行，60歳〜70歳の21人にはE$_3$（エストリオール）2mg〜1mgの連日投与を行っていたが，有子宮者には年齢に応じて1年に2回〜1回の黄体ホルモンを12日間投与し，年1回の子宮体癌と年2回の乳癌検診を依頼している．現在RAの治療薬として疾患修飾性抗リウマチ剤（DMARD：disease modifying anti-rheumatic drug）やメトトレキサート（MTX）（リウマトレックス®）などの免疫抑制剤，この10年前から使用されている生物学的製剤[9]と比べるとHRTのRAに対する効果は弱く，リウマチ専門医はRA治療薬としてのHRTの存在を知らない．E$_3$製剤の投与は手，足のしびれ，閉経後の骨粗鬆症の治療もかねている．

2）シェーグレン症候群（Sjögren's syndrome：SjS）

SjSは決して珍しい疾患ではない．中年女性に多く発症するこの疾患は口渇，眼球乾燥感，関節痛，環状紅斑などの臨床症状に，免疫異常として抗核抗体（70％），抗SS-A抗体（70％），抗SS-B抗体（30％），リウマチ反応（RF）（50％）が出現する．更年期に入るとドライアイ，ドライマウスが出現し，この中のかなりの頻度で，SjSに移行する[10]．更年期にHRTを施行す

ることにより，SjS になる可能性を防ぐと思われる．すでに SjS を発症している患者に HRT を行うことにより RF 陽性である症例に対しては将来的に新たな RA の発症を防ぐメリットがあるかもしれない．本院では同時期 SjS の 13 人に HRT を施行していた．55 歳未満の 3 人には周期的 EPT を施行し，56 歳の 1 人には連続的 EPT を施行していた．60 歳以上の 9 人には E_3 製剤を投与した．約半数の症例が RF 陽性であり，将来 RA の進展が想定されるので，患者の同意を得て予防目的にて HRT を継続している．平均 3 年継続しているが RA への進展はみられていない（未発表成績）．

3）全身性エリテマトーデス（systemic lupus erythematosus：SLE）

全身性エリテマトーデスは 20 ～ 30 歳代と更年期に発症ピークがあり，男女比は 1：9 で女性に多い．顔面に蝶形紅斑，多発性関節炎，腎症などの臨床症状と抗核抗体（ANA）（100％），抗 dsDNA 抗体（50％），抗 Sm 抗体（30％），と免疫学的異常がみられる[11]．SLE は膠原病の中で唯一性成熟期に発症し 50 歳未満の発症（early onset SLE）は全体の 80％を占める．これらの症例はループス腎炎，抗 DNA 抗体陽性，低補体血症，蝶形紅斑などの頻度が高く重症である[12]．一方 50 歳以降に発症する SLE（late onset SLE）は，一般に腎症がなく軽症である．古い論文であるが，Garsenstein[13] は 100 週当たりの SLE の悪化率を妊娠前 32 週，妊娠 0 ～ 20 週，妊娠 21 ～ 40 週，出産後 0 ～ 8 週，出産後 9 ～ 40 週で検討している．妊娠前 32 週は 0.91％と安定しているが，妊娠 0 ～ 20 週は 3.04％と不安定で，妊娠 21 ～ 40 週は 1.62％と少し落ちつくが，出産後 0 ～ 8 週で 6.31％と最大に増悪している．その結果，エストロゲンが発症要因であると考えられていた．また妊娠後期と分娩後に増悪するとの報告もあるが，妊娠中毒症と SLE の活動性の鑑別が難しいことが多い[14]．この報告では実際抗 DNA 抗体の測定，補体の測定などは十分に検査されておらず，臨床症状で判断しているためである．SLE が妊娠中に発症したという報告はきわめて少なく[15] まれであり，多くは分娩後の発症が多いのではないかと思われるが検討が十分になされていない．本院では 2011 年 2 月の時点で 9 人に HRT を施行している．45 歳～ 55 歳までの女性 7 人に，ET あるいは周期的 EPT を施行，60 歳以上の 2 人に E_3 製剤を投与していた．どの症例もループス腎炎はなく，重度の下肢静脈瘤を認めていない．ただ 1 例であるが 2003 年軽度の肝機能障害（脂肪肝）があり，さらにうつ病を合併した SLE 症例に CEE を投与したところ，急激な肝機能異常（GOT，GPT が 1,000 近く上昇）を呈した．しかし HRT の中断だけで入院せず全快した．

4）原発性胆汁性肝硬変（primary biliary cirrhosis：PBC）

原発性胆汁性肝硬変は中年女性に多く発症し，男女比は 1：15 と SjS と同様に圧倒的に女性優位であり，患者数は数万人である．臨床症状に乏しいが，進行すると皮膚瘙痒感，黄疸，全身倦怠感があり，血液検査では ALP，γ GTP といった胆汁うっ滞性肝機能異常が特徴で肝硬変に至る．典型的症例は GOT（ALT），GPT（AST）の上昇などの肝実質障害は認めないが，まれに肝実質障害を呈する症例もあり，これを mixed type とよぶ．さらに抗ミトコンドリア抗体が 90％，抗セントロメア抗体が 30％，抗 gp210 抗体が 30％と多彩な自己抗体が出現する[16]．したがって HRT を行う際注意が必要である．胆汁うっ滞性肝機能障害だけを示す PBC であっ

ても原則的には CEE を使用せず，貼付剤，ジェルを使用するのがよい．本院では現在 17 β 貼布剤と MPA12 日間の周期的 EPT を施行している症例と，数年前に 60 歳になったので中断した症例（前例と同じ周期的 EPT 投与）の 2 例に実施している．皮膚の乾燥感がなく瘙痒感が消失し体が軽くなったという．特に副作用はない．

5）線維筋痛症（fibromyalgia：FM）

　FM は難病として認知されている疾患で，膠原病のように自己抗体は存在していない．男女比は 1：8 で女性に多い．更年期障害と FM は臨床症状と検査成績に類似点が多い．その理由は，更年期障害患者と FM では患者年齢のピーク，性差，臨床症状（関節，筋肉痛，付着部炎，不眠，うつなど），炎症反応（CRP）陰性，自然軽快傾向など共通症状が多いことである[17]．相違点としては FM では，発症のきっかけは交通事故，手術などが先行し，付着部炎，強度の不眠があることである．この両疾患が発症年齢，患者年齢分布から両者が合併している可能性がある．そこで，両疾患に HRT を施行し，その効果を検討した．線維筋痛症の症例は 22 例（男性 4，女性 18），同年齢の更年期女性を対象とした．治療の効果は治療前の J-FIQ，簡略更年期指数（simplified menopausal index：SMI）の点数の 50％の低下を著効，20～50％の低下を有効，20％未満を不変とした．結果は更年期障害と FM では平均年例は 51.5 歳と 50.7 歳で，SMI は 57.3 点と 57.4 点で差はなかった．J-FIQ は FM 症例 22 例中 18 例に施行されており，72.7 点であった．HRT の効果に大きな差があり，更年期障害患者では，著効 68.2％，有効 22.7％に対して，FM では著効 28.5％，有効 21.5％であり，FM でも HRT 有効以上の症例が 50％に認められたことである（表 3）．著者は J-FIQ の値も加味されて診断できた FM でも，HRT が有効であるということは両者が合併していたか，あるいは J-FIQ40 点以下の FM の中に単なる更年期障害が紛れ込んでいる可能性があることを報告した[18]．

表 3 ● 線維筋痛症と更年期障害における HRT の効果

	平均年齢	概略更年期指数 平均 SMI	J-FIQ	HRT の効果		
				著効	有効	無効
更年期障害	51.5	57.3 (n = 14)	ND	15/22 (68.2)	5/22 (22.7)	2/22 (9.1)
FM	50.7	57.4 (n = 17)	72.7 (n = 18)	4/14 (28.5)	3/14 (21.5)	7/14 (50％)

J-FIQ：Japanese Fibromyalgia Impact Questionnaire　　FM：Fibromyalgia

D ● 文献報告による膠原病患者への HRT

1）RA に関して

　RA に対する HRT の効果をみた論文は，10 篇内外存在する．古い論文であるが，Hall[19] は

約200名の更年期RA女性に6カ月間のHRT（E_2貼布剤）を施行し，RAの活動性（関節数，疼痛度，ESRの改善，朝のこわばり時間）が抑えられるかどうか，RCTにて検討した．併用しているリウマチ治療薬の影響があり，断言できないとしているが，E_2の血中レベルを調べ100pmol/L以上のgood compliance例ではRAの活動性は低下していたという．HRTがRAの活動性を抑えているようであるが，この時代のリウマチ薬は，ステロイド，金製剤，NSAID位しかなく，現在の抗リウマチ薬と比較してHRTは効果が弱いといわざるを得ない．

2003年にD'Elia[20]は，88人の活動性のRAに2年間のHRTを施行したところ，可溶性IL-6受容体が減少していることを見出し，これによって炎症性サイトカインでRAの病像に深くかかわるIL-6の作用を弱めていると報告した．HRTの作用機序が一つ明らかにされたように思われる．

2008年Walittら[21]は2002年のWHIの成績のサブ解析から，HRT施行群とプラセボ群では，RAの発症と増悪進展の両面で，統計学的有意差はなく，HRTの効果は乏しいと結論づけている．しかし問題点として次の点をあげている．① 対象が50～79歳，平均63.4±7.2歳でHRTを開始しており，この研究は5.5～7.1年と継続されていた．② 喫煙者と肥満（BMI＞28.5）が多く存在しており，健常者とはいえない．27,347人中，スタート時点で63人のRA患者が存在し，7年経過で新たに106人のRAが発症した．さらに解析すると，③ エストロゲン単独（ERT）投与群では2年までは効果がないと結論づけているが，長期観察（2～7年）でプラセボ群に比しRAの発症を抑える傾向にある［HR 0.69（95% CI 0.41-1.14）p＝0.149］．黄体ホルモン使用（EPT）例ではHR 0.83（95% CI 0.46-1.51）で差が少なく，ETとEPTを合わせたデータではHRは0.74（95% CI 0.51-1.10）であった．多くの症例が閉経後10年で開始しており年齢が遅すぎること，さらに経過を長くすればRAの発症阻止に対してHRT効果はあると思われる（図2）．

2）SLEに関して

SLEはRAと異なりHRTを施行して安全かどうかまだ結論が出ていない．更年期SLEにHRTを施行してSLEが増悪しないかを懸念している．古い成績であるがKreidstein[22]は1年間の検討では増悪は認められないと報告している．しかし2007年にGompel[23]はHRTはSLEを増悪させ，心筋梗塞，下肢静脈瘤を引き起こすので，非活動性のSLEや，抗リン脂質抗体をもたない症例に限るべきだとしている．論議の多いところであるが，最近ではHolroyd[24]はSLEへのHRTは，軽度，中等度のSLEの増悪をわずかに認めるも，重度の増悪は皆無であり慎重に投与すべきであるとしている．非活動性のSLE（具体的にはループス腎炎がない），合併症として重度の下肢静脈瘤がなければHRTを施行してもよいというのが一般的な見解である．また骨粗鬆症の進展を遅らせる可能性があるのでメリットが多いと考えられている．

3）プレドニゾロンと黄体ホルモンの競合

プレドニゾロンの長期投与が骨粗鬆症を増悪させるということは明白であるが，McNeeley[25]はプロゲステロンを併用するとその進展が阻止されると報告した．黄体ホルモンがグルココルチコイドレセプターに結合して，骨吸収作用を阻止すると考えられている．しかし

II 適応

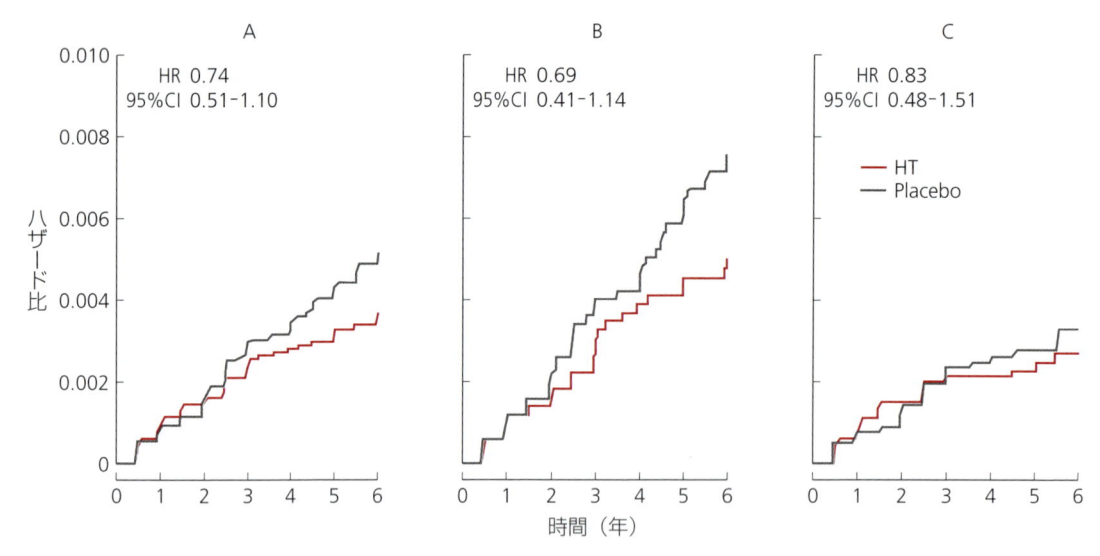

図2 • RA 発症阻止への ET と EPT の比較[21]
A は，B と C の症例を合わせた成績，B は ET 単独療法，C は EPT（CEE/MPA 併用療法）

今まで経験した中で，プレドニゾンと黄体ホルモンがこのレセプターに影響し，問題となった成績は得られていない．今後さらなる検討が必要と思われる．

▶ 膠原病合併症患者への HRT 施行上のアドバイス

- 年1回の子宮体癌検診と年1～2回の乳癌検診は必須である．
- SLE は慎重ないし条件付きで投与可能である．ループス腎炎など活動性の SLE には施行すべきではない．腎症のない SLE は慎重投与可能である．
- すべての膠原病では重度の下肢静脈瘤があれば HRT は禁忌である．
- 軽症の FM には HRT の効果を検討．

● 文献

1) 宮地清光. 最新の RA の診断と治療—新時代を迎えた RA の治療. 日本臨床内科医会会誌. 2005; 20: 14-22.
2) Giraud SN, Caron CM, Pham-Dinh D, et al. Estradiol inhibits ongoing autoimmune neuroinflammation and NFκB-dependent CCL2 expression in reactive astrocytes. Proc Natl Acad Sci U S A. 2010; 107: 8416-21.
3) Murphy AJ, Guvre PM, Pioli PA. Estradiol suppresses NF kappa B activation through coordinated regulation of let-7α and miR-125b in primary human macrophages. J Immunology. 2010; 184: 5029-37.
4) Aletaha D, Neogi T, Silman AL, et al. 2010 Rheumatoid arthritis classification criteria: an American College of Rheumatology/European League Against Rheumatism collaborative initiative. Arthritis Rheum. 2010; 62: 2569-81.
5) Reduction in incidence of rheumatoid arthritis associated with oral contraceptives. Royal College of General

Practitioner's Oral Contraception Study. Lancet. 1978; 1: 569-71.
6) Guthrie KA, Dugowson CE, Voigt LF, et al. Does pregnancy provide vaccine-like protection against rheumatoid arthritis? Arthritis Rheum. 2010; 62: 1842-8.
7) Shelly S, Boaz M, Orbach H. Prolactin and autoimmunity. Autoimmun Rev. 2012; 11: A465-79.
8) Barrett JH, Brennan P, Fiddler M, et al. Does rheumatoid arthritis remit during pregnancy and relapse postpartum? Arthritis Rheum. 1999; 42: 1219-27.
9) Takeuchi T, Tatsuki, Y, Nogami Y, et al. Postmarketing surveillance of the safety profile of infliximab in 5000 Japanese patients with rheumatoid arthritis. Ann Rheum Dis. 2008: 67; 189-94.
10) Miyachi K, Naito M, Maeno Y, et al. Sialographic study in patients with and without antibodies to Sjögren's syndrome A(Ro). J Rheumatol. 1983; 10: 387-94.
11) Takasaki Y, Fishwild, Tan EM. Characterization of proliferating cell nuclear antigen recognized by autoantibodies in lupus sera. J Exp Med. 1984; 159: 981-92.
12) Lazaro D. Elderly-onset systemic lupus erythematosus: prevalence, clinical course and treatment. Drugs Aging. 2007; 24: 701-15.
13) Garsenstein M, Pollak V, Kark RM. Systemic lupus erythematosus and pregnancy. N Engl J Med 1962; 267; 165-9.
14) Zulman JI, Talal N, Hoffman GS, et al. Problems associated with the management of pregnancies in patients with systemic lupus erytematosus. J Rheumatol. 1980; 7: 37-49.
15) Zhao C, Zhao J, Huang Y, et al. New-onset systemic lupus erythematosus during pregnancy. Clin Rheumatol. 2013 Jan 29. [Epub ahead print]
16) Miyachi K, Hirano Y, Horigome T, et al. Autoantibodies from primary biliary cirrhosis patients with anti-p95c antibodies bind to recombinant p97/VCP and inhibit in vitro nuclear envelope assembly. Clin Exp Immunol. 2004; 136: 562-73.
17) 日本線維筋痛症学会, 編集. 線維筋痛症診療ガイドライン 2011. 東京: 日本医事新報社; 2011.
18) 宮地清光, 渡邊 敦. 線維筋痛症の疫学と診断と治療. リウマチ科. 2013; 49: 448-56.
19) Hall GM, Daniels M, Huskisson EC, et al. A randomized controlled trial of the effect of hormone replacement therapy on disease activity in postmenopausal rheumatoid arthritis. Ann Rheum Dis. 1994; 53: 112-6.
20) D'Elia HF, Mattsson LA, Ohlsson C, et al. Hormone replacement therapy in rheumatoid arthritis is associated with lower serum levels of soluble IL-6 receptor and higher insulin-like growth factor 1. Arthritis Res Ther. 2003; 5: R202-9.
21) Walitt B, Pettinger M, Weinstein A, et al. Effects of postmenopausal hormone therapy on rheumatoid arthritis; the women's health initiative randomized controlled trials. Arthritis Rheum. 2008; 59: 302-10.
22) Kreidstein S, Urowitz MB, Gladman DD, et al. Hormone replacement therapy in systemic lupus erythematosus. J Rheumatol. 1997; 24: 2149-52.
23) Gompel A, Piette JC. Systemic lupus erytematosus and hormone replacement therapy. Menopause Int. 2007; 13: 65-70.
24) Holroyd CR, Edwards CJ. The effects of hormone replacement therapy on autoimmune disease: rheumatoid arthritis and systemic lupus erythematosus Climacteric. 2009; 12; 378-86.
25) McNeeley SG Jr, Schinfeld JS, Stovall TG, et al. Prevention of osteoporosis by medroxyprogesterone acetate in postmenopausal women. Int J Gynaecol Obstet. 1991; 34: 253-6.

〈宮地清光　渡辺 敦〉

Ⅱ 適 応

6 子宮筋腫・子宮内膜症・子宮腺筋症の既往者の扱い

> **＊本節の概要＊** summaries of this section
> - HRTの施行により，子宮筋腫・子宮内膜症・子宮腺筋症が増悪する可能性がある．
> - 増悪は臨床的には問題とならないことが多い．
> - 子宮筋腫・子宮内膜症・子宮腺筋症の既往はHRTの施行を妨げないが，定期的なフォローアップは必須である．

　子宮筋腫・子宮内膜症・子宮腺筋症はエストロゲン依存性の良性腫瘍・類腫瘍である．性成熟期における治療にはGnRHaを用いた偽閉経療法があることから考えてもわかる通り，閉経後のHRTによって再発・再燃する可能性がある．したがって，以前に子宮筋腫・子宮内膜症・子宮腺筋症の既往をもつ患者に対するHRTはガイドライン上，「慎重投与ないしは条件付きで投与が可能な症例」とされている．

A●子宮筋腫

　子宮筋腫増大のメカニズムは未だ解明されていないが，エストロゲンが関与していることは間違いなく，HRTは筋腫を増大させる可能性があるものと考えられる．筋腫の罹患率は22〜77％，性成熟期女性の50％が有するともいわれており，その20〜50％が症状を有するとの報告もあるため[1]，HRTの影響はその可否の決定に影響すると考えられる．

1）HRT施行による子宮筋腫増大リスク

　表1[2]に最近の報告をまとめる．多くは有意差がないか，あっても変化率で1.4倍ほどである．Reedらが報告しているodds ratio（OR）では1.7であるが，有意差は認めていない．Angらのレビューでも「HRTは筋腫を増大させる可能性はあるが，臨床症状を起こすほどではない」と結論づけている[1]．それぞれの結果を詳細にみてみると，閉経後であるためコントロールが経過とともに縮小傾向にあることがORに影響しているようにもみえる．実際，多くの研究が1年間のフォローアップであるが，3年間の検討では図1bに矢印で示したように，コントロール群では1年をピークに，一方，HRT群では開始2年をピークに縮小傾向を認めている[3]．HRT開始直後は腫大するものの，性成熟期とは異なり，つまり，HRTのホルモン量が少なく加齢の影響も加わるため，右肩上がりに大きくなることはないとの意見もある．

6. 子宮筋腫・子宮内膜症・子宮腺筋症の既往者の扱い

表1 • HRTと子宮筋腫増大リスク[2]

著者（発表年）	結果（size あるいは volume の変化率）			study design	検討項目	検討期間
Ylöstalo P （1996）		経皮1.17↑		case series	size	12カ月
Sener AB （1996）	経口0.99	経皮1.37↑		RCT	size	12カ月
de Aloysio D（1998）	経口〜（数値なし）			RCT	volume	12カ月
Polatti F （2000）	経口1.03	経皮1.23↑		RCT	volume	12カ月
Fedele L （2000）		経皮1.39↑	Tibolone 1.09	RCT	volume	12カ月
Colacurci N （2000）		経皮1.19		prospective cohort study	volume	12カ月
Palomba S （2001）		経皮1.04	Control 1.04	controlled clinical trial	volume	12カ月
Yang CH （2002）	経口1.08↑		Control 1.04	case-control study	volume	3年
Reed SD （2004）		経皮OR 1.7（95% CI 0.9-3.3）		case-control study	volume	5年

↑は有意差があったものを示す．

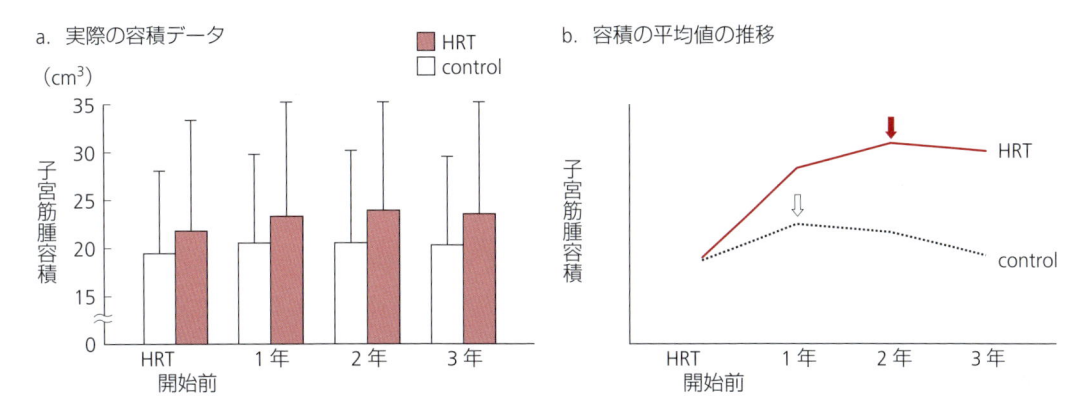

a. 実際の容積データ

b. 容積の平均値の推移

図1 • HRT施行期間と子宮筋腫増大リスク （文献3の図より作成）

2）レジメンによる差異

　表1に示した諸外国の検討ではCEEは少なく，17β-E_2経皮製剤（50μg/日：エストラーナ®とほぼ同等）がほとんどである．このためエストロゲン投与量による差異などは明らかにはなっていない．黄体ホルモン量については17β-E_2経口製剤2mg（ジュリナ®4錠相当）を用いた1年間の持続併用投与における検討にて，MPA（プロベラ®）2.5mg/日投与と5mg/日投与の比較では5mg/日の方が有意に子宮筋腫サイズの増大を認めたことが報告されており[4]，子宮内膜抑制作用が期待される最低量の使用が望ましいと考えられる．

　一方，CEEとMPAを用いたHRTにおける6年間のフォローアップでは増大と縮小がほぼ半分ずつであったという報告[5]や早発閉経の若年女性においてHRTで子宮筋腫が顕在化したという報告もあり[6]，継続的な経過観察は必須である．

3）子宮肉腫リスクへの注意

　子宮筋腫と鑑別すべき疾患である子宮肉腫について，最近，HRT施行時には注意が必要である可能性を示唆する報告がある．これはEPTが子宮肉腫の発症リスクに及ぼす影響に関す

るフィンランドの登録データを元にした検討であり[7]，少なくとも6カ月以上 EPT を施行した243,857名のデータを一般統計から予測される値に対する比（standard incidence ratios：SIR）としてみているが，子宮肉腫は EPT 施行により全体で SIR 1.6（95％ CI 1.2-1.9）と上昇し，特に5年以上の施行で有意に上昇していた．また，間質肉腫では有意差がないが，平滑筋肉腫においてSIR 1.8（95％ CI 1.3-2.4）と有意に高いという結果であった．

　以上のことから，HRT は子宮筋腫を腫大させる可能性はあるが，臨床的に問題となるような腫大は少ないものと考えられる．しかし，まれに子宮筋腫が顕在化する症例や子宮肉腫リスクの上昇の可能性も報告されているため，超音波検査や MRI 検査など画像診断による定期的なフォローアップは必須であると考えられる．

B● 子宮内膜症・子宮腺筋症

　子宮内膜症や子宮腺筋症もまたエストロゲン依存性であることはよく知られている．罹患率は6〜10％と報告されており，そのうち閉経後に診断されるものは2〜5％とまれである[8]．そのため閉経への逃げ込み療法も施行されることがあるが，逆に HRT による再発・再燃のリスクは患者のQOL を考慮すると気になるところである．

1）HRT による子宮内膜症・子宮腺筋症の再発・再燃リスク

　表2[2]に HRT と疼痛などの子宮内膜症再燃リスクとの関連に関する検討をまとめる．症例数の少ない検討でやや再燃率が高いものもあるものの，多くの報告で再燃リスクは10％以下であり，Matorras らの RCT では3.5％である[9]．これを高いリスクと考えるかどうかは議論があり，HRT が子宮内膜症の再燃リスクに与える影響については慎重に検討する必要はあると考えられるものの，実際には少ないと結論づけているものが多い．手術によって両側卵巣を摘出した surgical menopause（OVX）例に対する Cochrane のレビューでも同様であり[10]，もちろん患者への説明は必要であるが，再発・再燃の不安だけで HRT を考慮しないという理由にはなりにくいように思われる．また，Matorras らは，OVX と同時に子宮摘出を行ったものでは1.9％と子宮温存例（22.9％）に対して有意に再発・再燃率が低いこと，また，有意差はないものの，

表2● HRT と子宮内膜症再燃リスク[2]

著者（発表年）		疼痛などの症状再燃率		Study design	コメント
Henderson AF	（1990）	1.2％	（1/85）	case series	HRT は no risk
Namnoum AB	（1995）	10.0％	（11/109）	case series	
Hickman TN	（1998）	11.6％	（11/95）	retro. cohort study	
Fedele L	（1999）	40.0％	（4/10）	case series	Tibolone がよい
Matorras R	（2002）	3.5％	（4/115）	RCT	HRT は low risk
Rattanachaiyanont M	（2003）	6.0％	（3/50）	case series	内膜症があっても HRT は安全

6. 子宮筋腫・子宮内膜症・子宮腺筋症の既往者の扱い

臨床進行期（R-AFS stage）が進んでいるほど再発・再燃リスクが高いこと（I～IV期それぞれ，0％，0％，3.4％，5.4％）を報告しており，これらも勘案する価値はあると考えられる[9]．

2) レジメンによる差異

レジメンとしては，子宮内膜症にエストロゲン依存性があることや治療としてジエノゲストやレボノルゲストレルを用いた黄体ホルモン療法が施行されることから，EMAS（the European Menopause and Andropause Society）の position statement では子宮の有無にかかわらず低用量の EPT をすすめている[11]．しかし，近年，乳癌リスクへの影響についてはエストロゲンよりも併用される合成黄体ホルモンの方が大きい可能性が示唆されていること，黄体ホルモン剤併用による浮腫や乳房緊満感，眠気などのマイナートラブルの可能性なども考慮すると，症例ごとにベネフィットとリスクに関する慎重な検討が必要であり，個人的には ET でよいのではないかと考えている．

また，OVX 後の開始時期と再発・再燃リスクは，図2[12] に示すように，術後すぐに HRT を開始した症例に比較して，術後6週間以降に開始した症例では相対危険率（RR）5.7（95％ CI 1.3 -25.2）と高く，つまり，エストロゲン・フリーの期間を作らない方が再発・再燃リスクが低くなることが知られている．これは乳癌とは逆であり，この点でも症例ごとの検討を要する．

3) 卵巣チョコレート嚢胞悪性化への注意

一方，わが国においても HRT により子宮内膜症が再発・再燃したという報告が散見されるため，子宮筋腫同様，定期的なフォローアップは必須である．

加えて，卵巣子宮内膜症が明細胞腺癌や類内膜腺癌の発生母地となっている可能性があることは周知であり，HRT は卵巣癌のリスクを上昇させる可能性があることから，注意を要する[11]．実際，Soliman らのレビューには HRT により卵巣チョコレート嚢胞が悪性化したと考えられる33症例の報告がリストアップされており，小さいながら未確定なリスクがあると述べられている[13]．40歳以上，直径10cm 以上の卵巣チョコレート嚢胞では卵巣癌合併率が急増することも知られており[14]，HRT 施行前のチェックが重要であるとともに，定期的な検診を欠かしてはいけない．検診の間隔には議論があるが，これらの疾患を合併している症例では

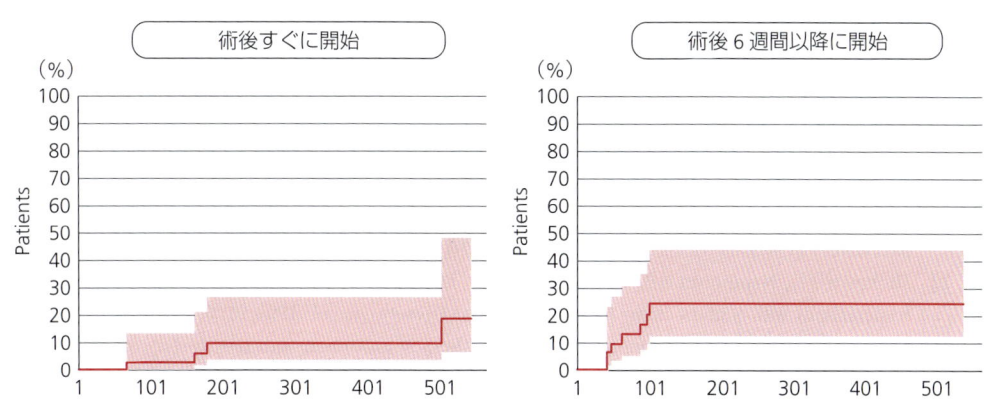

図2 ● 両側卵巣摘出術後から HRT 開始までの期間と子宮内膜症再発・再燃リスク[12]

HRT開始から1年は最低3～4カ月に一度は検診をしたいと考える.

　以上のことから，HRTは子宮内膜症・子宮腺筋症を再発・再燃させる可能性はあるが，そのリスクは比較的低いものと考えられる．しかし，子宮筋腫同様に再発・再燃例が報告されていること，卵巣チョコレート嚢胞の悪性化の可能性があるため，超音波検査やMRI検査など画像診断による定期的なフォローアップは必須であると考えられる．

▶ 子宮筋腫・子宮内膜症・子宮腺筋症の既往のある患者へのHRT施行上のアドバイス

- 施行前に必ず子宮筋腫・子宮内膜症・子宮腺筋症の既往を確認し，現在の状況をチェックする．
- レジメンとしては低用量から開始する．子宮摘出後の子宮内膜症既往患者に対して黄体ホルモンを併用するかどうかは慎重に検討する．
- 子宮肉腫や卵巣癌を念頭においた定期的な検診，特に画像診断を欠かさない．

● 文献

1) Ang WC, Farrell E, Vollenhoven B. Effect of hormone replacement therapies and selective estrogen receptor modulators in postmenopausal women with uterine leiomyomas: a literature review. Climacteric. 2001; 4: 284-92.
2) 髙松　潔. エストロゲン依存性腫瘍とHRT. 日産婦誌. 2010; 62: N-173-80.
3) Yang CH, Lee JN, Hsu SC, et al. Effect of hormone replacement therapy on uterine fibroids in postmenopausal women---a 3-year study. Maturitas. 2002; 43: 35-9.
4) Palomba S, Sena T, Morelli M, et al. Effect of different doses of progestin on uterine leiomyomas in postmenopausal women. Eur J Obstet Gynecol Reprod Biol. 2002; 102: 199-201.
5) 永井生司. ホルモン補充療法と子宮筋腫. 産科と婦人科. 2002; 69: 1384-8.
6) Kalra SK, Gracia CR, Barnhart KT. Symptomatic fibroids in two patients on hormone replacement therapy with primary ovarian failure secondary to prepubertal gonadotoxic cancer treatment. J Womens Health. 2008; 17: 1035-7.
7) Jaakkola S, Lyytinen HK, Pukkala E, et al. Use of estradiol-progestin therapy associates with increased risk for uterine sarcomas. Gynecol Oncol. 2011; 122: 260-3.
8) Oxholm D, Knudsen UB, Kryger-Baggesen N, et al. Postmenopausal endometriosis. Acta Obstet Gynecol Scand. 2007; 86: 1158-64.
9) Matorras R, Elorriaga MA, Pijoan J, et al. Recurrence of endometriosis in women with bilateral adnexectomy (with or without total hysterectomy) who received hormone replacement therapy. Fertil Steril. 2002; 77: 303-8.
10) Al Kadri H, Hassan S, Al-Fozan HM, et al. Hormone therapy for endometriosis and surgical menopause. Cochrane Database Syst Rev. 2009; (1): CD005997.
11) Moen MH, Rees M, Brincat M, et al. EMAS position statement: Managing the menopause in women with a past history of endometriosis. Maturitas. 2010; 67: 94-7.
12) Hickman TN, Namnoum AB, Hinton EL, et al. Timing of estrogen replacement therapy following hysterectomy with oophorectomy for endometriosis. Obstet Gynecol. 1998; 91: 673-7.
13) Soliman NF, Hillard TC. Hormone replacement therapy in women with past history of endometriosis. Climacteric. 2006; 9: 325-35.
14) 日本産科婦人科学会. 治療編・診療編. In: 子宮内膜症取り扱い規約. 第2版. 東京: 金原出版; 2010.

〈髙松　潔　小川真里子〉

7 骨盤臓器脱に対して HRT は有効か？

＊本節の概要＊　summaries of this section

- 閉経などによるホルモン環境の変化が骨盤臓器脱発症に何らかの影響を及ぼすことが推測されているが，詳細なメカニズムは明らかになっていない．
- 現時点で，骨盤臓器脱に対し HRT が有効であるというエビデンスはない．
- 過活動膀胱に HRT は有用である．
- 尿失禁への HRT の有効性に関しては，一定の見解を得ていない．

　骨盤臓器脱に対する治療の中心は手術療法である．これまでの骨盤臓器脱手術の最大の課題は再発の多さであったが，TVM 手術が登場し良好な成績が徐々に明らかになるにつれ，本邦でも施行する施設が増加している．

　骨盤臓器脱に対する HRT の効果を検討した報告はほとんどなく，「ホルモン補充療法ガイドライン 2012 年度版」にも，骨盤臓器脱に対する HRT の有効性に関しての記載はない．

A ● 骨盤臓器脱とは？

　骨盤臓器脱（pelvic organ prolapse：POP）は性器脱ともよばれ，骨盤底の線維組織や骨格筋が脆弱化し，骨盤内の臓器を支えきれなくなり腟から脱出した状態をいう．脱出した臓器により，膀胱瘤，子宮脱，直腸瘤，子宮摘除後の腟断端脱がある[1]．

　わが国では，まだ正確な疫学調査のデータはないが，米国の閉経後から 80 歳までの女性を対象にした調査によれば，腟内にとどまるレベルを含めた骨盤臓器脱の罹患率は 40％と非常に高率であった[2]．また，オレゴン州のデータでは，生涯のうちに 11.1％の女性が骨盤臓器脱，あるいは尿失禁の手術を受ける可能性があるとされている．頻度は膀胱瘤が 82.3％と最も高く，ついで直腸瘤 45.6％，子宮脱 37.0％となっている（合併例含む）[3]．単純に人口比などから推測すると，わが国でも軽症のものを含め 1,000 万人弱の罹患者が存在すると考えられる．

B ● 発生のメカニズム

　骨盤臓器は骨盤底筋群によって支えられ，その中心をなすのが，骨盤隔膜（pelvic diaphragm）である．恥骨（直腸筋）尾骨筋，腸骨尾骨筋，尾骨筋が膜状に並んで骨盤底を形成している．

DeLanceyはこの骨盤隔膜のほかに，骨盤臓器を支持する組織として内骨盤筋膜（endopelvic fascia）の存在を明らかにした[4]．仙骨子宮靱帯と基靱帯が主体をなす子宮頸部，後腟円蓋部の後上方への支持機構の破綻が，子宮脱・腟断端脱・小腸瘤を発生させる．腟前壁では恥骨頸部筋膜，腟後壁では直腸腟筋膜による，膀胱・直腸の支持機構の破綻が膀胱瘤，直腸瘤の原因である．恥骨尿道靱帯の破綻は腹圧性尿失禁の原因である尿道過可動（urethral hypermobility）に，恥骨尾骨筋膜（会陰膜）の破綻は腟入口部の直腸瘤となる．

C● 骨盤臓器脱の症状

会陰部違和感，下垂感，脱出感，排尿困難，過活動膀胱などがある．入浴やトイレでピンポン玉のようなものが手に触れる，歩くとき何かが擦れる感じがする，などで気がつくことが多い．脱出した腟粘膜に感染や出血を認める例や重度の排尿困難で尿閉に至る例もある．軽症では脱出臓器は用手的に整復可能だが，重症例では整復してもすぐに再脱出する．

D● 骨盤臓器脱の治療

1）保存的治療

日常生活の改善，骨盤底筋体操，ペッサリーによる整復などがある．また，E_3 腟錠の使用により脱出臓器表面のびらん，乾燥が軽快し，違和感が改善することがある．しかし，保存的治療では十分な効果が得られず手術を要する例が多い．

2）手術療法

従来の骨盤臓器脱に対する外科的治療の問題点は，再発率の高さであった[1,3,5]．また，術後腟が浅く狭くなり，性生活が困難になることも多かった．

以上のような背景から，近年様々な素材や形状のメッシュを使用した術式が考案され，わが国でも2005年にポリプロピレンメッシュを用いた Gynecare GYNEMESH PS™ が許可され TVM 手術が可能となり，施行する施設が増加している．2010年には，膀胱瘤に対する Anterior TVM が，膀胱脱手術（メッシュを使用するもの）として保険収載（保険点数 24,720 点）された．

E● 骨盤臓器脱に対して HRT は有効か？

骨盤臓器脱のリスクファクターとして，加齢，経腟分娩，肥満，遺伝的要因，喫煙などとともに閉経やエストロゲン欠乏が指摘されている[6,7]．

エストロゲンレセプターは生体内でサブタイプごとに異なった発現をしていることが報告されている．

Chen ら[8]は腟壁と仙骨子宮靱帯におけるエストロゲンレセプター α（ER α）とエストロゲンレセプター β（ER β）の発現を比較した（表1）．腟壁において，ER α は検討した16例全例で発

7. 骨盤臓器脱に対してHRTは有効か？

表 1 ● 腟壁と仙骨子宮靱帯におけるエストロゲンレセプターの発現

患者No.	年齢	閉経前/後	腟壁 ERα	腟壁 ERβ	仙骨子宮靱帯 ERα	仙骨子宮靱帯 ERβ
1*	65	後	＋	－	＋	－
2*	57	後**	＋	－	＋	＋
3*	56	後	＋	－	＋	＋
4*	52	後**	＋	－	＋	－
5*	47	前	＋	＋	＋	＋
6	49	前	＋	＋	＋	＋
7	46	前	＋	＋	＋	＋
8	45	前	＋	＋	＋	＋
9	43	前	＋	＋	＋	－
10	43	前	＋	＋	＋	＋
11	39	前	＋	＋	＋	＋
12	51	前	＋	＋	＋	＋
13	50	前	＋	＋	＋	－
14	43	前	＋	＋	＋	＋
15	41	前	＋	＋	＋	＋
16	39	前	＋	＋	＋	＋

*子宮脱により子宮摘除　　**HRT ＋　　（文献8の表を改変）

現していた．ERβは閉経前12例全例で発現していたが，閉経後症例では1例も発現を認めなかった．仙骨子宮靱帯では，ERαは16例全例で発現していたが，ERβは閉経前12例中10例，閉経後4例中2例しか発現していなかったとしている．Taylorら[9]はERαが発現している細胞ではERβが欠落し，逆にERβが発現している細胞ではERαが欠落しているとし，エストロゲンの機能は単一のレセプターサブタイプの活性化により調節されている可能性を示唆した．Ewiesら[10]は子宮脱患者33例と非子宮脱患者25例に関して，基靱帯のERα，ERβ，プロゲステロンレセプター（PR），アンドロゲンレセプターを免疫組織学的に検討した．その結果，ERα，AR，PRは子宮脱患者で有意に発現が亢進しており，逆にERβは子宮脱患者で発現が低下していたとしている．そして，HRTを受けている子宮脱患者では，このようなホルモン動態の変化が少なく，非子宮脱患者に近い発現を示したとしている．Langら[11]は，閉経前骨盤臓器脱患者の血清エストラジオール濃度と子宮靱帯のエストロゲンレセプターがコントロール群と比較し有意に低下していると報告している．

また，閉経後の骨粗鬆症予防および治療を目的として，エストロゲンのアンタゴニストであるidoxifene[12]と選択的エストロゲン受容体モジュレーターであるlevormeloxifene[13]を投与する臨床試験が行われたが，投与群において骨盤臓器脱と尿失禁が有意に増加したため中止された．一方，Nygaardら[7]は結合型エストロゲンとメドロキシプロゲステロンの使用は，プラセボと比較し骨盤臓器脱との関連性はなかったとしている．同様に，Mantら[14]は17,032名の女性を20年以上にわたり追跡調査したが，経口避妊薬の使用は骨盤臓器脱のリスクを増やさなかったとしている．Kim

II 適応

表2 ● 骨盤臓器脱の重症度別リスクファクター

POP-Qステージ		II (n=61)	III (n=135)	IV (n=48)	P値
年齢		54.50±7.56	61.59±8.02*	64.25±11.71*	<0.001
BMI		23.77±2.95	23.82±2.61	23.44±3.83	0.271
出産回数		3.12±1.15	3.83±1.48*	4.04±1.95*	0.005
閉経	前	20 (32.8%)	12 (8.9%)	4 (8.3%)	<0.001
	後	41 (67.2%)	123 (91.1%)*	44 (91.7%)*	
HRT	有	14 (34.1%)	13 (10.6%)*	4 (9.1%)*	0.001
	無	27 (65.9%)	110 (89.4%)	40 (90.9%)	
喫煙	有	2 (3.3%)	5 (3.7%)	2 (4.2%)	NS
	無	59 (96.7%)	130 (96.3%)	46 (95.8%)	

＊ステージIIと有意差あり．P＜0.05． （文献14の表を改変）

ら[15]は骨盤臓器脱患者244名と非骨盤臓器脱患者314名を比較し骨盤臓器脱のリスクファクターの検討を行い，HRTは骨盤臓器脱の発症には影響していなかったが，HRTを施行されている患者では，有意に重症例が少なかったと報告している（表2）．

　HRTにより，骨盤臓器脱のリスクが減少するという報告もある．Hendrixら[2]は27,342名の女性を解析し，HRTによりわずかではあるが子宮脱と膀胱瘤のリスクが減少したと報告した．Moalliら[16]も骨盤臓器脱術後患者80例と健常人176例を比較検討し，5年以上のHRT施行により骨盤臓器脱発症のリスクが減少すると報告している．

　しかし，Swiftら[17]は骨盤臓器脱の予防に対し，HRTの有用性は明らかではなく推奨できないとしている．

　以上のように，骨盤臓器脱患者におけるホルモン環境の変化が指摘されており，こういった変化が骨盤臓器脱発症に何らかの影響を及ぼすことが推測されている．しかし，現時点で詳細なメカニズムは明らかになっておらず，HRTが骨盤臓器脱に対して有効であるかの評価も定まっていない．よって，骨盤臓器脱の治療および予防目的にHRTを施行することは推奨されない．実臨床では，POP-Q（pelvic organ prolapse quantification）におけるstage II程度の比較的軽症例においては，E_3腟錠の投与で，脱出臓器表面のびらん・乾燥が軽快し，違和感が改善することにより手術を回避できる症例も存在する．しかし，その長期効果は不明である．

F ● その他の泌尿生殖器症状

　その他のいくつかの泌尿生殖器症状に関してHRTの有効性が示されており，「ホルモン補充療法ガイドライン2012年度版」にも記載がある．

1) 性器萎縮症状

　性器萎縮症状を有する閉経後女性に対して，エストロゲン製剤は，全身，腟内投与とも同等

の効果があり，低用量 E_2 の腟内投与が最も効果的であったとしている[18]．

また，閉経後早期女性の性交痛に対し，HRT を施行することで症状を有意に改善したと報告[19] されている．性器萎縮とそれに関連した性交痛には，HRT は投与方法，用量にかかわらず有効である．血中エストロゲンレベルへの影響の少なさや[20]，即効性[21] より性器萎縮に対してはエストロゲンの局所投与が基本であると考えられる．

2）過活動膀胱

過活動膀胱に対しては，エストロゲンは種類，投与経路にかかわらず排尿回数，夜間排尿，排尿切迫感，尿失禁回数，禁制，膀胱蓄尿容量などの症状に対し有意な改善効果を認めたとしている．ただし，全身投与では，夜間排尿回数に関しては症状が増悪した[22]（表3）．どちらにしろ，抗コリン剤などの一般的な治療法を超えるものではないと思われる．

3）尿失禁

HRT の尿失禁への有効性は評価が定まっていない．17 の報告に対するメタアナリシスでは，尿失禁全体もしくは腹圧性尿失禁のみの症例についてはどの報告でも有意な自覚症状の改善を認めたが，他覚所見（失禁量，最大尿道閉鎖圧）で有意な改善が認められた報告は 1 つのみであった[23]．

切迫性尿失禁の閉経後女性に E_3 3 mg/日を 3 カ月間経口投与した無作為対照研究では，プラセボ群との間に有意差は認めなかった[24]（表4）．また，CEE/MPA 投与群において，尿失禁が悪化した症例が有意に多かったという報告もある[25]．HRT と骨盤底筋体操を併用した場合，尿失禁症状の軽度なものほど症状の改善率が有意に高いと報告されている[26]．

WHI のサブ解析では，健常女性への CEE/MPA，または CEE 単独投与はともに腹圧性，混合性尿失禁の順に発現率を有意に増加させ，切迫性尿失禁に関しては，CEE 単独投与で有意な発現率増加を認めた．尿失禁を認める女性に対してはどちらの投与も尿失禁回数の増加を認めた[27]．一方，エストロゲンの腟内投与は排尿回数の減少，排尿切迫性の軽減を通して尿失禁を改善させる可能性があるともされているが[28]，長期成績，治療終了後の経過についての報告も少なく，HRT の尿失禁に対する有効性については結論に至っていない．

表3 ● エストロゲンの排尿機能への効果

	All（症例数）				局所投与（症例数）				全身投与（症例数）			
	エストロゲン	プラセボ	Z*	p値	エストロゲン	プラセボ	Z*	p値	エストロゲン	プラセボ	Z*	p値
昼間頻尿	188	184	3.26	0.0011	97	89	4.05	0.0001	91	95	0.2	0.8411
夜間頻尿	170	167	2.08	0.0371	97	89	4.03	0.0001	73	78	−2.09	0.037
尿意切迫感	118	126	2.03	0.0425	48	48	2.66	0.0079	70	78	0.21	0.8318
尿失禁	165	166	3.69	0.0002	61	58	2.47	0.0135	104	108	2.74	0.0061
初発尿意	175	175	4.63	0.0001	97	89	3.96	0.0001	78	86	2.47	0.0135
膀胱容量	175	177	3.12	0.0018	97	89	3.65	0.0001	78	88	0.46	0.6467

*正の場合，エストロゲン群がすぐれていることを示す．　　　　　　　　　　　　　　　　（文献20の表を改変）

表4 ● 経口エストリオール剤の尿失禁に対する効果

	開始時（回）	1カ月後（回）	3カ月後（回）
尿失禁（昼間）			
プラセボ	3.2	2.1	1.3
エストリオール	3.4	3	2.7
尿失禁（夜間）			
プラセボ	1	0.7	0.3
エストリオール	1.6	0.6	0.3
排尿回数（昼間）			
プラセボ	10.6	7.6 *	7.2 *
エストリオール	10.2	8.9 **	8.6 **
排尿回数（夜間）			
プラセボ	2.6	1.5 **	1.4 **
エストリオール	2	2	1.5

＊$P < 0.01$　＊＊$P < 0.05$　　　　　　　　　　　（文献22の表を改変）

骨盤臓器脱，尿路性器症状患者へのHRT施行上のアドバイス

- 骨盤臓器脱の治療・予防目的のHRTは推奨しないが，軽症例においては，E_3腟錠の投与により症状が軽快することがある．
- 性器萎縮症状に対しては，低用量E_2の腟内投与が効果的である．
- 過活動膀胱に対してHRTは有効であるが，まずは一般的な治療を施行するべきである．
- 尿失禁に対するHRTの効果は定まっておらず，尿失禁の治療目的にHRTを施行すべきではない．

文献

1) Brubaker L, et al. Surgery for pelvic organ prolapse. In: Abrams P, et al, editors. Incontinence. Plymouth UK: Health Publication Ltd; 2005. p.1371-402.
2) Hendrix SL, Clark A, Nygaard I, et al. Pelvic organ prolapse in the Women's Health Initiative: gravity and gravidity. Am J Obstet Gynecol. 2002; 186: 1160-6.
3) Olsen AL, Smith VJ, Bergstrom JO, et al. Epidemiology of surgically managed pelvic organ prolapse and urinary incontinence. Obstet Gynecol. 1997; 89: 501-6.
4) DeLancey JO. Anatomic aspects of vaginal eversion after hysterectomy. Am J Obstet Gynecol. 1992; 166: 1717-24; discussion 1724-8.
5) Auwad W, Bombieri L, Adekanmi O, et al. The development of pelvic organ prolapse after colposuspension: a prospective, long-term follow-up study on the prevalence and predisposing factors. Int Urogynecol J Pelvic Floor Dysfunct. 2006; 17: 389-94.
6) Schaffer JI, Wai CY, Boreham MK. Etiology of pelvic organ prolapse. Clin Obstet Gynecol. 2005; 48: 639-47.
7) Nygaard I, Bradley C, Brandt D. Pelvic organ prolapse in older women: prevalence and risk factors. Obstet Gynecol. 2004; 104: 489-97.
8) Chen GD, Oliver RH, Leung BS, et al. Estrogen receptor alpha and beta expression in the vaginal walls and

uterosacral ligaments of premenopausal and postmenopausal women. Fertil Steril. 1999; 71: 1099-102.
9) Taylor AH, Al-Azzawi F. Immunolocalisation of oestrogen receptor beta in human tissues. J Mol Endocrinol. 2000; 24: 145-55.
10) Ewies AA, Al-Azzawi F, Thompson J. Changes in extracellular matrix proteins in the cardinal ligaments of post-menopausal women with or without prolapse: a computerized immunohistomorphometric analysis. Hum Reprod. 2003; 18: 2189-95.
11) Lang JH, Zhu L, Sun ZJ, et al. Estrogen levels and estrogen receptors in patients with stress urinary incontinence and pelvic organ prolapse. Int J Gynaecol Obstet. 2003; 80: 35-9.
12) Hendrix SL, McNeeley SG. Effect of selective estrogen receptor modulators on reproductive tissues other than endometrium. Ann N Y Acad Sci. 2001; 949: 243-50.
13) Novo Nordisk. Novo Nordisk levomeloxifene phase 2 clinical trial: Novo Nordisk presents phase 2 data on levomeloxifene to clinical investigators (press release). PR Newswire. 1998.
14) Mant J, Painter R, Vessey M. Epidemiology of genital prolapse: observations from the Oxford Family Planning Association Study. Br J Obstet Gynaecol. 1997; 107: 579-85.
15) Kim CM, Jeon MJ, Chung DJ, et al. Risk factors for pelvic organ prolapse. Int J Gynaecol Obstet. 2007; 98: 248-51.
16) Moalli PA, Jones Ivy S, Meyn LA, et al. Risk factors associated with pelvic floor disorders in women undergoing surgical repair. Obstet Gynecol. 2003; 101: 869-74.
17) Swift S, Woodman P, O'Boyle A, et al. Pelvic Organ Support Study (POSST): the distribution, clinical definition, and epidemiologic condition of pelvic organ support defects. Am J Obstet Gynecol. 2005; 192: 795-806.
18) Cardozo L, Bachmann G, McClish D, et al. Meta-analysis of estrogen therapy in the management of urogenital atrophy in postmenopausal women: second report of the Hormones and Urogenital Therapy Committee. Obstet Gynecol. 1998; 92: 722-7.
19) Vestergaard P, Hermann AP, Stilgren L, et al. Effects of 5 years of hormonal replacement therapy on menopausal symptoms and blood pressure-a randomised controlled study. Maturitas. 2003; 46: 123-32.
20) Simunic V, Banovic I, Ciglar S, et al. Local estrogen treatment in patients with urogenital symptoms. Int J Gynaecol Obstet. 2003; 82: 187-97.
21) Palacios S, Castelo-Branco C, Cancelo MJ, et al. Low-dose, vaginally administered estrogens may enhance local benefits of systemic therapy in the treatment of urogenital atrophy in postmenopausal women on hormone therapy. Maturitas. 2005; 50: 98-104.
22) Cardozo L, Lose G, McClish D, et al. A systematic review of the effects of estrogens for symptoms suggestive of overactive bladder. Acta Obstet Gynecol Scand. 2004; 83: 892-7.
23) Fantl JA, Cardozo L, McClish DK. Estrogen therapy in the management of urinary incontinence in postmenopausal women: a meta-analysis. First report of the Hormones and Urogenital Therapy Committee. Obstet Gynecol. 1994; 83: 12-8.
24) Cardozo L, Rekers H, Tapp A, et al. Oestriol in the treatment of postmenopausal urgency: a multicentre study. Maturitas. 1993; 18: 47-53.
25) Grady D, Brown JS, Vittinghoff E, et al. Postmenopausal hormones and incontinence: the Heart and Estrogen/Progestin Replacement Study. Obstet Gynecol. 2001; 97: 116-20.
26) Ishiko O, Hirai K, Sumi T, et al. Hormone replacement therapy plus pelvic floor muscle exercise for postmenopausal stress incontinence. A randomized, controlled trial. J Reprod Med. 2001; 46: 213-20.
27) Hendrix SL, Cochrane BB, Nygaard IE, et al. Effects of estrogen with and without progestin on urinary incontinence. JAMA. 2005; 293: 935-48.
28) Cody JD, Richardson K, Moehrer B, et al. Oestrogen therapy for urinary incontinence in post-menopausal women. Cochrane Database Syst Rev. 2009: CD001405.

<五十嵐智博　髙橋 悟>

II 適応

8 更年期障害に対するHRTと漢方療法の使い分けは？

> **＊本節の概要＊** summaries of this section
> - HRTは更年期障害の種々の症状に効果があることが二重盲検無作為プラセボ対照試験を含め，多数報告されている．
> - 漢方療法は更年期障害への効果を実感することは多いものの，HRTのようにエビデンスが豊富にはない．随証診断を取り入れた大規模な二重盲検無作為対照試験もない．
> - HRT，漢方療法は更年期障害の症状毎に薬剤の効果を評価すると違いが認められる．症例毎に認められる症状の程度や種類の把握・整理が両剤の使い分けの判断に有効かもしれない．

　更年期障害の中で，ホットフラッシュ，発汗異常などエストロゲン低下・欠乏に起因すると考えられる血管運動神経症状には女性ホルモンによるホルモン補充療法（hormone replacement therapy：HRT）が合理的かつ効果的であることは多くのエビデンスにより裏づけられてきた[1]．しかし，更年期障害の定義は「更年期に現れる多種多様な症状のなかで，器質的変化に起因しない症状を更年期症状とよび，これらの症状のなかで日常生活に支障をきたす病態」[2]である．この定義は，根本にあるのは加齢に伴う卵巣機能の低下，エストロゲンの低下・欠乏ではあるものの，症状や障害の形成には社会的要因，文化的背景，および個人的性格などさまざまな要因が複雑に絡み合っている（図1）ことを意味している[3]．多彩な症状の中にはエストロゲンの低下では説明できず，それゆえにHRTが有効でないものも含まれている．このような症状，障害の治療に臨んだとき，作用機序の異なる薬剤を効率的に使い分けることの重要性が感じられる所以である．他方，更年期障害症例の背景から，HRTが施行しにくい，できない，または希望しない，などHRT以外の治療法の考慮が必要な場面にもしばしば遭遇する．このようなとき，漢方薬が選択肢にあがるのではないかと思われる．しかしながら，漢方療法は更年期障害への効果を実感することが多いもののHRTに認められる

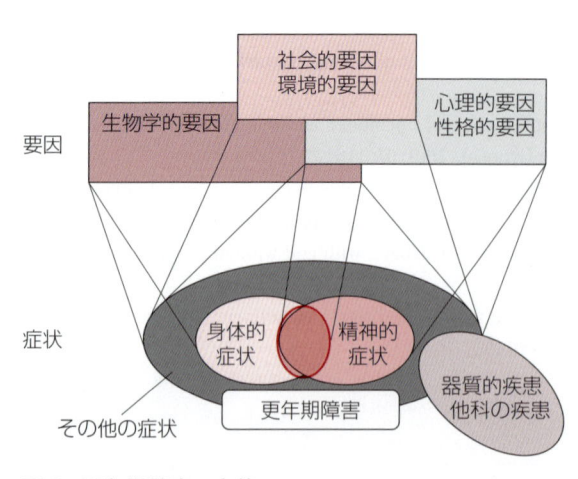

図1●更年期障害の定義

8. 更年期障害に対するHRTと漢方療法の使い分けは？

大規模な無作為比較試験（randomized controlled trial：RCT），二重盲検無作為プラセボ対照試験（double-blind randomized placebo-controlled trial：DB-RCT）およびメタ解析のようなエビデンスは少ない．随証診断という漢方専門医にとっては客観的，かつ効果的な診断技術も一般臨床医には時としてわかりにくいこともエビデンスの蓄積の障壁となっているかもしれない．

本稿ではまず，HRT，漢方療法それぞれの更年期障害に対する効果のエビデンスを紹介する．また，HRTと漢方療法の両薬剤を用いた研究に焦点をしぼり，自験例を中心に解説する．その効果

表1●更年期障害についてのHRTの報告

	研究デザイン	薬剤	研究規模・期間など	効果	発表者	発表年
1	DB-RCT	結合型エストロゲン	中等度以上の更年期障害症例125例．4カ月もしくは12カ月間．	高度症状群ではホットフラッシュ，不眠，腟乾燥感，記憶力低下，頻尿，イライラ感，不安，年齢や自分に対する煩わしさ，不快感でPLC群に対して有意な改善を認めた．中等度症状群でも有意差はないが同傾向を認めた．	Campbell S	1977
2	RCT	17βエストラジオール（経口剤，経皮剤）	中等度更年期障害症例441例．12カ月間．	中等度血管運動障害を有する群でホットフラッシュ，不眠，関節・四肢痛が投与前に比べて有意に改善した．群間には有意差なし．	Mattsson LA	1999
3	症例研究	エストリオール（経口剤）	更年期症状を有する，自然閉経，外科的閉経症例53例．12カ月間．	治療前に比べ，投与後1カ月でクッパーマンスコアは有意に改善．	Takahashi K	2000
4	DB-RCT	結合型エストロゲン	50〜69歳の閉経後女性2,130例．12カ月間．	血管運動神経症状，性機能障害，睡眠障害がPLC群に対して有意に改善した．	Welton AJ	2008
5	RCT	17βエストラジオール（貼付剤，ゲル剤）	閉経後女性120例．12カ月間．	貼付剤，ゲル剤とも1週間でホットフラッシュが有意に改善した．	Hirvonen E	1997
6	メタ解析	経口エストロゲン製剤	24のDB-RCT（総数3,329例）の解析．3カ月から3年間．	ホットフラッシュは1週間で頻度（75％減少），強度（1/10程度）とも有意に改善した．	Maclennan AH	2004
7	メタ解析	結合型エストロゲン，17βエストラジオール（経口，経皮剤）	14のDB-RCTの解析．3カ月以上．	投与方法，投与量に限らず，ホットフラッシュは有意に減少．薬剤間に有意差なし．	Nelson HD	2004
8	DB-RCT	17βエストラジオール（貼付剤）	ホットフラッシュを有する閉経後女性425例．3カ月間．	ホットフラッシュに対して通常の1/3の投与量で有意な効果が認められた．	Bachmann GA	2007

DB-RCT：Double blind randomized placebo-controlled trial　　RCT：Randomized controlled trial

II 適応

の違いから両剤の使い分けのポイントについて考察する.

A ● HRT の効果

　HRTのエビデンスの集約である「ホルモン補充療法ガイドライン2012年度版」[1]から，更年期症状・障害に対する報告をまとめると表1のようになる．エストロゲンの種類，投与量，投与方法にかかわらず，血管運動神経症状への効果があることは揺るぎなく，さらにそれ以外の症状に対しても数多くの効果が期待できる（表2）ことが示され，不定愁訴の大部分をカバーしているように思える．しかしながら，本邦の周閉経期女性304例の更年期症状・障害へのHRTの効果を調べた安井らの報告（図2）[4]では，不定愁訴ともよばれる症状に対しHRTが必ずしも満足ゆく結果を残しているわけではないことがわかる．仮に60％以上をHRT有効とするならば，血管運動神経症状である，ほてり・発汗と疲れ，および外陰部乾燥感に対して有効と評価されるが，精神的症状や身体的症状には必ずしもそうではないこととなる．

表2 ● エビデンスで示されるHRTが効果的な症状

ホルモン補充療法で効果が期待できる更年期障害
血管運動神経障害（ホットフラッシュ，発汗異常）
不眠
腟乾燥感
記憶力低下
頻尿
精神的症状（イライラ感，不安，年齢や自分に対する煩わしさ，気分の不快感）
性機能障害（腟湿潤障害，性交痛，性交後出血）
関節・筋肉痛・四肢痛

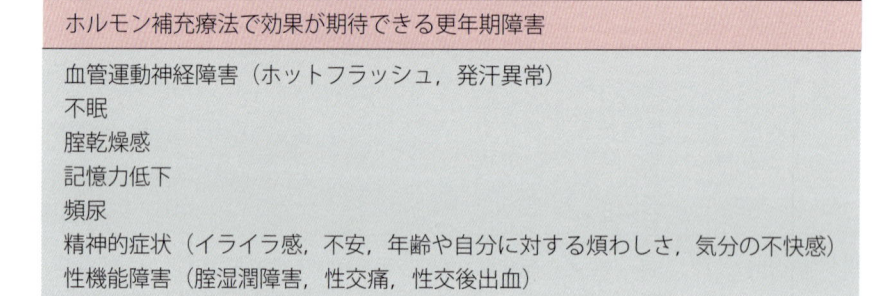

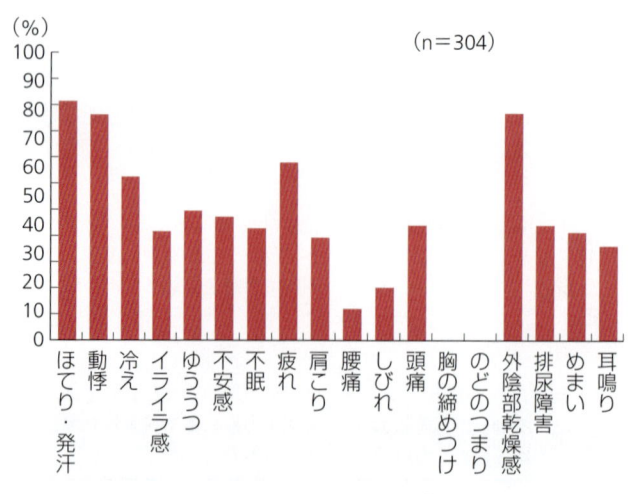

図2 ● 更年期症状・障害へのHRTの効果[4]

B ● 漢方療法の効果

　更年期障害に対するHRTのエビデンスはDB-RCT，メタ解析によるものが多い．薬剤の効果を評価する場合，RCTやメタ解析の結果が優れたエビデンスとして評価されるのが現状であるが，漢方療法にはHRTと比べた場合，同様に評価できるようなエビデンスは少ないといわざるをえない．しかし，漢方療法の専門家においてもこのようなエビデンスの必要性は十分認知され，2001年6月より日本東洋医学会では，この領域のエビデンス作成を目的としてEBM委員会を設置している．以降，当委員会がRCTの報告を網羅，構造化抄録としてサマリーしており，漢方治療の客観的評価をみる意味で非常に有用と思われる．表3に更年期障害や女性ホルモンの変動から生じるとされる身体的・精神的症状である「血の道症」に使用される漢方製剤を示した[5]．これらの薬剤の更年期領域における研究を，日本東洋医学会EBM委員会の最新の報告[6,7]から抜粋した．研究にHRTを含めていないものでは更年期障害，不定愁訴，冷え症に対するもので4論文が認められる（表4）．4研究とも両薬剤間，または単剤，併用投与など群を設定しRCTで行っているものである．表中で4番目の報告では具体的症状として，冷え症への温経湯とビタミンEの効果評価をしているが，1～3の報告は，それぞれ，当帰芍薬散は紅参末との併用が効果的であること，桂枝茯苓丸は自律神経調節薬と同等の効果があること，桂枝茯苓丸はエキス製剤より非エキス製剤のほうが更年期障害に効果的であることを，クッパーマン指数や簡易更年期指数で包括的に評価しているため，更年期症状・不定愁訴に効果的なことはわかるが，個々の症状への効果としては捉えにくい．さらに4報告とも非随証診断にて研究を行い，一定の効果を得ているが，随証診断を取り入れた場合の研究も行った場合，効果評価は変わってくる可能性もある．

表3 ● 更年期障害や血の道症で用いられる漢方製剤

更年期障害	血の道症
柴胡桂枝乾姜湯	柴胡桂枝乾姜湯
当帰芍薬散	
加味逍遙散	加味逍遙散
桂枝茯苓丸	
温清飲	温清飲
五積散	
	女神散
	四物湯
通導散	
温経湯	
三黄瀉心湯	三黄瀉心湯
	川芎茶調散
	桂枝茯苓丸加薏苡仁

（日本更年期医学会, 編. 更年期医療ガイドブック. 東京: 金原出版; 2008. p.231）[5]

II 適応

表4 ● 更年期障害についての漢方製剤の報告

	研究デザイン	薬剤	研究対象・規模・期間など	効果	発表者	発表年
1	RCT	当帰芍薬散 紅参末	更年期障害と診断された113例，不定愁訴があるも受診しない124例．前者は4週間（効果評価），後者は8週間（予防効果評価）．	クッパーマン指数で効果を評価している．紅参末，および両剤併用は当帰芍薬散単独よりも著明改善が有意に多かった．予防効果では有意差は認めなかった．	寒川慶一	1994
2	RCT	桂枝茯苓丸 トフィソパム	不定愁訴の更年期女性43例．4週間．	簡略更年期指数で効果を評価している．桂枝茯苓丸単独，併用で効果に有意差なし．併用の方が効果発現が早い傾向がみられた．	田中栄一	1977
3	RCT	非エキス化桂枝茯苓丸 エキス化桂枝茯苓丸	更年期障害女性193例．8週間．	簡易更年期指数で評価している．非エキス化薬剤はエキス化薬剤と同等以上の効果を認めた．	荻田幸雄	2002
4	RCT	温経湯 ビタミンE	下肢の冷え症閉経後女性180例．	症状と末梢血流への影響で効果を評価している．症状の変化では温経湯のほうがビタミンEよりも有効であった．下肢血流改善は両剤に認められた．	Ushiroyama T	2006

RCT：randomized controlled trial

C ● HRTと漢方製剤の比較などの報告 (表5)

両剤のヘッドツーヘッドで行われる比較研究が，「HRTと漢方の使い分け」という点ではより重要かもしれない．前述の日本東洋医学会のエビデンスレポート[6,7]の中で，HRTとの比較や，HRT抵抗性の抑うつ症状についての漢方薬の効果を報告したRCTが5報告ある．使用されている漢方製剤は更年期症状への使用頻度が多い桂枝茯苓丸，加味逍遙散，当帰芍薬散が中心に選ばれている．これらの報告からHRTと漢方製剤の効果の違いをまとめると，血管運動神経症状にはHRTが高い効果を示すが，漢方療法も効果があること，効果発現はHRTの方が早く，漢方療法ではゆっくりと効果発現があること，漢方療法ではHRT抵抗性の抑うつ状態も含め，精神的症状での効果が高いこと，冷え症には漢方療法の方が効果的であることなどがあげられる．これら5報告においても厳密な随証診断は症例選択の基準として盛り込まれておらず，研究の組み方によって結果は変わる可能性があると思われる．

報告5は自験例，「更年期不定愁訴に対する加味逍遙散ならびにHRTの効果の検討」のタイトルで多施設共同RCTを約30施設で行った研究の青森県内の症例の中間報告である．本研究ではうつ状態，不安症状，睡眠障害への効果をそれぞれ自己評定式抑うつ尺度（Self-rating Depression Scale：SDS），ハミルトン不安尺度（Hamilton Anxiety Scale：HAS），ピッツバーグ睡眠質問票

（Pittsburgh Sleep Quality Index：PSQI）で評価し，さらに各症状を日本産科婦人科学会作成の「更年期症状評価表」で評価し，群間，群内で比較検討している．この中間解析ではHRT，加味逍遙散，併用の3群間ではSDS，HAS，PSQIのスコア改善には有意差はなく，群内の投与前との比較にお

表5 ● 更年期障害についてのHRT・漢方製剤の報告

研究デザイン	薬剤	研究対象・規模・期間など	効果	発表者	発表年
1 RCT	漢方製剤（桂枝茯苓丸，加味逍遙散，牛車腎気丸，当帰芍薬散，桃核承気湯，帰脾湯，女神散）結合型エストロゲン	更年期症状を有する，自然閉経，外科的閉経症例96例．12カ月間．	慶應式中高年健康維持外来調査表スコアで漢方製剤，HRTの効果を評価している．HRTで血管運動神経症状，神経質，腰背痛，ゆううつ，不眠，頭痛に効果あり，1カ月で効果を認めた．漢方療法では血管運動神経症状，倦怠感，腰背痛，神経質で効果を認めたが，6カ月後であった．両者の比較ではのぼせ，ほてり，発汗異常，抑うつ，不眠にはHRT，倦怠感，冷えについては漢方の方が効果において優れている．	太田博明	2001
2 Quasi-RCT	漢方製剤（当帰芍薬散，加味逍遙散，桂枝茯苓丸）結合型エストロゲン	閉経後女性17例．4〜8週間．	慶應式中高年健康維持外来調査表スコアで漢方製剤，HRTの効果を比較評価している．総合的評価では2群はほぼ同等であった．改善度の強さはHRTの方が優っていた．非随証療法における3種類の漢方製剤間の効果も比較しているが差は認めていない．漢方製剤では興奮しやすい，ゆううつ，いらいら，不安感，くよくよなどの精神症状の改善効果が強い．	高松 潔	2006
3 RCT	温経湯，当帰芍薬散エストラジオール貼付剤	HRTで抑うつ症状の改善しない更年期女性24例．HRTは全例で継続投与しつつ，両漢方製剤を交互に6カ月ずつ投与．	うつ状態，不安をSDS，STAIで評価している．HRTに抵抗性の抑うつ症状には当帰芍薬散より温経湯のほうが有効．	Koike K	2004
4 RCT	桂枝茯苓丸結合型エストロゲン	ホットフラッシュを有する閉経後女性352例．	症状と末梢血流への影響で効果を評価している．両剤とも頬，指先での血流低下を認めたが，趾先の血流はHRTでは不変，桂枝茯苓丸では増加した．桂枝茯苓丸が冷えには有効だった．	Ushiroyama T	2005
5 RCT	加味逍遙散エストロゲン製剤	更年期障害と診断された閉経後女性30例．8週間．	両剤，併用の効果を自己評価式抑うつ性尺度，ハミルトン不安尺度，ピッツバーグ睡眠質問票，更年期症状評価表で評価している．それぞれの薬剤，および併用群で観察終了時にはほぼ同様の改善効果を認めた．	樋口 毅	2009

RCT：Randomized controlled trial

Ⅱ 適応

いて 3 群とも 8 週後までには有意な改善効果を認めている．この研究の最終報告[8]では，HRT 群 24 例，加味逍遙散群 29 例，併用群 29 例で解析したが，精神神経症状に関するこれら 3 つのスコア変移は中間報告と同様であり，HRT，漢方療法に効果の差異は見出せなかった．包括的なスコアではなく更年期症状評価表の各症状の改善度に着目し HRT と加味逍遙散での違いを検討（図 3）してみると，症状によっては改善を示す症例数で有意差を認める．症状変化の中で「改善」した症例数の比較を症状ごとに 3 群で行うと，「めまいがある」の症状では加味逍遙散群で HRT 群に比べ有意に改善率が高く，逆に「頭や上半身がほてる」，「汗をかきやすい」では HRT 群が加味逍遙散群や併用群に比べ有意に改善率が高い．「夜眠っても目を覚ましやすい」，「胸がしめつけられる」では併用群がそれぞれ加味逍遙散群，HRT 群に比べ有意に改善率が高い．これらの症状の変化について，両薬剤の差異を明瞭にする目的でさらに解析した．投与前と投与 8 週後の症状変化の比較で，その症状をもつ症例の 60％以上が症状程度が緩和したものを「改善」，また 50％以上で症状がなくなったものを「消失」とし，結果を表 6 に示す．改善も消失も認められる症状は，HRT で「頭や上半身がほてる」，「汗をかきやすい」，「胸がドキドキする」であり，加味逍遙散では「めまいがする」，「胸がドキドキする」となる．どちらかの薬剤で改善・消失がある場合に併用群で連動して改善・消失がある症状は HRT では「頭や上半身がほてる」，加味逍遙散では「めまいがする」となった．また，併用群といずれか一方の薬剤でのみ改善・消失が認められるものは HRT で「頭や上半

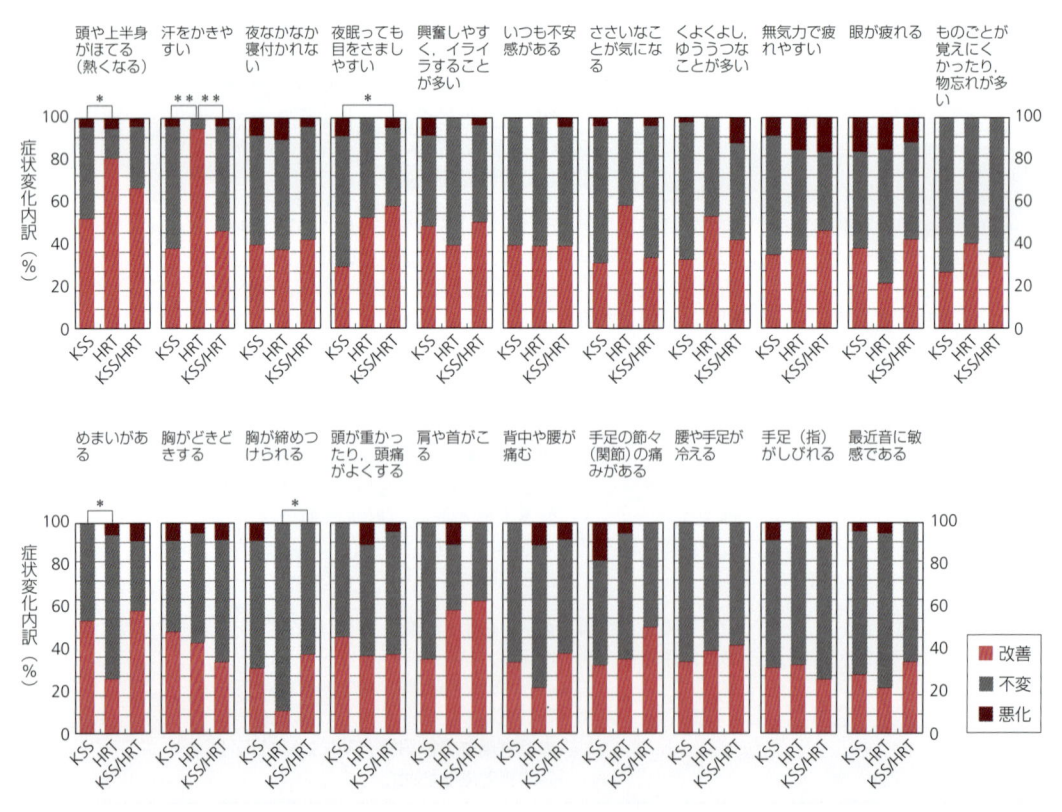

図 3 ● 加味逍遙散と HRT の症状の改善度

8. 更年期障害に対するHRTと漢方療法の使い分けは？

表6 ● 各症状の改善・消失率

	加味逍遙散群	HRT群	併用群
頭や上半身がほてる（熱くなる）		○◎	○◎
汗をかきやすい		○◎	○
夜なかなか寝付かれない	○		○
夜眠っていても目を覚ましやすい		○	○
興奮しやすく，イライラすることが多い	○		○
いつも不安感がある			
ささいなことが気になる		○	
くよくよし，ゆううつなことが多い		○	○
無気力で疲れやすい			
眼が疲れる			○
ものごとが覚えにくかったり，物忘れが多い			
めまいがある	○◎		○◎
胸がどきどきする	○◎	○◎	
胸がしめつけられる			○◎
頭が重かったり，頭痛がよくする			
肩や首がこる		○	○
背中や腰が痛む			○
手足の節々（関節）の痛みがある			○
腰や手足が冷える			
手足（指）がしびれる	○		○◎
最近音に敏感である			

更年期症状評価表における各症状の治療8週後の変化で，その症状をもつ60％以上の症例が「改善」した項目に「○」，また，症状をもつ50％以上の症例で症状が消失した項目に「◎」をつけた．それぞれの有症状者が各群に10例以上存在する症状について検討した．

身がほてる」，加味逍遙散で「めまいがする」の一症状ずつとなった．それぞれの一症状に対する効果がHRT，加味逍遙散それぞれの薬剤に特異的なものであるかもしれないが，さらなる検証が必要と思われる．

おわりに

HRT，漢方薬の使い分けについては明言できることとして，エビデンスの集積からは，血管運動

神経症状にはHRTが第一選択薬と思われる．このことは更年期障害に遭遇した時，まずエストロゲン低下・欠乏による症状のチェックをすることの重要性を示している．精神神経症状が併存している場合にはHRTが奏効することがあり，そのような症例に対してはまずHRTを考えてもよいと思う．一方，漢方薬は従来，精神神経症状に有効とされており，ここで紹介したエビデンスでもそのことは再確認される．さらに，HRT抵抗性の抑うつなどの気分障害にも有効であるとの報告もあり，日常臨床で遭遇した場合，行う意義があると思われる．不定愁訴や精神神経症状の総合的評価として使われる種々のスケールでは両薬剤にはほぼ同等の効果が認められ，差異は不鮮明になる傾向があるかもしれない．包括的な状態の把握も，もちろん大切であるが，治療の選択に際しては個々の症状の把握，整理が大切ではないかと思われる．

● 文献

1) HRTガイドライン2009年度版改訂のための委員会. CQ1 HRTに期待される作用・効果は何か？ In: 日本産科婦人科学会・日本女性医学学会，編集/監修．ホルモン補充療法ガイドライン2012年度版．東京: 日本産科婦人科学会; 2012. p.5-6.
2) 日本産科婦人科学会，編．産科婦人科用語集・用語解説集．改訂第2版．東京: 金原出版; 2008.p.162.
3) 高松 潔．更年期障害の各症状に対する治療法の選択．日更医誌. 1999; 7: 165-70.
4) 安井敏之，松井寿美佳，苛原 稔．更年期の不定愁訴に対するHRTの可否．産婦人科の実際. 2010; 59: 433-9.
5) 日本更年期医学会，編．更年期医療ガイドブック．東京: 金原出版; 2008. p.232.
6) 日本東洋医学会EBM特別委員会エビデンスレポート/診療ガイドライン・タスクフォース (ER/CPG-TF): 漢方治療エビデンスレポート2010 − 345のRCT −(Evidence Report of Kanpo Treatment, EKAT 2010). http://www.jsom.or.jp/medical/ebm/er/pdf/EKATJ2010.pdf
7) 日本東洋医学会EBM特別委員会エビデンスレポート/診療ガイドライン・タスクフォース (ER/CPG-TF): 漢方治療エビデンスレポート (EKAT) Appendix 2011. http://www.jsom.or.jp/medical/ebm/er/pdf/EKATJ_Appendix_2011.pdf
8) 更年期不定愁訴治療研究会．更年期障害の諸症状に対する加味逍遙散，ホルモン補充療法の効果比較—無作為割付研究の結果より—．日女医誌. 2012; 2: 305-12.

〈樋口 毅　三崎直子　水沼英樹〉

9 骨粗鬆症に対して HRT，SERM，ビスホスホネート製剤の使い分けは？

> **＊本節の概要＊** summaries of this section
> - 最初に骨粗鬆症の薬物療法の適応となる患者を選択する．
> - 閉経後骨粗鬆症の治療薬剤の基本は骨吸収抑制剤である．
> - HRT は骨粗鬆症治療薬剤としてそのベネフィットがリスクを上回る場合にのみ処方する．
> - 閉経後年数，BMI，骨密度，将来の骨折危険率などを考慮し，使用する薬剤を選択する．
> - 患者自身からインフォームドチョイスを得た後に治療薬剤を決定し，薬物治療を開始する．

　閉経後は血中エストロゲン濃度が急激に低下するために，骨代謝回転は骨吸収が骨形成を上回り，骨密度が急激に低下して骨折のリスクが上昇する．Women's Health Initiative（WHI）研究報告前まではエストロゲンは閉経後骨粗鬆症の主たる治療薬剤であったが，HRT により乳癌，心血管系疾患のリスクが高まることが発表された後はエストロゲンの使用頻度は低下した．現在，エストロゲンの他に，活性型ビタミン D 製剤，selective estrogen receptor modulator（SERM），ビスホスホネート製剤，副甲状腺ホルモン（PTH）製剤が市販されている．閉経後比較的初期の女性で骨粗鬆症の薬物治療を開始する場合には，骨粗鬆症の重症度，患者背景などを考慮して薬剤を選択することは本人の QOL を維持するために重要である．

A ● 骨粗鬆症発症の機序

　閉経後はエストロゲン低下が主因となり，破骨細胞が活性化して，骨吸収が骨形成を上回るために骨密度は低下するが，同時に加齢に伴う骨芽細胞機能の低下も関係する[1]．エストロゲンは，直接，破骨細胞の分化・成熟を抑制するとともに，間接的には，間葉系細胞・骨芽細胞由来の RANKL（receptor activator of NF-κB ligand）の発現を抑制することにより破骨細胞機能を抑制する．加齢によるカルシウム吸収能の低下も骨密度低下の要因の一つとなる[2,3]．これらより，皮質骨では骨の菲薄化や骨髄側の海綿骨化が起こり，海綿骨では骨梁幅や骨梁数が減少する[4]．さらに，骨リモデリングの亢進により骨基質の寿命が短縮して二次石灰化の進行が不十分のために単位面積当たりの石灰化度が低下する[4]．骨リモデリングの亢進による骨構造の劣化や類骨石灰化（第一次石灰化）の完了した後の第二次石灰化の低下により骨密度は低下する．骨質の劣化は，骨リモデリングの亢進による構造劣化や第二次石灰化度の低下だけではなく，骨基質の性状の変化も関係する[5]．骨を構成するコラーゲン量は 30～40 歳代をピークとして加齢により減少し，コラーゲン分子間に老化

Ⅱ 適応

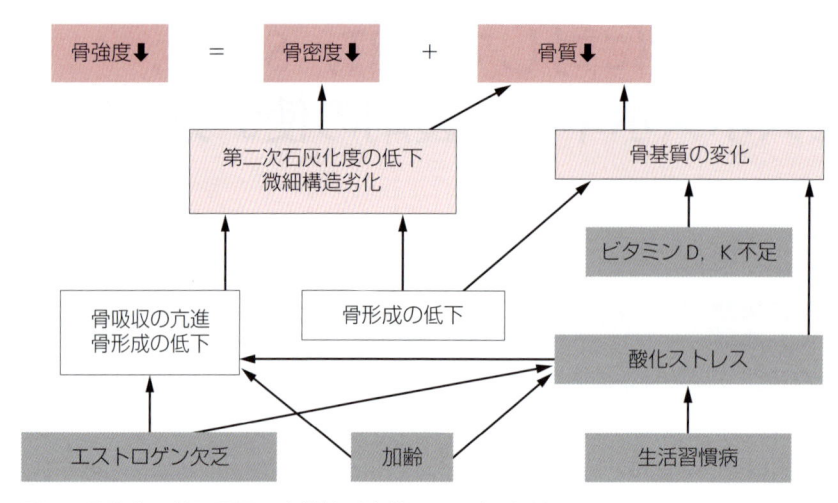

図1 ● 骨強度の低下要因の多様性（文献8を一部改変）

型の架橋も増加することにより骨強度に関与する（図1）.

B ● 骨粗鬆症の診断

　骨粗鬆症を診断して治療する目的は骨折の予防である．現在骨粗鬆症は「骨強度が低下して骨折しやすくなった状態であり，骨強度は骨密度と骨質により規定される．」と定義されている．骨粗鬆症は本来骨強度の低下の程度を評価して診断されるべき疾患であるが，現在骨強度を正確に評価する方法は存在しないので骨密度に依存しなければならない．骨強度は，骨密度のほかに骨の材質，骨の形態と微細構造，骨のリモデリングなどに規制されるといわれる．現在，骨粗鬆症の診断は「原発性骨粗鬆症の診断基準（2012年度改訂版）」（表1）[6]によりなされている．脆弱性骨折の有無をX線撮影でみる意義の一つは，椎体骨折の位置，個数，グレードを評価することにより，将来の骨折リスクを予測することが可能であるとともに椎体骨折の程度は日常生活に大きな影響があるためである．閉経後初期の女性では痛みを伴う臨床椎体骨折を有する割合はまれであるが，痛みを伴わない形態椎体骨折が臨床骨折の約2倍存在することより脊椎X線写真による判定は大切である．一方，腰椎側面X線写真による骨萎縮度判定は主観的な判定であり，近年デジタル化の普及により脊椎X線像での骨萎縮度判定が困難となっており，脊椎X線像での骨粗鬆化の評価は行われなくなりつつある．

　低骨量をきたす骨粗鬆症以外の疾患または続発性骨粗鬆症が認められず，脆弱性骨折がある場合には骨粗鬆症と診断する．脆弱性骨折とは，低骨量（骨密度がYAM値の80％未満）で軽微な外力で生じた非外傷性骨折を意味する．脆弱性骨折がない場合には骨密度測定にてYAM値の70％未満で骨粗鬆症と診断する（表1）.

9. 骨粗鬆症に対してHRT，SERM，ビスホスホネート製剤の使い分けは？

表1 ● 原発性骨粗鬆症の診断基準（2012年度改訂版）

低骨量をきたす骨粗鬆症以外の疾患または続発性骨粗鬆症を認めず，骨評価の結果が下記の条件を満たす場合，原発性骨粗鬆症と診断する．

I. 脆弱性骨折[注1]あり
1. 椎体骨折[注2]または大腿骨近位部骨折あり
2. その他の脆弱性骨折[注3]があり，骨密度[注4]がYAMの80％未満
II. 脆弱性骨折なし
骨密度[注4]がYAMの70％以下または－2.5SD以下

YAM：若年成人平均値（腰椎では20～44歳，大腿骨近位部では20～29歳）
注1：軽微な外力によって発生した非外傷性骨折．軽微な外力とは，立った姿勢からの転倒か，それ以下の外力をさす．
注2：形態椎体骨折のうち，2/3は無症候性であることに留意するとともに，鑑別診断の観点からも脊椎X線像を確認することが望ましい．
注3：その他の脆弱性骨折：軽微な外力によって発生した非外傷性骨折で，骨折部位は肋骨，骨盤（恥骨，坐骨，仙骨を含む），上腕骨近位部，橈骨遠位端，下腿骨．
注4：骨密度は原則として腰椎または大腿骨近位部骨密度とする．また，複数部位で測定した場合にはより低い％値またはSD値を採用することとする．腰椎においてはL1～L4またはL2～L4を基準値とする．ただし，高齢者において，脊椎変形などのために腰椎骨密度の測定が困難な場合には大腿骨近位部骨密度とする．大腿骨近位部骨密度には頸部またはtotal hip（total proximal femur）を用いる．これらの測定が困難な場合は橈骨，第二中手骨の骨密度とするが，この場合は％のみ使用する．別表に日本人女性における骨密度のカットオフ値を示す．
付記　骨量減少（骨減少）[low bone mass（osteopenia）]：骨密度がYAMの－2.5SDより大きく－1.0SD未満の場合を骨量減少とする．
（日本骨代謝学会・日本骨粗鬆症学会合同 原発性骨粗鬆症診断基準改定検討委員会）

C ● FRAXとは？

　Kanisらのグループが中心になり，WHOにより臨床的危険因子から算出される10年間の骨折絶対リスク（骨折発生率と寿命に基づき算出される）を用いた「骨折リスク評価ツール［fracture risk assessment tool（FRAX）（http://www.shef.ac.uk/FRAX/）］」が作成された[7]．これは，世界中のどの国，地域で，骨密度測定ができない場合でも，男性，女性ともに使用できることが目的である．上記のアドレスにアクセスすれば誰でもFRAXを利用できる．

　FRAXに危険因子として入力するのは，年齢，体重，身長のほかに，①50歳以降の骨粗鬆症性骨折の既往，②両親の大腿骨頸部骨折の既往，③現在の喫煙，④糖質コルチコイド使用歴，⑤関節リウマチ，⑥他の続発性骨粗鬆症，⑦過剰なアルコール摂取（1日2単位以上）である．骨密度測定部位はどの部位でも骨折リスクを予測するが，腰椎，大腿骨頸部骨密度はほぼ同程度に骨折を予測したが，大腿骨頸部骨折において，腰椎より大腿骨頸部骨密度がより強い予知能を認めたため，大腿骨頸部骨密度が採用されている．最終的に骨密度は大腿骨頸部を入力し，測定できない

ときは BMI を入れると，個人の将来 10 年間の骨折発生確率（％）［大腿骨近位部骨折，主要骨粗鬆症性骨折（大腿骨近位部骨折，臨床的脊椎骨折，橈骨遠位端骨折，上腕骨近位部骨折，骨盤骨折，肋骨骨折）］が算出できる．薬物治療開始のカットオフ値は，各国の医療経済や医療状況を考慮して決めるよう各国に委ねられている．

D● 骨粗鬆症の治療開始基準（ガイドライン）について

薬物治療は骨粗鬆症性骨折を予防し，QOL の維持，向上を目的とする．原発性骨粗鬆症診断基準により骨粗鬆症と診断されれば原則として薬物治療の対象となる．一方，骨粗鬆症と診断はされないが，骨粗鬆症患者と同等の骨折リスクを有する者は薬物治療を受けるべきというのが現在わが国で用いられているガイドラインの基本的な考え方である[8]．原発性骨粗鬆症の薬物治療開始は図 2 に従って考慮する．

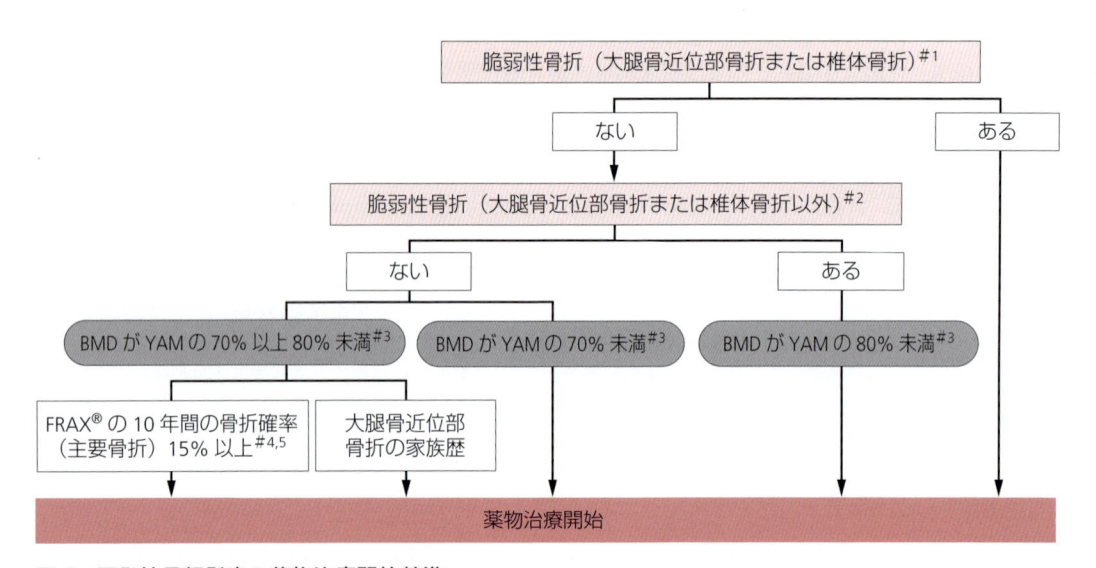

図 2 ● 原発性骨粗鬆症の薬物治療開始基準

[#1]：女性では閉経以降，男性では 50 歳以降に軽微な外力で生じた，大腿骨近位部骨折または椎体骨折をさす．
[#2]：女性では閉経以降，男性では 50 歳以降に軽微な外力で生じた，前腕骨遠位端骨折，上腕骨近位部骨折，骨盤骨折，下腿骨折または肋骨骨折をさす．
[#3]：測定部位によっては T スコアの併記が検討されている．
[#4]：75 歳未満で適用する．また，50 歳代を中心とする世代においては，より低いカットオフ値を用いた場合でも，現行の診断基準に基づいて薬物治療が推奨される集団を部分的にしかカバーしないなどの限界も明らかになっている．
[#5]：この薬物治療開始基準は原発性骨粗鬆症に関するものであるため，FRAX®の項目のうち糖質コルチコイド，関節リウマチ，続発性骨粗鬆症にあてはまる者には適用されない．すなわち，これらの項目がすべて「なし」である症例に限って適用される．

（骨粗鬆症の予防と治療ガイドライン作成委員会，編．骨粗鬆症の予防と治療ガイドライン 2011 年度版．東京：ライフサイエンス出版；2011．p.54-5）[8]

9. 骨粗鬆症に対して HRT, SERM, ビスホスホネート製剤の使い分けは？

① すべての骨折を含めた脆弱性骨折がある場合の新規骨折の相対リスクが2倍程度であり, 椎体骨折がすでにある場合の新規椎体骨折の相対リスクは骨密度で補正した後でも3〜4倍程度, 大腿骨近位部骨折の相対リスクは3〜5程度になる. したがって, 閉経後女性および50歳以降の男性に大腿骨近位部または椎体に脆弱性骨折を認める場合には骨粗鬆症と診断され, 骨密度測定の値とは関係なく薬物治療を考慮する.

② 閉経後女性および50歳以降の男性において, いずれも50歳以降に大腿骨近位部骨折および椎体骨折以外の脆弱性骨折（橈骨遠位端骨折, 上腕骨近位部骨折, 骨盤骨折, 下腿骨折, または肋骨骨折）を認めた場合には骨密度がYAM値の80％未満であれば骨粗鬆症と診断され, 薬物治療を考える.

③ 脆弱性骨折がなく, 骨密度がYAM値の70％以上80％未満の場合は, 臨床的骨折危険因子を考えて薬物治療を考慮する. 種々の危険因子の中で大腿骨近位部骨折の家族歴は大腿骨近位部骨折, 骨粗鬆症性骨折のいずれについても2倍近いリスクの上昇が認められる（図3）のでYAM値の70％以上80％未満の場合は薬物治療を考慮する.

④ YAM値の70％以上80％未満の場合で, その他（大腿骨近位部骨折の家族歴以外）の危険因子を有するものに関しては前述したFRAXを用いて薬物治療を考慮する. FRAXのカットオフ値として主要骨粗鬆症性骨折確率15％を用いる.

FRAXを使用する場合の留意点は以下のとおりである. カットオフ値の適応は75歳未満とする.

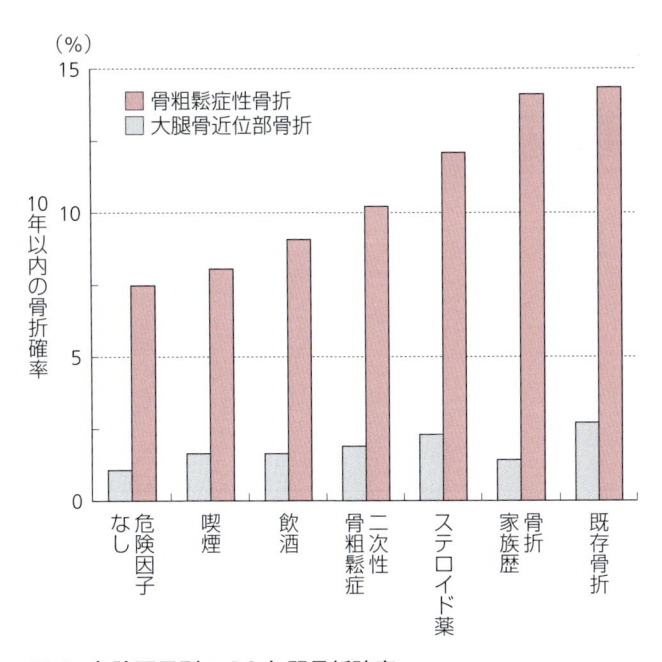

図3・危険因子別の10年間骨折確率
（骨粗鬆症の予防と治療ガイドライン作成委員会, 編. 骨粗鬆症の予防と治療ガイドライン2011年度版. 東京: ライフサイエンス出版; 2011. p.54-5)[8]

（Fujiwara S, et al. Osteoporos Int. 2008; 19: 429-35）

カットオフ値が設定された根拠は，2006年版ガイドラインに準拠して薬物治療を受けている骨粗鬆症患者の主要骨粗鬆症性骨折確率は約15％であったこと，75歳以上の女性ではほとんどがこのカットオフ値を上回ることによる．ただし50歳代の女性ではカットオフ値として10％を用いた場合でも現行のガイドラインに従って薬物治療が推奨される集団を部分的にしか含んでいないなどの限界もある．HRTが適応となる50歳代の比較的若年の閉経後女性で薬物治療開始を検討する場合にはこの点を留意する必要がある．

上述した薬物治療開始基準は原発性骨粗鬆症に関するもので，FRAXの項目のなかで，糖質コルチコイド使用，間接リウマチ，続発性骨粗鬆症に当てはまるものには適用されない．

参考までに米国のNational Osteoporosis Foundation[9]のガイドラインの薬物治療開始は①男性，女性とも50歳以上で椎体骨折，大腿骨近位部骨折がある場合，②骨密度−2.5SD以下，③低骨量（骨密度−1.0SD以下，−2.5SD未満）でFRAXによる主要骨粗鬆症性骨折確率20％以上あるいは大腿骨近位部骨折確率3％以上，④薬物治療を希望するもの，となっている．

E ● 骨粗鬆症治療薬剤の分類

骨粗鬆症治療薬は，骨吸収抑制剤と骨形成促進剤に大きく二分される．表2は現在本邦で市販されている治療薬剤を表している．それぞれの薬剤の薬理作用，エビデンスを要約したものが表3である．詳細については骨粗鬆症の予防と治療ガイドライン2011年度版[8]に記載されている．

表2 ● 本邦で用いられる骨粗鬆症治療薬

骨吸収抑制作用	エストロゲン製剤
	ビスホスホネート製剤
	選択的エストロゲン受容体モジュレーター
	カルシトニン
	ビタミンD製剤
	ビタミンK製剤
	カルシウム製剤
骨形成促進作用	蛋白同化ステロイド剤
	副甲状腺ホルモン
	ビタミンK製剤

F ● 治療薬剤選択の考え方

薬物治療を開始する場合には患者背景を考慮する必要がある．性別，年齢，女性であれば閉経後年数，BMI，骨密度，骨代謝マーカーによる骨代謝回転，ビタミンDの充足状態，骨折危険リスクの有無などを評価して治療薬剤を決定する．しかし，いずれの因子についても治療薬剤を選択する際に有用であるとのエビデンスはこれまで報告されていない．したがって，現在，本邦ではそれぞ

9. 骨粗鬆症に対して HRT, SERM, ビスホスホネート製剤の使い分けは？

表3 ● 骨粗鬆症治療薬の推奨グレード一覧

分類	薬物名	骨密度	椎体骨折	非椎体骨折	大腿骨近位部骨折
カルシウム薬	L-アスパラギン酸カルシウム	C	C	C	C
	リン酸水素カルシウム	C	C	C	C
女性ホルモン薬	エストリオール	C	C	C	C
	結合型エストロゲン*1	A	A	A	A
	エストラジオール	A	C	C	C
活性型ビタミンD3薬	アルファカルシドール	B	B	B	C
	カルシトリオール	B	B	B	C
	エルデカルシトール	A	A	A	C
ビタミンK2薬	メナテトレノン	B	B	B	C
ビスホスホネート薬	エチドロン酸	A	B	C	C
	アレンドロン酸	A	A	A	A
	リセドロン酸	A	A	A	A
	ミノドロン酸	A	A	C	C
SERM	ラロキシフェン	A	A	B	C
	バゼドキシフェン	A	A	B	C
カルシトニン薬*2	エルカトニン	B	B	C	C
	サケカルシトニン	B	B	C	C
副甲状腺ホルモン薬	テリパラチド（遺伝子組換え）	A	A	A	C
その他	イプリフラボン	C	C	C	C
	ナンドロロン	C	C	C	C

*1: 骨粗鬆症は保険適用外　　*2: 疼痛に関して鎮痛作用を有し，疼痛を改善する（グレードA）
グレードA：行うよう強く勧められる　　グレードB：行うよう勧められる
グレードC：行うよう勧めるだけの根拠が明確でない　　グレードD：行わないよう勧められる
（骨粗鬆症の予防と治療ガイドライ作成委員会，編. 骨粗鬆症の予防と治療ガイドライン2011年度版. 東京：ライフサイエンス出版; 2011. p.126)[8]

れの薬剤をどのような患者に処方するのが最適であると推奨するガイドラインは存在しない．数少ない外国のガイドラインのなかで Scientific Advisory Council of Osteoporosis Canada[10] は以下のように推奨している．①閉経後女性の first-line としては，大腿骨近位部骨折，非椎体骨折，椎体骨

II 適応

折予防のためにアレンドロネート，リセドロネート，ゾレドロン酸（本邦では未承認），デノスマブ（本邦では未承認）を推奨（Grade A），②閉経後女性で椎体骨折予防のための first-line はラロキシフェンを推奨（Grade A），③閉経後女性で血管運動性症状を有する場合は，大腿骨近位部骨折，非椎体骨折，椎体骨折予防のために HRT が first-line として推奨（Grade A），④ first-line に適応できなかった閉経後女性では，椎体骨折予防のためにカルシトニン，エチドロネートが推奨．

実際に薬物治療を開始する場合には問診にて患者背景を詳細に評価して治療薬剤を選択することが肝要である．

G● 実際の処方例

1）女性ホルモン製剤

骨量減少症で更年期症状を有する閉経後早期の女性では女性ホルモン製剤が第1選択となる．服薬中は，定期的に乳癌検診を受けるように指導する．

- ウェールナラ配合錠®1錠1日1回（子宮を有する女性），ジュリナ®（0.5 mg）1錠1日1回（子宮摘出術を受けた女性）
- エストラーナテープ®（0.72 mg）1枚2日1回貼付［子宮摘出術を受けた女性に処方，子宮を有する女性ではプロベラ®（2.5 mg）を1錠1日1回併用する］
- エストリール®（1 mg）1錠1日2回

2）選択的エストロゲン受容体モジュレーター（SERM）製剤

- ラロキシフェン［エビスタ錠®（60 mg）1錠1日1回］：椎体骨折予防効果は治療による骨代謝マーカーの変化率に依存する．更年期症状のある女性には投与しない．
- バゼドキシフェン［ビビアント錠®（20 mg）1錠1日1回］：椎体骨折・非椎体骨折予防効果を有する．

3）ビスホスホネート製剤

治療前骨代謝マーカーの高低に関わらず骨折予防効果を発揮する．消化器症状のある場合は投与しない．朝食前に服用する場合は，起床直後コップ1杯（約180 mL）の水で服用し，その後30分間は横臥位にならず，食事を控えるように説明する．また，消化器症状が出現したら服用を中止させる．

- アレンドロネート［ボナロン®（35 mg），フォサマック®（35 mg）1錠1週1回朝食前］
- リセドロネート［ベネット®（17.5 mg），アクトネル®（17.5 mg）1錠1週1回朝食前］
- ミノドロン酸［ボノテオ®（50 mg），リカルボン®（50 mg）1錠4週1回朝食前］
- エチドロネート［ダイドロネル®（200 mg）1錠1日1回食間 2週間投与し，10〜12週休薬を繰り返す］

4）副甲状腺ホルモン

骨折危険率の高い骨粗鬆症に適用．

- テリパラチド［フォルテオ®（20 μg）1日1回皮下注 18 カ月まで，テリボン®（56.5 μg）

1週1回皮下注72週まで]

5) ビタミンD製剤, ビタミンK製剤
上記のいずれか, または両方を用いる.
- ビタミンD製剤［ワンアルファ®（1μg）, アルファロール®（1μg）, エディロール®（0.75μg）1錠1日1回］：高カルシウム血症, 尿症に注意.
- ビタミンK製剤［グラケー®（15mg）1錠1日3回］：ワルファリン服用は禁忌.

▶ 骨粗鬆症の患者へのHRT施行上のアドバイス

- 閉経後女性で更年期症状（血管運動性症状など）を有する場合には, 骨粗鬆症の薬物治療としてSERM, ビスホスホネートなどと比較してHRTが第1選択であることを丁重に説明する.
- 施行前にHRTのメリットとデメリットを詳細に説明し, 慎重にインフォームドコンセントを得る.
- 乳癌検診を含めて定期的な検診を確実に施行する.
- 骨密度増加効果が明らかでない場合には他の薬剤, ビスホスホネートなどに変更するが, 更年期症状のある患者でのSERMへの切り替えは慎重に判断する.

● 文献
1) Rachner TD, Khosla S, Hofbauer LC. Osteoporosis: now and the future. Lancet. 2011; 377: 1276-87.
2) Dawson-Hughes B. Calcium throughout the life cycle. In: Weaver CM, Heaney RP, editors. Calcium in human health. Totowa, NJ: Humana; 2006. p.371-85.
3) Bullamore JR, Wilkinson R, Gallagher JC, et al. Effect of age on calcium absorption. Lancet. 1970; 2: 535-7.
4) Seeman E, Delmas PD. Bone quality ─ the material and structural basis of bone strength and fragility. N Engl J Med. 2006; 354: 2250-61.
5) Saito M, Marumo K. Collagen cross-links as a determinant of bone quality: a possible explanation for bone fragility in aging, osteoporosis, and diabetes mellitus. Osteoporosis Int. 2010; 21: 195-214.
6) 宗圓 聰, 福永仁夫, 杉本利嗣, 他. 原発性骨粗鬆症の診断基準(2012年度改訂版). Osteoporos Jpn. 2013; 21: 9-21.
7) Kanis JA, Borgstrom F, Laet CD, et al. Assessment of fracture risk. Osteoporosis Int. 2005; 16: 581-9.
8) 骨粗鬆症の予防と治療ガイドライン作成委員会, 編. 骨粗鬆症の予防と治療ガイドライン2011年度版. 東京: ライフサイエンス出版; 2011, p.54-5.
9) National Osteoporosis Foundation. Clinician's Guide to Prevention and Treatment of Osteoporosis. Washington DC: National Osteoporosis Foundation; 2010.
10) Papaioannou A, Morin S, Cheung AM, et al. Review 2010 clinical practice guidelines for the diagnosis and management of osteoporosis in Canada: summary. CMAJ. 2010; 182: 1864-73.

〈五來逸雄　堀 裕雅〉

II 適応

10 HRTと併用しない方がよい薬剤はあるか？

> **＊本節の概要＊** summaries of this section
> - HRTの施行の際に使用される，エストロゲン製剤と，黄体ホルモン製剤，それぞれについて，HRT以外の他の薬物療法（薬剤）との併用をする際に念頭におきたい事項を解説する．エストロゲン製剤・黄体ホルモン製剤ともに添付文書上は，併用禁忌薬剤は表記されていない．
> - 併用において注意すべき視点は，薬物相互作用（吸収・分泌・代謝・排泄における薬物動態の影響）である．
> - エストラジオール製剤は，薬物代謝酵素CYP3A4で代謝される．そのため，CYP3A4の代謝に影響がある薬剤との併用の場合は，注意が必要とされている．
> - 黄体ホルモン製剤では，薬物代謝酵素の詳細な検討データが少ないため，経験上，血栓症を起こす恐れがあるということから，エストロゲン製剤，副腎皮質ホルモン製剤などとの併用に注意を促している．

A● 薬物相互作用とは？

複数の薬物を併用する場合に注意すべきことは，その併用によりHRT製剤の薬効が減弱あるいは増強されることで有害作用が起こることがないかという視点である．

注意すべき薬物相互作用とは，効果の減弱や，増強，あるいは代謝への影響などから引き起こされる有害作用の発生につながる不利益な相互作用のことである．

薬物相互作用には「薬物動態学的相互作用」と「薬力学的相互作用」の2種類の作用がある．

薬物動態学的相互作用は（PK：pharmacokinetics），ADME（吸収・分布・代謝・排泄）の過程で起こりうるもので，他の薬剤の体内動態に影響を与えるかどうか，あるいは，投与薬剤が他の薬剤から影響を受けるかどうかなどが重要なポイントとなる．

吸収（absorption），分布（distribution），代謝（metabolism），排泄（excretion）を総称して，ADMEと称する．

薬力学的相互作用（PD：pharmacodynamics）は，同じあるいは逆の薬理作用により副作用を引き起こす薬剤を投与することにより，作用が過剰に発現したりあるいは減弱したりする作用である．

B● エストロゲン製剤

注意すべきエストロゲン製剤の相互作用について表1に示す．

エストロゲン製剤は主に薬物代謝酵素 CYP3A4 で代謝されるので表1に示す薬剤と併用する場合には注意が必要である．

薬物代謝酵素と薬物血中濃度との関係を図1（模式図）にその中でエストロゲン製剤に関わるCYP3A4 と薬物血中濃度との関係を図2（模式図）に示す（この血中濃度はその可能性があることをわかりやすく図示したものである）．

理論的には，この図に示した以外の下記のような薬物でも血中濃度の変化が起きる可能性もあるので注意は必要である．

1）CYP450 3A4 で代謝される薬剤

ニフェジピン，コルチゾール，シクロスポリン，エリスロマイシン，リドカイン，キニジン，ジルチアゼム，ベラパミル，ゾニサミド，ジアゼパム，デスメチルジアゼパム，タモキシフェン，アミオダロン，エトポシド，ミダゾラム，トリアゾラム，コカイン，ダプソン，テルフェナジン，カルバマゼピン，クラリスロマイシン．

2）CYP450 3A4 を阻害する薬剤

マクロライド系抗生物質（トロレアンドマイシン，エリスロマイシン，ジョサマイシン，ミデカマイシン，クラリスロマイシン）．

アゾール系抗真菌薬（イトラコナゾール，ミコナゾール，フルコナゾール），シメチジン，

表1●注意すべきエストロゲン製剤の相互作用

薬剤名など	臨床症状・措置方法	機序・危険因子
【CYP3A4 を阻害する薬剤】 HIV プロテアーゼ阻害剤 　リトナビルなど マクロライド系抗生物質 　エリスロマイシンなど イミダゾール系抗真菌剤 　ケトコナゾールなど トリアゾール系抗真菌剤 　イトラコナゾールなど	本剤の血中濃度が増加し，作用が増強されるおそれがある．	これらの薬剤などは薬物代謝酵素 CYP3A4 を阻害することにより，本剤の代謝を阻害すると考えられる．
【CYP3A4 を誘導する薬剤】 リファンピシン バルビツール酸系製剤 　フェノバルビタールなど カルバマゼピン セイヨウオトギリソウ（St. John's Wort セント・ジョーンズ・ワート）含有食品	本剤の血中濃度が減少し作用が減弱されるおそれがある．	これらの薬剤などは薬物代謝酵素 CYP3A4 を誘導することにより，本剤の代謝を促進すると考えられる．

Ⅱ 適応

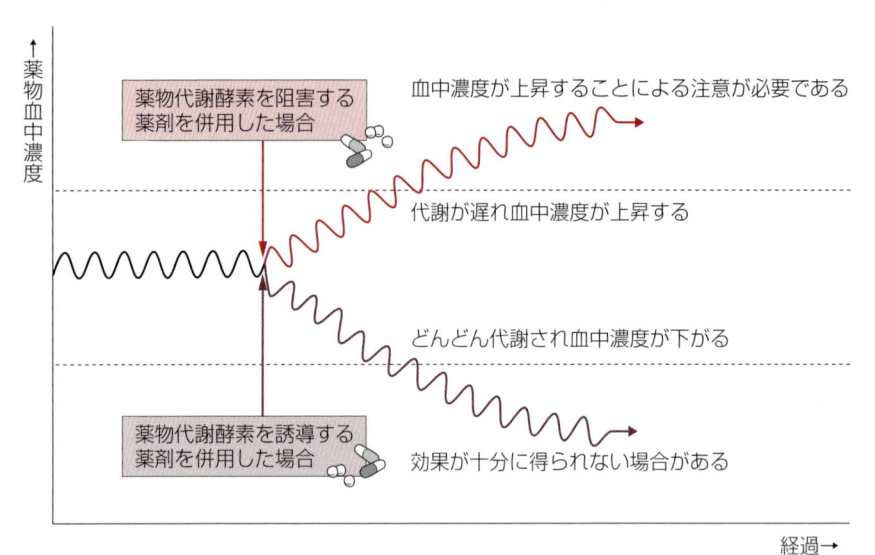

図1 ● 薬物代謝酵素阻害薬・誘導薬との併用で起きる可能性があるエストロゲン製剤の血中濃度の推移

（縦軸：薬物血中濃度、横軸：経過→）
- 薬物代謝酵素を阻害する薬剤を併用した場合 → 代謝が遅れ血中濃度が上昇する → 血中濃度が上昇することによる注意が必要である
- 薬物代謝酵素を誘導する薬剤を併用した場合 → どんどん代謝され血中濃度が下がる → 効果が十分に得られない場合がある

薬物代謝酵素阻害薬・誘導薬との併用で起きる可能性があるエストロゲン製剤の血中濃度の推移

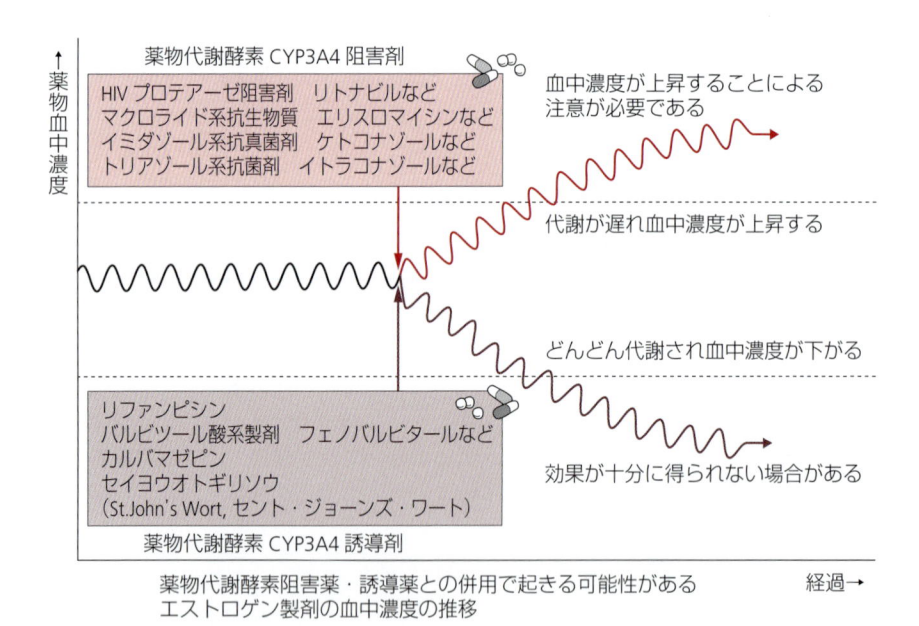

図2 ● 薬物代謝酵素阻害薬・誘導薬との併用で起きる可能性があるエストロゲン製剤の血中濃度の推移（具体的な医薬品名記載）

薬物代謝酵素 CYP3A4 阻害剤
- HIV プロテアーゼ阻害剤　リトナビルなど
- マクロライド系抗生物質　エリスロマイシンなど
- イミダゾール系抗真菌剤　ケトコナゾールなど
- トリアゾール系抗真菌剤　イトラコナゾールなど

→ 代謝が遅れ血中濃度が上昇する → 血中濃度が上昇することによる注意が必要である

薬物代謝酵素 CYP3A4 誘導剤
- リファンピシン
- バルビツール酸系製剤　フェノバルビタールなど
- カルバマゼピン
- セイヨウオトギリソウ（St.John's Wort, セント・ジョーンズ・ワート）

→ どんどん代謝され血中濃度が下がる → 効果が十分に得られない場合がある

薬物代謝酵素阻害薬・誘導薬との併用で起きる可能性があるエストロゲン製剤の血中濃度の推移

エチニルエストラジオール，クロトリマゾール．

　CYP450 とは

　　薬物の代謝において主要な役割をはたす酵素のことで，活性部位にヘムを有する酵素．
　　システイン残基と水分子がヘムの鉄分子にリガンドして配位する．還元状態で，一酸化炭素

表2 ● 薬剤の作用そのものに関連して起きる相互作用

薬剤名など	臨床症状・措置方法	機序・危険因子
イプリフラボン	帯下,不正出血,経血量の変化（増強）など	エストロゲンの作用を増加させる作用をもつ
血糖降下剤 　グリベンクラミド 　グリクラジド 　アセトヘキサミド　など	血糖上昇など 血糖降下剤の用量などの調節が必要な場合がある	エストロゲンによる耐糖能低下がその機序と推測されている 併用する場合には，血糖値やその患者の状態を十分観察すること

と結合して450nmに吸収極大を示す色素ということからシトクロムP450と命名されている．その他の臓器にも存在するが，肝臓はCYP450が存在する主要な臓器であり，さまざまな薬物の代謝に影響を与えている．ヒトでは，50種類以上の分子種が報告されている．CYP4503A4は，多くの薬剤に影響を与える酵素として知られている．エストロゲン製剤の代謝がこの酵素によるものであるため，CYP4503A4で代謝される薬剤においては注意が必要である．下記に主な薬物を示す．

この他，薬物代謝酵素に関わらず，薬剤の作用そのものに関連して起きる相互作用も存在する．薬力学的相互作用（PD）に起きる可能性があるため注意が必要な薬剤は表2の通りである．

C ● 黄体ホルモン製剤

黄体ホルモン製剤の相互作用をについては情報が乏しいのが現状である．添付文書情報を示す．

【添付文書情報】

プロベラ2.5mg錠の添付文書上の情報を記載するが，明確な情報が掲載されていないのが現状である．

併用に注意すること

ホルモン剤：黄体ホルモン，卵胞ホルモン，副腎皮質ホルモンなど

臨床症状・措置方法：血栓症を起こすおそれが高くなる．

機序・危険因子：ともに血栓症を起こすおそれがある．

● 文献
1) 医薬品添付文書.

〈宮原富士子〉

II 適応

11 悪性腫瘍治療後のHRTは不可か？

＊本節の概要＊ summaries of this section

- 子宮体癌術後のETは考慮してもよい．
- 卵巣癌治療後のETは考慮できる．
- 子宮頸部扁平上皮癌術後のETと放射線治療後のEPTは再発のリスクに影響はない．
- 子宮頸部腺癌術後のETは，慎重な経過観察が必要である．
- 乳癌治療後におけるHRTは一般的に禁忌である．

　若年子宮体癌や卵巣癌，子宮頸部腺癌の増加に伴い有経女性で両側卵巣を摘出せざるをえない症例が増加している．卵巣摘出によってエストロゲン分泌が消失し，血管運動神経症状，脂質異常症，骨粗鬆症，心血管系疾患，泌尿生殖器の萎縮などの病態が引き起こされる可能性のあるsurgical menopause（以下SM）女性の増加は，長期にわたる健康管理を考える上でますます重要性を増している．SMによる更年期障害や精神的な障害は自然閉経よりも程度が重いことが知られており[1]，術後の更年期症状への対応はQOLの維持・改善をする上で重要である．子宮体癌，卵巣癌，子宮頸癌（扁平上皮癌，腺癌）でSMとなった症例の場合にHRTはすすめられるだろうか？　術後のHRTと再発のリスクを検討することによって表題への回答を示したい．

A・子宮体癌術後のHRT

　若年者（有経女性）の子宮体癌は，組織学的に分化度がよくかつⅠ・Ⅱ期であることが多く予後が良好である．したがって若年者の類内膜腺癌症例は癌克服者になりうる可能性が高く，長期的にヘルスケア全般を計画していく上で重要なグループと思われる．

　1990年以降，Case-controlやCohort研究をデザインとして子宮体癌克服者でのHRTの再発リスクを検討した報告がある[2-5]（表1）．デザイン，HRTの種類，HRTの期間の相違はあるもののこれらの研究ではETまたはEPTは早期子宮体癌術後の再発のリスクを増加させないという共通した結論が述べられている．その後Barakatらは子宮体癌Ⅰ・Ⅱ期術後の患者1,236名を対象として，子宮体癌術後のエストロゲン単独療法（ET）の安全性を検討した二重盲検RCTを行った[6]．3年間エストロゲンを投与し，その後2年間フォローを行った結果，ET群の618名中再発は14名（2.3％），対照群では618名中再発は12名（1.9％）でありETは少なくとも再発率を増加させないことが確認されている[6]（表1）．この臨床比較試験はWHI試験の影響で中途で打ち切りとなっており，こ

表 1 ● 婦人科悪性腫瘍治療後の HRT と再発リスク

癌腫	著者	Study design	登録患者数 HRT vs controls	進行期	HRT の種類	HRT の期間	フォローアップの期間	再発数 HRT vs controls	結論
子宮体癌	Lee et al[2]	Case-control	44名対99名	I 期	経口エストロゲン単独 エストロゲン＋プロゲスチン	中央値64カ月	24〜84カ月	0名対8名	早期体癌患者には術後の ET は安全に行える．
	Chapman et al[3]	Retrospective case-control	62名対61名	I/II 期	経口または腟内エストロゲン±MPA 2.5mg	平均49.1カ月	中央値57.1カ月	2名対8名	早期体癌ではエストロゲンは再発リスクを増加させない
	Suriano et al[4]	Retrospective cohort study with matched controls	75名対75名	I-III 期	経口エストロゲン±MPA 2.5mg	平均83カ月	平均83カ月	2名対11名	体癌克服者では ET または EPT は再発または死亡のリスクを増加させない
	Ayhan et al[5]	Prospective case-control	50名対52名	I/II 期	結合型エストロゲン0.625mg＋MPA 2.5mg	平均49.1カ月	平均49.1カ月	0名対1名	体癌克服者では早期からエストロゲンを使用しても再発を増加させない
	Barakat et al[6]	Randomised double blind trial	618名対618名	I/II 期	経口エストロゲン単独	36カ月	35.7カ月	14名対12名	体癌患者へのエストロゲン使用の安全性は結論づけられないが少なくとも再発率は低い．
卵巣癌	Eeles et al[10]	Retrospective case-control	78名対295名	I/II 期 55％ III/IV 期 45％	ET, EPT, エストロゲン＋テストステロン	中央値28カ月	中央値42カ月	詳細不明	HRT は卵巣癌の予後に悪影響を及ぼさない
	Guidozzi and Daponte[11]	Randamised control trial	59名対66名	I/II 期 27％ III/IV 期 73％	結合型エストロゲン単独	28カ月	平均42カ月	32名対41名	エストロゲンは卵巣癌の無病生存期間，全生存期間に影響を及ぼさない
	Ursic-Vrscaj et al[12]	Retrospective case-control	24名対48名	I/II 期 54％ III 期 46％	ET, EPT, エストロゲン＋テストステロン	平均24カ月	平均49カ月	5名対15名	HRT は卵巣癌の予後に悪影響を及ぼさない
	Mascarenhas et al[13]	Prospective cohort study	上皮性卵巣癌649名 境界悪性腫瘍150名	I/II 期 60％ III/IV 期 40％	ET, EPT	24カ月以上	60カ月	詳細不明	卵巣癌と診断後に HRT を開始した患者は HRT なし患者に比べ予後が良好であった
子宮頸癌	Ploch[15]	Prospective case-control	80名対40名	詳細不明	Trisequens/ sequential dinestrol and chlormadinon	60カ月	60カ月	20％対32％	全生存期間，無増悪生存期間に有意差なし．HRT は QOL 改善目的に使用可能．

（文献 1 を一部改変）

の研究だけから ET が安全であると結論づけることはできないが，再発率などは決して高くなく，臨床進行期 I・II では慎重な観察下で ET は可能と思われる．フランスにおける 2011 年の子宮体癌治療に関するガイドラインでは，50 歳未満の女性には術後 ET は禁忌ではなく術後の卵巣欠落症状の治療となりうることと記載されている[7]．ホットフラッシュをはじめとする種々の更年期症状は，両側卵巣摘出後 6 カ月目から症状が有意に強くなることが報告されており[8]，治療の必要性がある

II 適応

場合には ET は選択肢の一つにしてよいと思われる.

B● 卵巣癌術後の HRT

卵巣癌も増加傾向を示している疾患であり，また上皮性卵巣癌に限ると40歳代以下の発症割合が27.3％を占めるためSMとなる女性が多いと思われる[9]．進行癌も含め術後化学療法を終了した患者を対象としたHRTと再発リスクの関係を調べた研究は4件あったが[10-13]，いずれも卵巣癌治療後のHRTは再発リスクを増加させないとする報告であった（表1）．GuidozziとDaponteのRCTでは，ET群59例，対象群66例を4年間フォローした結果，無病生存期間も全生存期間も同等であった[11]．またスウェーデンのコホート研究では，1993～1995年に登録した649例の進行卵巣癌患者を2002年末まで追跡した結果，卵巣癌治療終了後にHRTを開始した患者群のほうがHRT無施行群に比べ有意に予後が良好であった（全組織型で同様な結果であった）[13]．このコホート研究では，投与期間や黄体ホルモン併用の有無が一定ではなくまた健康状態がよい婦人ほどHRTを希望している可能性があるというバイアスの問題点も指摘されるが，少なくとも卵巣癌治療後のHRTは再発のリスクを上昇させることはない．

C● 子宮頸癌治療後の HRT

1) 扁平上皮癌

子宮頸部扁平上皮癌は，進行期によっては手術時に卵巣摘出が行われる．また，放射線治療が適応されれば卵巣機能は廃絶する．このような場合にはHRTが必要になる場合もあるが，ホルモン依存性ではないためHRTによる再発のリスクは変わらないという考えが一般的である[1]．しかし，放射線治療後のHRTにおいても子宮内膜がエストロゲンに反応する可能性があるためEPTが推奨される[1]．

2) 腺癌

子宮頸癌における腺癌の占める割合は年々増加している．子宮頸部腺癌ではIB期であっても約4％の卵巣転移を認めるため[14]，卵巣温存には慎重にならざるを得ず，手術では年齢に関係なく両側卵巣を摘出することが一般的である．

子宮頸部腺癌のみを対象とした術後のHRTと再発のリスクを検討した報告はないが，臨床進行期I-II期の子宮頸癌全体の治療後のHRTの影響を検討したコホート研究では再発や予後に有意差はないという報告がある[15]．また，エストロゲンが子宮頸部腺癌の発症に有意に関与しているという報告がある[16]一方で，発症には関連がないとする報告があり[17]一定していない．したがって，子宮頸部腺癌治療後のHRTの再発リスクに関しては質の高いデータはまだないため，施行にあたっては患者の希望とインフォームドコンセントが重要である．

D ● 乳癌治療後の HRT

　乳癌治療後における HRT の再発のリスクについて，ランダム化比較試験やメタアナリシスでは 2.4 ～ 3.4 倍再発のリスクが上昇することが報告されている[18]．特にホルモンレセプター陽性例で再発リスクが高い．一つのランダム化比較試験では HRT を行っても再発のリスクが変わらないという報告があるが[19]，一般的に乳癌治療後における HRT は禁忌と考えられている．

E ● 薬物介入の基準・頻度

　婦人科腫瘍専門医にとって悪性腫瘍術後は再発・再燃の早期発見への関心は高いが患者の QOL の維持・改善への取り組みは疎かになりがちであるようだ．2009 年に東北婦人科腫瘍研究会で関連施設を含めた 40 施設から悪性腫瘍術後のフォローアップでルーチンに実施している検査項目を調査したところ，再発再燃の早期診断に関する検査はほぼ全施設で行われているものの，長期的な健康管理，QOL の維持に関連する検査が施行されている割合は低率であった（図 1）．SM に対する健康管理の重要性を理解するとともに薬物介入の実際を身につけることは悪性腫瘍治療後の癌克服者のヘルスケアにおいて重要なポイントである．

　当科では腫瘍フォローアップ外来と健康維持外来とで薬物介入の基準を設けて，並診で健康管理を行っている．特に悪性腫瘍治療後の SM 患者では，簡易更年期指数が 50 点以上やほてり，発汗，冷え，精神症状，頭重などの症状が中等度以上（複数の症状あり）の場合には ET をすすめている．投与方法の詳細は他項目に譲るが悪性腫瘍治療後であっても一般的な投与方法を採用している．ET を希望しない患者には漢方治療や対症療法を行っている．加えて脂質代謝異常と骨密度減少への薬物介入を併記しておく．脂質代謝については術後から 6 カ月毎に測定している．LDL-C が 140 mg/dL を超えた場合には，食事，運動，禁煙などの生活指導を行い 3 ～ 6 カ月後に再検し再度

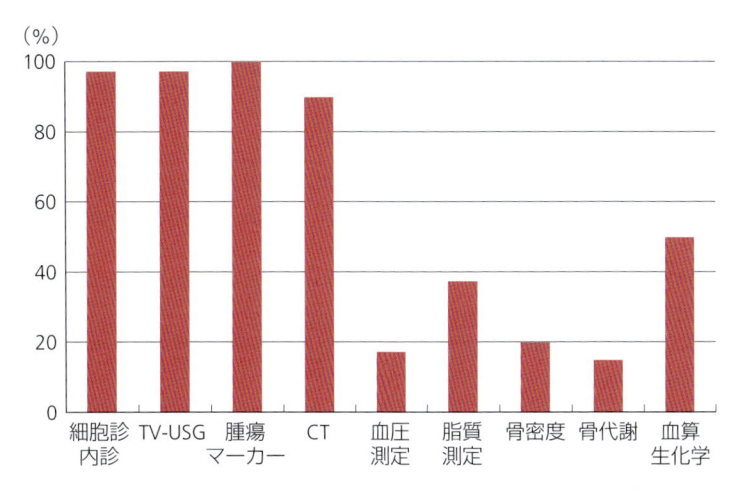

図 1 ● 婦人科悪性腫瘍術後のフォローアップでルーチンに実施している検査項目（東北婦人科腫瘍研究会調査 2009 年）

140 mg/dL であった場合には脂質異常症改善薬を処方している．骨密度については骨代謝マーカーの検査も併用し術後6カ月毎に測定している．脆弱性骨折のない症例のみであるので 70 ≦ YAM < 80 の場合にはビタミン D 製剤やカルシウム剤，YAM < 70 の場合には骨粗鬆症治療薬を処方している．薬物介入の基準に入った患者は，並診している健康維持外来で長期のフォローとともに，血圧，体重，血糖の測定も加え他の疾患の併発をもチェックしている．

当科の悪性腫瘍手術例では 2006 〜 2011 年まで標準術式で両側卵巣摘出を行った 355 名のうち SM となった患者は 108 名，30.4％であった．108 名の SM 患者のうち更年期症状，脂質代謝異常，骨密度減少などで何らかの薬物介入を行った頻度は 40 名，37.0％であった．簡易更年期指数により ET の適応となった SM 患者は 108 名中 32 名，29.6％であった．しかし，ホルモン補充療法に抵抗を感じる患者は少なくなく，その場合にはまず漢方治療や対症療法から試み，効果のない場合には ET 療法に切り替えるという治療方針をとっている．自然閉経の場合には，高山研究[20]や Japan Nurses' Health Study（JNHS）[21]のコホート研究ではホルモン補充療法経験者は 9.3 〜 11.5％であった．したがって SM 患者のホルモン補充療法適応率は約 3 倍高率であるといえる．

婦人科癌を克服した患者に共通する心理として HRT は癌を誘発するのではないかという恐怖感である．一方，医療者側も HRT と癌再発のリスクというエビデンスに比較的乏しい分野のため HRT をすすめることに躊躇を覚える場面に遭遇することは少なくない．しかしホルモン補充療法ガイドラインをはじめ，諸外国でも婦人科癌治療後の HRT（特に ET）の使用は積極的にすすめられる傾向にある．これは，婦人科悪性腫瘍治療後の早期の HRT は，単に不定愁訴を軽減するためではなく，女性のヘルスケアを長期的にみた場合，脂質異常症，骨粗鬆症，心血管系疾患などの発症のリスクを軽減することにつながるためであることを理解したい．

▶ 悪性腫瘍治療後の HRT 施行上のアドバイス

- 婦人科悪性腫瘍治療後の HRT は適応があれば早期に開始する．
- HRT 施行の有無にかかわらず，外科的閉経患者は，脂質代謝，骨密度，血圧，体重，血糖などを定期的にチェックすることが重要である．

● 文献

1) Singh P, Oehler MK. Hormone replacement after gynaecological cancer. Maturitas. 2010; 65: 190-7.
2) Lee RB, Burke TW, Park RC. Estrogen replacement therapy following treatment for stage I endometrial carcinoma. Gynecol Oncol. 1990; 36: 189-91.
3) Chapman JA, DiSaia PJ, Osann K, et al. Estrogen replacement therapy in surgical stage I and II endometrial cancer survivors. Am J Obstet Gynecol. 1996; 175: 1195-200.
4) Suriano KA, McHale M, McLaren CE, et al. Estrogen replacement therapy in endometrial cancer patients: a matched control study. Obstet Gynecol. 2001; 95: 555-60.
5) Ayhan A, Taskiran C, Simsek S, et al. Does immediate hormone replacement therapy affect the oncologic outcome in endometrial cancer survivors? Int J Gynecol Cancer. 2006; 16: 805-8.
6) Barakat RR, Bundy BN, Spirtos NM, et al. Randomized double-blind trial of estrogen replacement therapy versus placebo in stage I or II endometrial cancer: A Gynecologic Oncology Group Study. J Clin Oncol.

2006; 24: 587-92.
7) Querleu D, Planchamp F, Narducci F, et al. Clinical practice guidelines for the management of patients with endometrial cancer in France. Int J Gynecol Cancer. 2011; 21: 945-50.
8) 高橋一広. クリニカルカンファレンス 2) 婦人科術後患者のヘルスケア. 日産婦誌. 2011; 63: N218-22.
9) 婦人科腫瘍委員会報告.2010 年度患者年報. 2012; 64: 1076-7.
10) Eeles RA, Tan S, Wiltshaw E, et al. Hormone replacement therapy and survival after surgery for ovarian cancer. Brit Med J. 1991; 302: 259-62.
11) Guidozzi F, Daponte A. Estrogen replacement therapy for ovarian carcinoma survivors: A randomized controlled trial. Cancer. 1999; 86: 1013-8.
12) Ursic-Vrscaj M, Bebar S, Zakelj MP. Hormone replacement therapy after invasive ovarian serous cystadenocarcinoma treatment: the effect on survival. Menopause. 2001; 8: 70-5.
13) Mascarenhas C, Lambe M, Bellocco R, et al. Use of hormone replacement therapy before and after ovarian cancer diagnosis and ovarian cancer survival. Int J Cancer. 2006; 119: 2907-15.
14) Shimada M, Kigawa J, Nishimura R, et al. Ovarian metastasis in carcinoma of the uterine cervix. Gynecol Oncol. 2006; 101: 234-7.
15) Ploch E. Hormone replacement therapy in patients after cervical cancer treatment. Gynecol Oncol. 1987; 26: 169-77.
16) Lacey JV Jr, Brinton LA, Barnes WA, et al. Use of hormone replacement therapy and adenocarcinoma and squamous cell carcinoma of the uterine cervix. Gynecol Oncol. 2000; 77: 149-54.
17) Parazzini F, La Vecchia C, Negri E, et al. Case-control study of oestrogen replacement therapy and risk of cervical cancer. Brit Med J. 1997; 315: 85-8.
18) Holmberg L, Iversen OE, Rudenstam CM, et al. Increased risk of recurrence after hormone replacement therapy in breast cancer survivors. J Natl Cancer Inst. 2008; 100: 475-82.
19) Von Schoults E, Rutqvist LE; Stockholm Breast Cancer Study Group. Menopausal hormone therapy after breast cancer: the Stockholm randomized trial. J Natl Cancer Inst. 2005; 97: 533-5.
20) Nagata C, Matsushita Y, Shimizu H. Prevalence of hormone replacement therapy and user's characteristics: a community survey in Japan. Maturitas. 1996; 25: 201-7.
21) Hayashi K, Mizunuma H, Fujita T, et al. Design of the Japan Nurses' Health Study: a prospective occupational cohort study of women's health in Japan. Ind Health. 2007; 45: 679-86.

〈横山良仁〉

II　適応

12　アンチエイジングとしてのHRTは？

> **＊本節の概要＊** summaries of this section
>
> - HRTのアンチエイジング作用として皮膚萎縮，泌尿生殖器症状や筋骨格系，眼や口腔の加齢性変化の予防・改善効果が期待される．
> - 皮膚萎縮，腟萎縮症状，過活動膀胱，骨密度増加作用・骨折予防に関してはHRTによる改善効果に対してコンセンサスが得られている．
> - HRTのアンチエイジング効果はあくまで更年期障害の治療としての副効用であり，アンチエイジングの目的のみのHRTの導入または継続は必ずしも推奨されない．

　更年期から老年期にかけての女性にとって加齢に伴う身体・精神の変化は多岐にわたる．40歳以降，卵巣からのエストロゲン分泌低下に伴い，まず更年期障害としてほてり，発汗，動悸といった血管運動神経症状や抑うつ，不眠といった精神神経症状，さらに肩こりやめまいなどの非常に多彩な症状が生じる．さらに閉経を迎え，更年期から老年期へと移行していく中で，加齢に伴う退行性変化，いわゆる老化が進行する[1]（図1）．

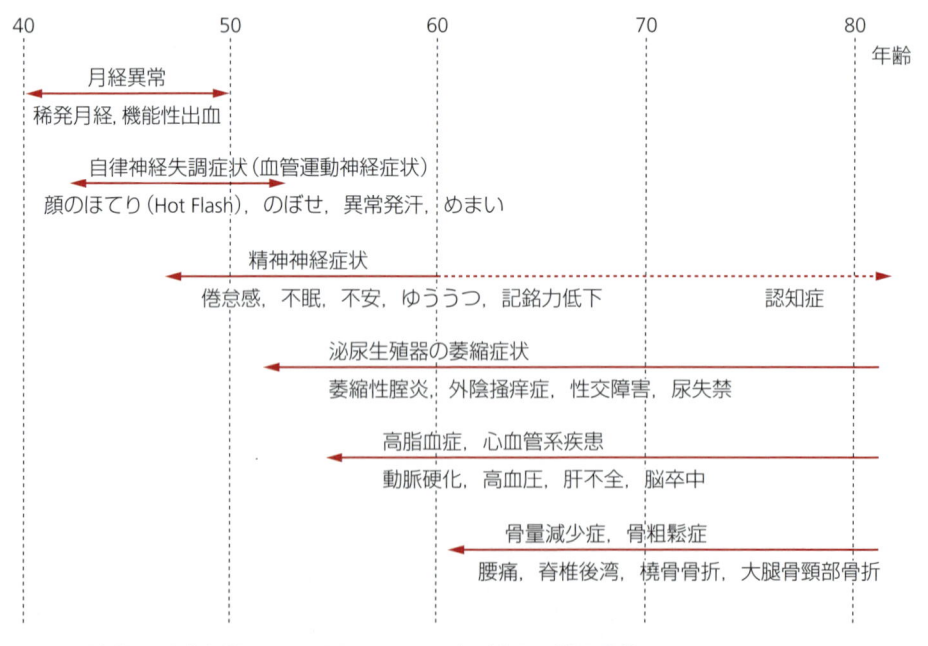

図1・更年期から老年期にかけてのエストロゲン低下に伴う症状
（日本更年期医学会，編．更年期医療ガイドブック．東京：金原出版；2009. p.3）[1]

12. アンチエイジングとしてのHRTは？

表1 ● エストロゲンの全身臓器への作用

中枢神経系	脳血流増加，βアミロイド沈着抑制，認知機能改善
視床下部・下垂体系	ゴナドトロピン分泌抑制
血管・血液	血管拡張，動脈硬化抑制，凝固能亢進
肝臓・脂質代謝	LDL受容体増加，LDLコレステロール減少，HDLコレステロール増加
骨	骨吸収抑制，骨形成促進，骨コラーゲン合成促進、骨端線閉鎖
皮膚	皮膚コラーゲン合成促進，皮下脂肪の発育，皮脂分泌抑制
小腸	カルシウム吸収促進
腎	水・Na貯留促進，浮腫
尿道	尿道粘膜増殖
女性生殖器	子宮筋発達，子宮内膜増殖，頸管粘液増加，腟粘膜上皮増殖
乳腺	乳管発育，間質増殖，プロラクチン感受性低下

※他に甲状腺や副腎皮質，骨格筋など多彩な臓器に作用する．

　皮膚・結合組織では皮膚コラーゲン量の減少，真皮組織の薄化に伴う表皮のしわやたるみが出現する．また筋骨格系では筋萎縮に伴う筋力低下が生じ，骨量減少に伴う易骨折性も生じる．泌尿生殖器系では腟粘膜が萎縮や乾燥をきたし，腟の自浄作用力の低下により萎縮性腟炎を発症する．同時に性交痛や性欲減退もきたすことになる．また心血管系においても高血圧や虚血性心疾患といった循環器疾患や脂質異常症も増加傾向となる．エストロゲンの全身臓器に対する作用を示す(表1)．

　アンチエイジング医学という用語を邦訳すると「抗加齢医学」となるが，一般的には上記の種々の加齢性変化に対して生活習慣の改善，食事・運動療法やサプリメント摂取，ホルモン補充療法（hormone replacement therapy：HRT）などのさまざまな手段によって上記のような加齢に伴う身体・精神の変化の進行を遅らせ，さまざまな加齢に関連する疾患の予防を行いながら，QOLの改善や健康長寿を目指す医学をいう．HRTは更年期障害および骨粗鬆症による骨折予防などを主たる治療対象として施行するわけだが，同時に期待される副効用としてアンチエイジングとしての効果が存在する．

　本項では特に皮膚，筋骨格系，泌尿生殖器，眼，口腔のアンチエイジングとしてのHRTの効能に関して紹介する．

A ● 皮膚の加齢性変化とHRTの効果

1) 皮膚の加齢性変化

　皮膚は表皮・真皮・皮下組織で構成される．表皮の基底層で産生される角化細胞（ケラチノサイト）が分化して，最終的には角質細胞となり表皮最上層の角層を形成する．皮脂腺からの

皮脂の分泌により皮脂が角質細胞間に供給され，表皮の保湿性が維持されている．また真皮では線維芽細胞によって産生されるコラーゲン（膠原線維）によって皮膚の厚みと弾力性が維持され，また同様に線維芽細胞により産生されるヒアルロン酸により真皮の水分量が維持されている．加齢や紫外線の影響で，角化細胞の新陳代謝（ターンオーバー）が悪くなり，角層が肥厚することで皮膚のきめの細かさが失われる．またコラーゲン含量や皮脂分泌が減少していくために真皮は薄くなることによって皮膚はしわやたるみが形成され，乾燥してうるおいが失われることになる．

2) HRT の皮膚への効果

エストロゲン受容体は皮膚においても存在し，角化細胞・線維芽細胞などにその発現が確認されている．エストロゲンの作用によって角化細胞や線維芽細胞が増殖し，コラーゲンの発現量が増加することで真皮の厚みと弾力性や保湿機能が維持されるといわれている．

1980 年代以降，HRT 治療群では未治療群に比較して皮膚コラーゲン含量および皮膚の厚みが増加するという複数の報告がなされた[2,3]．また経皮エストロゲン製剤や外用クリームを用いた HRT によっても内服と同様に皮膚弾力性や角層水分量の改善を認めたとの報告もある[4]．一方で逆に HRT では皮膚コラーゲン量に差異はないとした報告もみられる[5]．本邦においては，HRT の皮膚への効果を検討した報告数も少ないのが現状である．

以上のことから，「ホルモン補充療法ガイドライン 2010 年度版[6]」では「HRT を行うことにより皮膚組織の性状改善が期待されるが，その効果のみを目的としての HRT を推奨すべきデータは不十分である」としている．HRT の皮膚萎縮予防効果に関しては，あくまでホットフラッシュや抑うつ症状などの更年期障害をターゲットとして HRT を行った際の副効用として考えるべきである．

B ● 筋骨格系の加齢性変化と HRT

1) 筋骨格系の加齢性変化

運動機能を司る筋肉・骨・関節は加齢に伴い機能が低下し，歩行などの日常生活動作が制限され高齢者の QOL 低下の大きな要因となる．筋肉においては筋線維の数が減少し，筋線維自体も萎縮することで筋力が低下する．特に女性においては男性と異なり，55 歳以降で急激に筋力が低下する傾向も報告されている[7]．また骨においては閉経によるエストロゲンの急激な低下を主な原因として破骨細胞による骨吸収が亢進し，骨芽細胞による骨形成がそれに追いつかないことにより骨強度（骨密度と骨質）が低下し骨折を起こしやすい状態に近づく．

低骨量が原因で軽微な外力によって発生した非外傷性骨折である脆弱性骨折を認めない場合，測定した骨密度値が 20 〜 44 歳までの若年成人平均値（young adult mean：YAM）の 70 % 未満を骨粗鬆症，70 % 以上 80 % 未満を骨量減少，80 % 以上を正常と診断する[8]．

2）筋骨格系へのHRTの効果

　骨格筋にもエストロゲン受容体が存在し，HRTの効果が期待される．HRTによる筋力増加効果を検討したランダム化比較臨床試験によると，50〜60歳において5例中3例にHRTにより，握力や膝伸張力などの筋力が増加したと報告している[9]．

　骨に関して，HRTは骨密度増加作用を明らかに有している．現在までの複数の臨床試験では，結合型エストロゲンと17βエストラジオールともにプロゲステロン投与の有無に関わらずHRTにより骨密度増加作用が確認され，骨折予防および骨粗鬆症の治療に有効であることは明らかとなっている．しかしHRTはその優れた骨量増加作用を有するが副作用として浸潤性乳癌や血栓症などが存在する．一方，高代謝回転型骨粗鬆症に対しては，同様に骨吸収を抑制する作用を有する選択的エストロゲン受容体モジュレーター（selective estrogen receptor modulator：SERM）もしくはビスホスホネート製剤が第一選択とされている[10]．そのため骨量減少を認めるような症例でかつホットフラッシュや抑うつなどの更年期障害を有する場合には，HRTも治療の選択肢として考慮すべきである．

C ● 泌尿生殖器の加齢とHRT

1）泌尿生殖器の加齢性変化

　閉経に伴うエストロゲン分泌低下により，エストロゲン依存性組織である腟粘膜は菲薄化，平坦化し，腟壁は萎縮，乾燥する．*Lactobacillus*属の減少によりグリコーゲンからの乳酸産生が低下し，他の細菌の増殖をきたす．腟鏡診上，腟壁はやや白色となり黄色帯下が目立つようになる．患者は腟の乾燥感，灼熱感，瘙痒感，帯下増加と性交痛を訴える．この状態を萎縮性腟炎という．性交痛の出現に加えて中高年における社会・心理的ストレスを背景とする性欲減退もあり，性交障害をきたすことになる．

　尿道粘膜や尿道平滑筋にも腟と同様にエストロゲン受容体が存在し，尿道の機能維持にエストロゲンが関与している．萎縮性腟炎と同様に閉経後のエストロゲン分泌低下によって尿道粘膜は萎縮し尿道炎による尿失禁や頻尿の一因となり，また出産やエストロゲン低下による骨盤・子宮支持組織の脆弱化などを原因として骨盤内臓器脱も出現する．さらに加齢に伴い過活動膀胱（overactive bladder：OAB）も増加していく．これは「尿意切迫感を必須とした症状症候群であり，通常は頻尿や夜間頻尿を伴うもので，時には切迫性尿失禁を伴うこともある」と定義されている[11]．

2）泌尿生殖器に対するHRTの効果

　腟萎縮に対してエストロゲン製剤の全身的投与，腟内局所投与のいずれも同等の腟症状に対する有意な改善効果が認められ[12]，また性交痛に関してもHRTによる改善傾向が報告されている[13]．全身的投与は腟症状以外にホットフラッシュなどの更年期症状に有効であるが，副作用の観点から腟症状のみへの治療としては推奨されず，血中エストロゲンへの影響が少ない局所的エストロゲン製剤を用いるべきである．腟へのエストロゲン投与によって80％で腟症

状の改善を認める報告もある[14].

尿失禁に関しては閉経後女性に対するエストロゲン投与において,尿失禁全体や腹圧性尿失禁のみの症例において自覚症状改善がみられたといった報告[15]があるが,一方でHRT群によって尿失禁の症状悪化例が有意に増加した報告もみられる[16].このように尿失禁に関するHRTの効果は,一定の見解を得ていない.

過活動膀胱の諸症状に対しては,エストロゲン投与により排尿回数,夜間排尿,排尿切迫感,尿失禁回数,禁制,膀胱蓄尿容量低下などの症状に対し有意な改善効果を認めた.ただし,局所投与がすべての症状を改善したのに対し,全身投与では尿失禁回数,禁制に有意な改善を認めるものの,夜間排尿回数は増加したとの報告がある[17].

以上のことから,腟萎縮に伴う性交痛に対してHRTに対してまず局所的にエストリオール腟錠の投与を行い,局所投与が困難な場合や更年期障害を伴う場合にはHRTが推奨される.また尿失禁に対する効果は一定の見解を得られておらず,尿失禁のみを治療対象としたHRTはすすめられない.過活動膀胱の症状緩和にHRTは有効と考えられる.

D ● 眼の加齢性変化とHRTの効果

1) 眼の加齢性変化

加齢に伴い眼においては主に角膜,水晶体などで変化がみられる.角膜では角膜内皮細胞数が減少し涙腺からの涙液分泌量の低下も加わり,眼が乾燥し,ドライアイ症候群を呈する.また水晶体を構成する蛋白質に変性が生じ,透過性が低下し白内障を生じる.白内障の発症に関しては男女差があり,50歳以下では女性の方が少ないがそれ以上では女性の方が多くなる.また水晶体の硬化に伴って毛様筋の調節能力が低下し,近くのものに焦点を合わせられなくなることで老視となる.

2) 眼の加齢性変化に対するHRTの効果

ドライアイ症候群ではHRTによって涙腺からの分泌の増加がみられたという報告も存在するが[18],逆に罹患率が上昇するといった報告も散見される.また白内障に関しては,HRTによって水晶体の混濁が減少し皮質白内障が減少することが報告されている[19].

E ● 口腔の加齢性変化とHRTの効果

1) 口腔の加齢性変化

加齢に伴い歯や歯肉,顎骨,唾液腺,口腔粘膜に変化がみられる.免疫力低下やストレスなどのさまざまな要因で口腔内細菌が増殖し,歯周炎や齲歯が増加する.その後歯牙が喪失していくことで,咬合力や嚥下能力が低下し唾液分泌量が減少する.それにより口腔乾燥症が増加していく.これらの変化によって口腔の不快感,乾燥感や痛みが出現し,美味しく食べるといった最も基本的な行為が困難になりQOLが大きく損なわれてしまう.

2）口腔に対する HRT の効果

　歯牙喪失に関しては，HRT によって未施行に比べて歯牙喪失数や義歯装着者数が有意に減少したことが報告されている[20]．歯周炎に関して，閉経前の女性と比較したオッズ比が HRT 施行の更年期女性で未施行者に比べて低く，HRT による歯周炎の予防効果の可能性を示唆する報告がなされている[21]．また口腔乾燥症では，HRT によって唾液分泌量が有意に増加したとする報告[22] や口腔乾燥感を訴える患者の割合が HRT で有意に低下したとする報告[23] がある．一方で歯牙喪失や歯周炎，口腔乾燥症に関して HRT による差がみられないといった報告もあり，これらの口腔疾患への改善効果に対しての統一した見解は得られていないのが現状である．

▶ アンチエイジングとしての HRT 施行上のアドバイス

- HRT は皮膚萎縮予防に有効だが，更年期障害に対して HRT を行った際の副効用として考えるべきである．
- 腟萎縮に伴う性交痛に対してまず局所的エストリオール腟錠®の投与を行い，局所投与が困難な場合や更年期障害を伴う場合には HRT が推奨される．
- 尿失禁のみに対する HRT は増悪する可能性があり推奨されない．
- 過活動膀胱の症状緩和に HRT は有効であるが，エストロゲンの全身投与より局所投与が推奨される．また薬物療法の第一選択は抗コリン剤であり，更年期障害に対して HRT を行った際の副効用として考えるべきである．

● 文献

1) 日本更年期医学会，編．更年期医療ガイドブック．東京: 金原出版; 2009. p.3.
2) Castelo-Branco C, Duran M, Conzales-Merlo J. Skin collagen changes related to age hormone replacement therapy. Maturitas. 1992; 15: 113-9.
3) American College of Obstetricians and Gynecologists Women's Health Care Physicians. Skin. Obstet Gynecol. 2004; 104: 92S-6S.
4) 落合信彦，矢野喜一郎，伝田澄美子，他．更年期障害前後における皮膚状態の変化と HRT の効果について．日本更年期医学会雑誌．2000; 8: 33-40.
5) Haapasaari KM, Raudaskoski T, Kallioinen M, et al. Systemic therapy with estrogen on skin collagen in postmenopausal women. Maturitas. 1997; 27: 153-62.
6) 日本産科婦人科学会・日本女性医学学会，編集/監修．ホルモン補充療法ガイドライン 2012 年度版．東京: 日本産科婦人科学会; 2009.
7) Samson MM, Meeuwsen I, Crowe A, et al. Relationships between physical performance measures, age, height and body weight in healthy adults. Age Ageing. 2000; 29: 235-42.
8) 折茂 肇．原発性骨粗鬆症の診断基準－2000 年度改訂版（概要）．Osteoporosis Japan. 2000; 9: 9-14.
9) Jacobsen DE, Samson MM, Kwzic S, et al. Postmenopausal HRT and tibolone in relation to muscle strength and body composition. Maturitas. 2007; 58: 7-18.
10) 骨粗鬆症の予防と治療ガイドライン作成委員会，編．骨粗鬆症の予防と治療ガイドライン 2006 年版．ライフサイエンス出版; 2006.
11) 日本排尿機能学会過活動膀胱ガイドライン作成委員会．過活動膀胱ガイドライン．日本排尿機能学会; 2005.
12) Cardozo L, Bachmann G, McClish D, et al. Meta-analysis of estrogen therapy in the management of

urogenital atrophy in postmenopausal women: second report of the Hormones and Urogenital Therapy Committee. Obstet Gynecol. 1998; 92: 722-7.
13) Vestergaard P, Hermann AP, Stilgren L, et al. Effects of 5 years of hormonal replacement therapy on menopausal symptoms and blood pressure-a randomised controlled study. Maturitas. 2003; 46: 123-32.
14) Grady D. Clinical practice. Management of menopausal symptoms. N Engl J Med. 2006; 355: 2338-47.
15) Fantl JA, Cardozo L, McClish DK. Estrogen therapy in the management of urinary incontinence in postmenopausal women. A meta-analysis. First report of the hormones and urogenital committee. Obstet Gynecol. 1994; 83: 12-8.
16) Grady D, Brown JS, Vittinghoff E, et al; HERS Research Group. Postmenopausal hormones and incontinence: the Heart and Estrogen/Progestin Replacement Study. Obstet Gynecol. 2001; 97: 116-20.
17) Cardozo L, Lose G, McClish D, et al. A systematic review of the effects of estrogens for symptoms suggestive of overactive bladder. Acta Obstet Gynecol Scand. 2004; 83: 892-7.
18) Affinito P, Di Spiezio Sardo A, Di Carlo C, et al. Effects of hormone replacement therapy on ocular function in menopause. Menopause. 2003; 10: 482-7.
19) Benitez del Castillo JM, Teresa del Rio, Garcia-Sanchez. Effects of estrogen use on lens transmittance in postmenopausal women. Ophthalmology. 1997; 104: 970-3.
20) Paganini-Hill A. The benefits of estrogen replacement therapy on oral health. The Leisure World cohort. Arch Intern Med. 1995; 155: 2325-9.
21) Haas AN, Rosing CK, Oppermann RV, et al. Association among menopause, hormone replacement therapy, and periodontal attachment loss in southern Brazilian women. J Periodontol. 2009; 80: 1380-7.
22) Sewon L, Laine M, Karjalainen S, et al. The effect of hormone replacement therapy on salivary calcium concentrations in menopausal women. Arch Oral Biol. 2000; 45: 201-6.
23) Yalcin F, Gurgan S, Gul G. Oral health in postmenopausal Turkish women. Oral Health Prev Dent. 2006; 4: 227-33.

〈大藏慶憲　久保田俊郎〉

III

レジメンの選択

Ⅲ レジメンの選択

1 HRTのレジメンの実際

> **＊本節の概要＊** summaries of this section
> - HRTガイドラインのアルゴリズムに即してHRTを開始する条件の有無をチエックする．
> - エストロゲン投与の目的を明確にする．
> - 治療目的で行う場合には局所療法か全身投与かを判断する．
> - HRTの禁忌のないことを確認する．
> - 子宮の有無によりエストロゲン単独か黄体ホルモン製剤の併用が必要であるか否かを決める．
> - エストロゲン製剤の種類を選択する．
> - 連続投与か周期的投与かを選択する．
> - 定期的に効果判定，副作用の有無を確認する．

　HRTはエストロゲン欠乏に起因する症状の緩和や疾患の治療を目的とするもの，およびエストロゲン欠落に伴う諸疾患のリスク低下やヘルスケアなど健康増進を目的とするものの2つの性格をもつ．本稿ではHRTレジメンの実際としてアルゴリズム[1]に即してHRT選択から投与に至るまでのポイントについて概説する．

A● どのような症例を対象とするか？

　HRTによりもっとも治療効率の高い症状は，更年期女性における顔面紅潮，発汗，および外性器の萎縮症状，性交痛であり，これらの症状に対する治療効果においてHRTを凌ぐ薬物はない．一方，うつ，不眠，過活動膀胱などに対してもHRTは一定の効果が期待できるが，HRT以外にも優れた効果を示す薬剤があることを考慮する．エストロゲン欠落が起因する疾患の中で唯一保険適応が認められている疾患は骨粗鬆症である．ただし，すべてのエストロゲン製剤に保険適応があるわけではないので注意が必要である．また，動脈硬化症の予防，糖・脂質代謝改善作用，血管内皮機能改善作用，アルツハイマー病の予防，皮膚萎縮の予防，大腸癌発症の低下などHRTは多くのメリットをもつがこれらを主目的としての保険適応もない．

B● 局所投与か全身投与か？

　アルゴリズム（図1）では性交痛や外陰の乾燥感など症状が局所にとどまる場合にはエストリオー

1. HRTのレジメンの実際

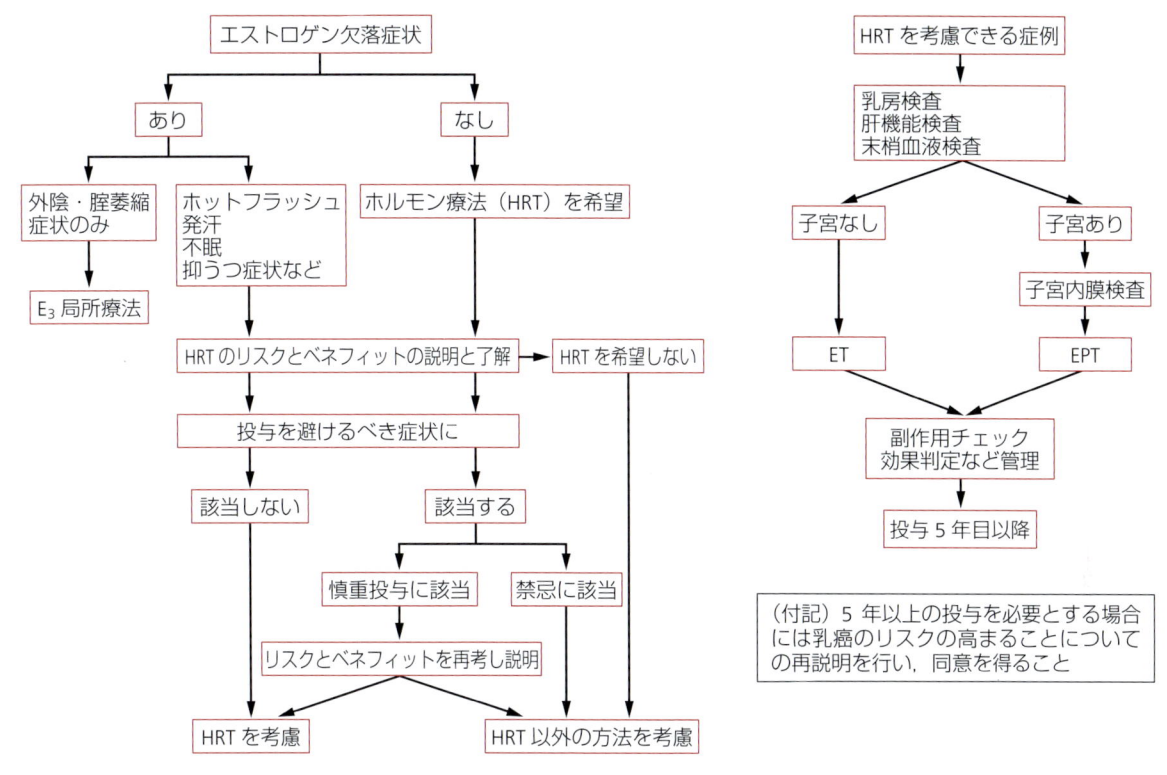

図1 ● HRT適応と管理のアルゴリズム（ホルモン補充療法ガイドライン2012年度版[1]. p.82-3）

ル腟錠®による局所投与を優先することが推奨されている．これは，乳房痛などのエストロゲンによる全身症状の新たな出現を回避するためにすすめられた措置であり，局所療法以外の投与法を排除するものではない．脂質異常症や骨量減少予防なども併せて期待する場合には局所療法は意味がない．

C ● ETかEPTか？

ETによる子宮内膜過形成のリスクは6カ月の投与で5.4（95% CI 1.4-20.9），3年間の投与で16.0（95% CI 9.3-27.5）となるとされ[2]，また，子宮内膜癌の相対リスクも上昇（リスク値は報告によりさまざま．ガイドライン[1]ではRR＝2.3の文献を引用）することが知られていることから，ガイドラインでは，子宮を有する女性では黄体ホルモンの併用は絶対条件とされている．一方，最近の報告ではHRTにおける乳癌発症のリスクは黄体ホルモンに起因すると考えられるようになり[3]，乳癌の発生のリスクを考えればエストロゲンの単独療法，すなわちETを行うことが望ましい．特に，閉経後女性の子宮内膜癌の発生頻度は乳癌に比べて明らかに低いことを考慮するなら，子宮を有する女性であっても，ETを選択することは必ずしも誤りであるとは限らない．しかしながら，これは対象者に投与中はもちろん，投与後も子宮内膜癌のリスクが完全に消失するまで追跡できるとの条件がある場合に当てはまることであり，そうでない場合にはたとえリスクが高くなくとも黄

III　レジメンの選択

体ホルモンの投与は行われるべきである．

　黄体ホルモンの併用は子宮内膜の保護以外に投与する意義はなく，逆に黄体ホルモンを併用することで出血，うつ，乳癌リスクの増加など，好ましくない弊害も存在するため，子宮を有する女性においてもエストロゲンの単独療法が行われており，このため子宮内膜癌を発症し紹介される症例を時々経験する．黄体ホルモンを併用するか否かの判断は最終的には医師の裁量で決められとしても，エストロゲンの単独療法には子宮内膜癌のリスクが伴うことを強く念頭におくべきである．また，エストリオール製剤の単独投与（経口で少なくとも5年以上の投与の場合）で，子宮内膜癌のリスクを上昇させるという報告もある[4]．

D● 間欠的投与か，持続的投与か？

　エストロゲン製剤を持続して投与する場合，休薬期間をおいて投与する場合により，HRTの投与はそれぞれ持続的投与法，間欠的投与法に分類される．持続的投与はエストロゲン欠落症状が強く休薬できない場合にまず選択される方法である（図2）．しかしながら，持続的投与法では脳内のエストロゲン受容体を減少させてしまうのでアルツハイマー病の予防という観点からは好ましくないとの意見もある[5]．

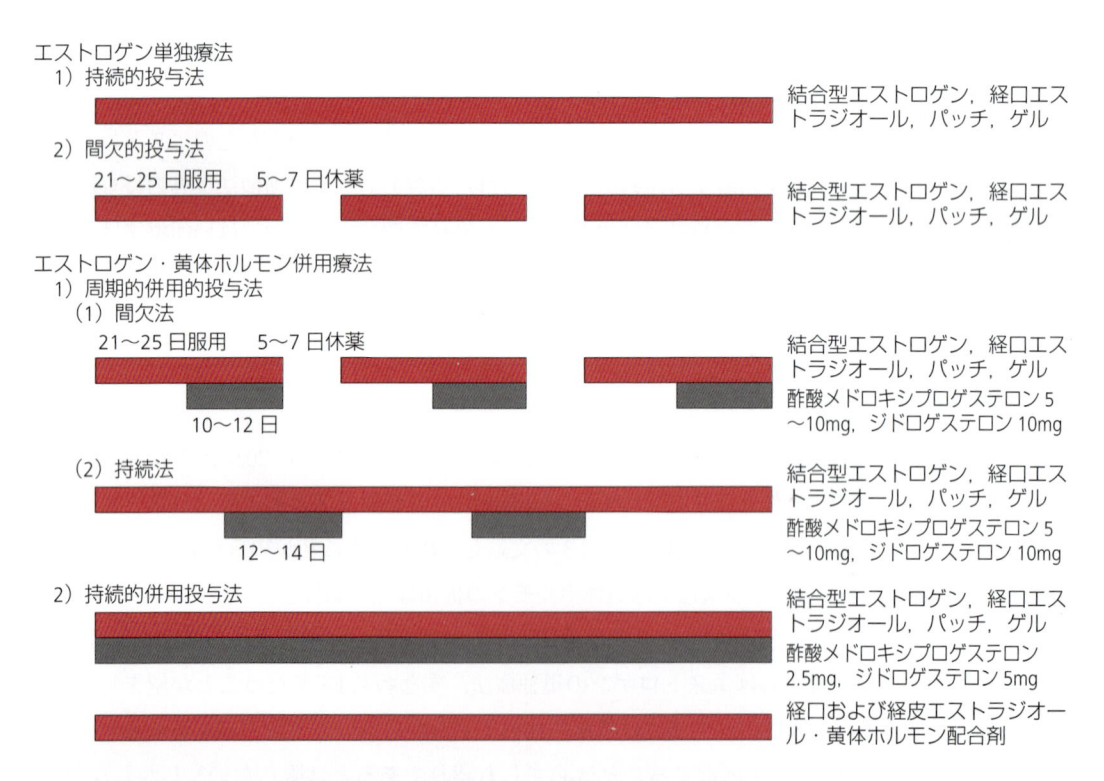

エストロゲン単独療法
　1）持続的投与法　　　　　　　　　　　　　　　　　　　結合型エストロゲン，経口エストラジオール，パッチ，ゲル
　2）間欠的投与法
　　　21～25日服用　5～7日休薬　　　　　　　　　　　結合型エストロゲン，経口エストラジオール，パッチ，ゲル

エストロゲン・黄体ホルモン併用療法
　1）周期的併用的投与法
　　（1）間欠法
　　　21～25日服用　5～7日休薬　　　　　　　　　　　結合型エストロゲン，経口エストラジオール，パッチ，ゲル
　　　　　10～12日　　　　　　　　　　　　　　　　　　酢酸メドロキシプロゲステロン5～10mg，ジドロゲステロン10mg

　　（2）持続法　　　　　　　　　　　　　　　　　　　　結合型エストロゲン，経口エストラジオール，パッチ，ゲル
　　　　　12～14日　　　　　　　　　　　　　　　　　　酢酸メドロキシプロゲステロン5～10mg，ジドロゲステロン10mg

　2）持続的併用投与法　　　　　　　　　　　　　　　　　結合型エストロゲン，経口エストラジオール，パッチ，ゲル
　　　　　　　　　　　　　　　　　　　　　　　　　　　　酢酸メドロキシプロゲステロン2.5mg，ジドロゲステロン5mg
　　　　　　　　　　　　　　　　　　　　　　　　　　　　経口および経皮エストラジオール・黄体ホルモン配合剤

注　1）経口および経皮エストラジオール・黄体ホルモン配合剤の周期的投与法については，エストロゲン製剤との組み合わせに関して検討中である（2011年2月現在）

図2● HRTの投与法

エストロゲンと黄体ホルモンを併用するEPTでは，それぞれの組み合わせにより間欠法，持続法，持続的併用投与法に分類される．間欠法，持続法は黄体ホルモン服用後に消退出血を予測できるので，比較的若年者では受容率が高い．一方，持続的併用法では子宮内膜は持続的な黄体ホルモンへの暴露により萎縮しやがては子宮出血もみなくなるとされるが，半数以上の女性において投与開始後3カ月以内での不正出血の頻度が高く，特に閉経後1年以内の女性ではその傾向が著明である[6]．また，持続併用法では間欠投与に比べ子宮内膜過形成のリスクも低い[2]．

E● エストロゲン製剤の選択，また投与量をどう決めるか？

エストロゲン製剤の種類とその特徴は他章を参照のこと．投与量は明らかな症状があり，その治療目的で行う場合は標準量から開始する．症状の改善がみられた場合，ないしは乳房痛や出血などのトラブルが発症して継続が困難な場合には減量を行うことも考慮できる[7]．

F● 投与を継続する場合に注意することは何か？

症例ごとの目的を忘れないこと，効果と副作用の発現に注意すること．詳細は他章を参照．

●文献

1) 日本産科婦人科学会, 日本女性医学学会, 編集/監修. ホルモン補充療法ガイドライン2012年度版. 東京: 日本産科婦人科学会; 2012.
2) Lethaby A, Farquhar C, Sarkis A, et al. Hormone replacement therapy in postmenopausal women: endometrial hyperplasia and irregular bleeding. in menopausal women. Cochrane Database Syst Rev. 2000;（2）: CD000402.
3) Campagnoli C, Ambroggio S, Lotano MR, et al. Progesterone use in women approaching menopause and breast cancer risk. Maturitas. 2009; 62: 338-42.
4) Weiderpass E, Baron JA, Adami HO, et al. Low-potency oestrogen and risk of endometrial cancer: a case-control-study. Lancet. 1999; 353: 1824-8.
5) Toran-Allerand CD. Estrogen as a treatment of Alzheimer diseae. JAMA. 2000; 284: 307-8.
6) Sturdee DW. Estrogen, progesterone and the endometrium. In: Christian L, Studd J, editors. Current Management of the Menopause. London: Taylor and Francis; 2005. p.105-16.
7) Mizunuma H, Okano H, Soda M, et al. Prevention of postmenopausal bone loss with minimal uterine bleeding using low dose continuous estrogen/progestin therapy: a 2-year prospective study. Maturitas. 1997; 27: 69-76.

<水沼英樹>

Ⅲ レジメンの選択

2 CEE と 17βエストラジオールはどちらがよいか？ どう使い分けるか？

> **＊本節の概要＊** summaries of this section
>
> - 17βエストラジオール，CEE はいずれも同等の更年期障害の改善や骨量増加作用を有する．
> - 経皮製剤の 17βエストラジオールは経口製剤の CEE に比較して肝刺激が少なく，有害事象は少ない．
> - 経口製剤でも，17βエストラジオールは CEE に比較して肝刺激が少なく，有害事象の少ない可能性がある．

　ホルモン補充療法（HRT）は更年期障害の改善以外にも脂質代謝改善作用や抗酸化作用，血管内皮改善作用など多くの抗動脈硬化作用があるが，米国の NIH で行われた Women's Health Initiative（WHI）[1] では，健康な閉経後女性を対象とした HRT が，大腸癌，骨折を減少する一方，静脈血栓症，乳癌のみならずこれまではベネフィットと考えられていた心筋梗塞や脳卒中リスクを逆に増加させることが報告され，HRT の適応が制限されるようになった．当時，米国では HRT のほとんどが結合型エストロゲン（CEE）と酢酸メドロキシプロゲステロン（MPA）によるものであり，WHI を含めてこれまでの HRT に関する報告はほとんどが CEE ＋ MPA であった．しかし，欧州では経皮や経口の 17βエストラジオール（E_2）が比較的多く使用されており，経皮 17β-E_2 で心筋梗塞リスクが約 40％低下するとの報告[2] や，経口 CEE に比較して静脈血栓症のリスクが軽減できることも確認されている[3]．このように，これまで投与ルートや黄体ホルモンの種類の違いについて多くの研究がなされ，HRT の有害事象を軽減させるための方法が確立されつつある．一方，CEE 含有のエストロゲンはエストロン（E_1）が中心であり，天然型の 17β-E_2 とは作用に差のある可能性が以前から指摘されてきた．しかし，CEE と 17β-E_2 の作用の差についての報告は比較的少ない．
　本邦で使用できる主なエストロゲン製剤には経口 CEE，経口および経皮 17β-E_2 がある．本稿では閉経後女性に上記 3 種類のエストロゲンを使用した場合の HRT の効果や有害事象の差異について概説する．

A●更年期障害

　ホットフラッシュを有する症例への経口 CEE および経口または経皮の 17β-E_2 は薬剤の種類，投与経路によらず，有意にホットフラッシュの発現回数を減少し，3 群間の効果の差は認めない（図 1）[4]．エストロゲンと黄体ホルモンの投与経路を経口剤と貼付剤に分けて比較した研究によると，

2. CEE と 17βエストラジオールはどちらがよいか？　どう使い分けるか？

図1●ホットフラッシュの頻度

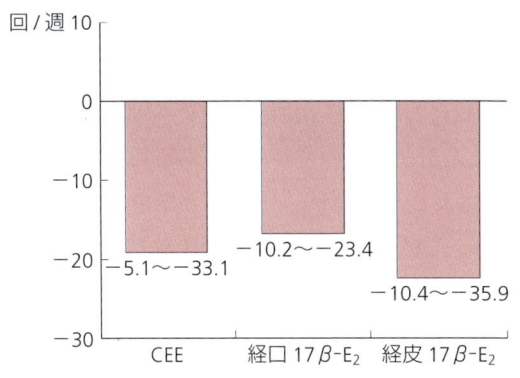

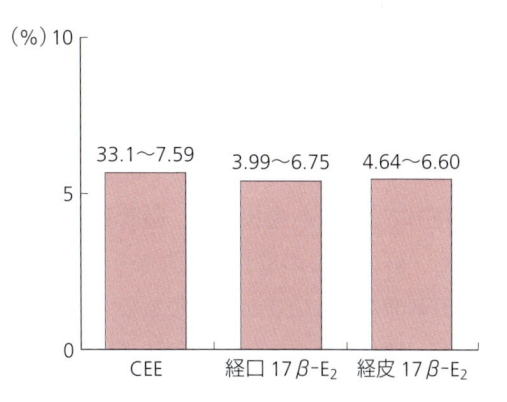

（CEE: −5.1〜−33.1、経口 17β-E₂: −10.2〜−23.4、経皮 17β-E₂: −10.4〜−35.9）

図2●腰椎骨塩量の変化

（CEE: 33.1〜7.59、経口 17β-E₂: 3.99〜6.75、経皮 17β-E₂: 4.64〜6.60）

ホットフラッシュ以外の睡眠障害，関節痛，四肢痛についてはいずれも良好な改善効果を認め，群間では効果発現率に差はなく，E₂のゲル剤と貼付剤はいずれもホットフラッシュを改善することがわかっている．したがって，ホットフラッシュをはじめとする更年期症状に対し，経口と経皮あるいは経口CEEと経口17β-E₂いずれの投与方法でも効果的であることが示唆される．

B●骨量，骨折

経口のCEE投与，経口および経皮の17β-E₂投与で椎体骨，非椎体骨の骨密度を同程度に有意に増加させることが示されている[5]（図2）．またCEEの経口投与は，用量依存性に閉経後早期の健常女性の腰椎，大腿骨の骨密度を有意に増加させる．WHI試験でも経口CEEと黄体ホルモン投与で椎体骨，非椎体骨の有意な骨折予防効果が認められている[1]．また，例数が少ないものの17β-E₂貼付による骨折予防効果も報告されている．したがって，骨塩量増加や骨折予防効果はエストロゲンの投与ルートやエストロゲンの種類に差はなく，同程度に効果的と考えられる．

C●脂質代謝

経口CEEはLDLコレステロール（LDL-C）を低下させ，HDLコレステロール（HDL-C）を上昇させる脂質代謝改善効果がある．また，エストロゲンにはLDLの血管壁内での酸化を抑制する抗酸化作用がある．しかし，経口CEEは中性脂肪（TG）を上昇させる．TGの上昇はLDLを酸化されやすい小型粒子に変化させることが報告されている．我々は経口CEEによるTG上昇がLDLを小粒子化し，エストロゲンの有する抗酸化作用に相殺的に作用し，LDLを酸化させやすい粒子に変化させ，粥状硬化へと進展させる可能性を指摘している[6]．一方，経皮17β-E₂の場合，TGはむしろ低下するのでLDL粒子はむしろ大型化するため，エストロゲンの抗酸化作用は発揮され，LDL酸化を抑制することも明らかにしている[6]．

この経口CEEと経皮17β-E₂の差異は投与ルートの違いにある．経口CEE投与の場合，初回の

肝通過効果による肝の刺激で，肝内でのTG合成が高まる．一方，経皮での17β-E_2の場合，エストロゲンは直接皮膚から毛細血管に吸収され，血中濃度が徐々に上昇するため，肝刺激がきわめて少なく，TG上昇はない．また，経口CEEによるTG上昇とLDL小粒子化はCEEを半量にすることで回避できることも証明されており，エストロゲンによる肝刺激の程度が重要である．

経口で17β-E_2を投与し，脂質濃度を測定した報告によると，0.5mg，1.0mgと用量を増加させても，経口CEEの場合とは異なりTG上昇はみられていない[7]．これはCEEに比較して17β-E_2の肝刺激が少ないことを示唆している．経口17β-E_2投与によるLDLサイズを測定した報告はないが，理論的にはTG上昇がない限り，LDLの小粒子化はない．

D ● 静脈血栓・塞栓症

経口CEEで静脈血栓・塞栓症リスクが上昇することはWHIでも明らかになっている[1]．一方，経口と経皮エストロゲン製剤による血栓・塞栓症のリスクに関する多施設のケースコントロールスタディによれば，そのオッズ比は，経口エストロゲンで上昇するが，経皮では上昇しないと報告されている[8]．エストロゲンの投与経路と血栓・塞栓症の発症リスクをみた観察研究のメタアナリシスでも同様に経口に比較し，経皮エストロゲンでリスクの低いことが示されている（図3）[3]．したがって，経口CEEに比較して，経皮17β-E_2のリスクが低いことは明らかである．両者の血栓・塞栓症リスクの差は脂質代謝の場合と同様に肝刺激の程度にある．経口CEEの場合，エストロゲンにより肝での凝固因子を活性化させる一方，経皮17β-E_2ではその悪影響がない．肝刺激に関して，経口CEEと経口17β-E_2を直接比較した臨床試験はないが，低用量経口避妊薬で用いられるエチニールエストラジオール（EE）に比較して17β-E_2は肝刺激が少なく，17β-E_2含有のOCはEE含有のOCに比較して血栓・塞栓症リスクが低いことも報告されている[9]．したがって，

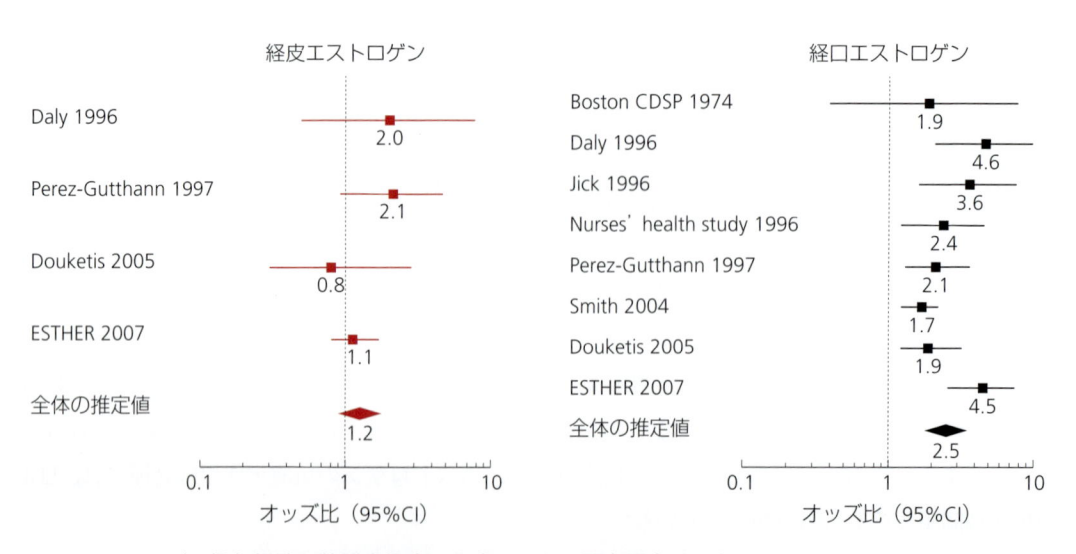

図3 ● エストロゲン投与経路と静脈血栓症の発症リスク—観察研究のメタアナリシス

HRTの場合も同様に，経口17β-E₂で血栓・塞栓症リスクの低下が期待できるが，基本的にはそのリスクは経口エストロゲンの投与量に依存すると考えられる．

E ● 冠動脈疾患

従来，Nurses' Health StudyなどでHRTは心筋梗塞や脳卒中などの心血管疾患（CVD）リスクを低下することが報告されてきた[10]．これらの結果を踏まえ，心筋梗塞による死亡率が高率の米国では1990年代，多くの学術団体からHRTを推奨する意見が出され，数多くの閉経後女性がHRTを使用してきた．しかし，WHIにより，これまでとは逆に健康女性に対するHRTがCVDリスクを上昇することが明らかにされた[1]（図4）．

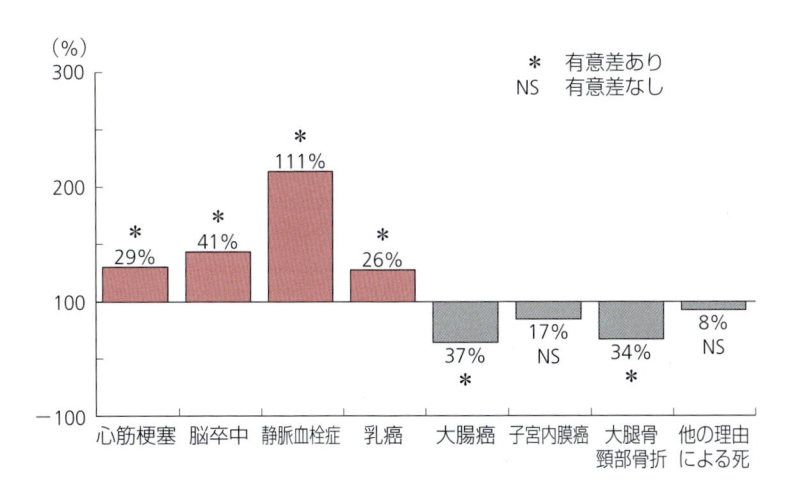

図4 ● Women's Health Initiative の試験解析結果

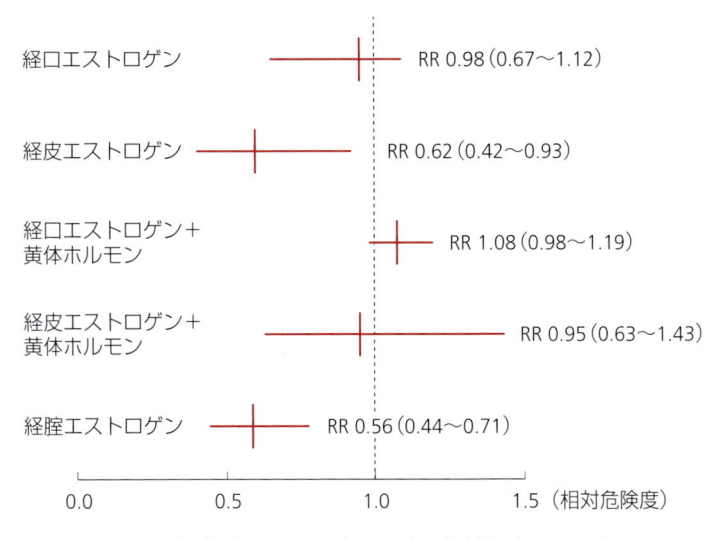

図5 ● エストロゲン投与ルートの違いによる心筋梗塞のリスク

WHIでは経口CEEとMPAが使用されており、経口CEEによるTG上昇からのLDL小粒子化や血管炎症促進作用、またMPAによるHDL-C低下や血管内皮機能低下作用などがCVD上昇につながったと考えられている。一方、経皮17β-E_2は経口CEEの場合とは異なり、逆にTGは低下し、LDLは大型化させる。また、血管炎症にも抑制的に作用することから、プラークを安定化させる可能性がある。実際の大規模臨床試験でも経皮17β-E_2が心筋梗塞を有意に減少させることが報告されている[2]（図5）が、残念ながら経口のCEEと17β-E_2を比較した臨床試験はない。

おわりに

WHIの否定的な結果を含めたHRTの有害事象は、HRTを閉経早期から開始し5年間以上継続する、経皮17β-E_2を使用する、さらには黄体ホルモンとして天然型プロゲステロンを使用することで、CVDリスクや静脈血栓・塞栓症リスクはほとんど回避できることがわかってきた。経口の17β-E_2は、理論的にはCEEに比較してメリットが多いように思われるが、エビデンスが少なく、今後のHRTの普及のためにもさらなる研究が必要である。

● 文献

1) Rossouw JE, Anderson GL, Prentice RL, et al; Writing Group for the Women's Health Initiative Investigators. Risks and benefits of estrogen plus progestin in healthy postmenopausal women: principal results From the Women's Health Initiative randomized controlled trial. JAMA. 2002; 288: 321-33.
2) Løkkegaard E, Andreasen AH, Jacobsen RK, et al. Hormone therapy and risk of myocardial infarction: a national register study. Eur Heart J. 2008; 29: 2660-8.
3) Canonico M, Plu-Bureau G, Lowe GD, et al. Hormone replacement therapy and risk of venous thromboembolism in postmenopausal women: systematic review and meta-analysis. BMJ. 2008; 336: 1227-31.
4) Nelson HD. Commonly used types of postmenopausal estrogen for treatment of hot flashes. JAMA. 2004; 291: 1610-20.
5) Wells G, Tugwell P, Shea B, et al; Osteoporosis Methodology Group and The Osteoporosis Research Advisory Group. Meta-analyses of therapies for postmenopausal osteoporosis. V. Meta-analysis of the efficacy of hormone replacement therapy in treating and preventing osteoporosis in postmenopausal women. Endocr Rev. 2002; 23: 529-39.
6) Wakatsuki A, Okatani Y, Ikenoue N, et al. Different effects of oral conjugated equine estrogen and transdermal estrogen replacement therapy on size and oxidative susceptibility of low-density lipoprotein particles in postmenopausal women. Circulation. 2002; 106: 1771-6.
7) Terauchi M, Honjo H, Mizunuma H, et al. Effects of oral estradiol and levonorgestrel on cardiovascular risk markers in postmenopausal women. Arch Gynecol Obstet. 2012; 285: 1647-56.
8) Scarabin PY, Oger E, Plu-Bureau G; Estrogen and THromboEmbolism Risk Study Group. Differential association of oral and transdermal oestrogen-replacement therapy with venous thromboembolism risk. Lancet. 2003; 362: 428-32.
9) Mashchak CA, Lobo RA, Dozono-Takano R, et al. Comparison of pharmacodynamic properties of various estrogen formulations. Am J Obstet Gynecol. 1982; 144: 511-8.
10) Stampfer MJ, Colditz GA, Willett WC, et al. Postmenopausal estrogen therapy and cardiovascular disease. Ten-year follow-up from the nurses' health study. N Engl J Med. 1991; 325: 756-62.

＜若槻明彦＞

3 経皮と経口はどちらがよいか？どう使い分けるか？

> **＊本節の概要＊** summaries of this section
> - エストロゲンの薬剤選択肢として，経口剤，経皮剤，さらにゲル剤がある．
> - 経口剤の特徴として，first pass effect，HDL 上昇と LDL 低下などがあるが，血中濃度は変動し，血栓リスクが上昇する．
> - 経皮剤の特徴は，血中濃度の安定化，血栓リスクは上昇しないこと，肝への負担が低いことがあげられる．

　閉経は卵巣機能の廃絶に伴ってエストロゲンの低下する生物学的なプロセスであり，周閉経期のエストロゲンの低下に伴って，血管運動症状のような更年期障害が自覚される．1940 年代から米国では更年期障害のために卵巣から分泌されるホルモンを補填するホルモン補充療法（HRT）が始まり，当初エストロゲン単独療法が行われていたが内膜癌の発症率が高いために，内膜増殖を抑える目的で現在の使用法と同様に黄体ホルモンの併用が開始された．現在でも子宮を有する女性に対しては EP 併用療法が行われており，1980 年代の欧米では 30〜50％の女性がこの HRT を受けていると考えられていたが，周知のとおり 2002 年の WHI 報告により HRT の処方を控える医療機関は増加し，閉経後女性の QOL に大きな影響を与えた．現在ではその結果を見直す詳細な再解析が行われており，追加報告としての WHI のサブ解析などにより副作用を減らし，かつエストロゲンによりベネフィットを増大させるような内服方法の工夫がなされている．なかでもホルモン剤の種類の検討や投与方法に関しては今では多くの選択肢が作られており，その組み合わせにより個別対応のできる HRT が模索されつつある．

　HRT はとくに更年期症状の軽減を目的としての治療法であり，経口，経皮ともに有効であることは間違いないが，2 つの投与法には安全性や患者の投与方法に関する受け止め方などに関する違いがある．経口投与では肝への負荷とともに first pass effect への配慮が必要で，肝代謝の影響により投与量の 1 割程度しか有効活用されないため，更年期症状の軽減には十分量の薬剤を投与して，ある程度の血中ホルモン値を維持する必要がある．また，経口投与の場合，そのほとんどはエストロン（E_1）であり，内服によって E_1/E_2 比は生理的状態とは異なり逆転する．

　一方，経皮による drug delivery system には 2 種類のシステムがあり，1 つはリザーバー・システムであり，もう 1 つはマトリックス・システムとよばれている．前者の薬剤には分離された薬剤層があり，ここと皮膚との間で放出率をコントロールするメンブレン層が存在するが，一方，後者では直接皮膚へ接着する準固形基質に薬剤が溶解した 1 層構造となっている．1991 年に初めて企画

表1 ● 経皮投与と経口投与の比較

	経口投与	経皮投与
血中濃度	変動あり	変動は少ない
組織到達度	肝に多く移行	全臓器に平均的
生体利用能	低い	高い
高濃度投与	必要	不要
First-pass effect	あり	無
肝酵素変動	あり	無
血栓症リスク	高い	低い
CRP上昇	あり	無
TG上昇	あり	無
HDL上昇とLDL低下	あり	無
コスト	安価	高価

（文献1より改変）

されこのときはリザーバー・システムが使われていたが，その後改良が加えられ現在はマトリックス・システムが主となった[1]．経皮投与では吸収過程で肝を経由しないためこの比率の逆転は認められず，さらに血中濃度の日内変動も経皮投与の場合には経口に比べて少ないことがわかっている（表1）．

本稿ではホルモン剤，特にエストロゲン剤の投与経路に関して，最近の知見を記載する．

A ● 経口剤，経皮剤に使用されるホルモン剤

1）エストロゲン

HRTに用いられるエストロゲン剤としては結合型エストロゲン（conjugated equine estrogen：CEE）剤，estradiol（E_2）剤，estriol（E_3）があげられ，投与経路としては経口，経皮，さらに E_3 は経腟でも利用される．

CEEは妊馬尿より抽出された estron（E_1）sulfate が約50％，エキリン25％を含有し，10種類以上のエストロゲンから構成される天然結合型エストロゲン剤である[2]．前述のように経口投与では門脈系を介する消化管吸収および代謝により E_2 へ転換され，このため first pass の肝における蛋白合成に影響し，AT-Ⅲ の減少，第Ⅹ因子増加による凝固能亢進，また甲状腺ホルモン結合蛋白（TBG）増加，中性脂肪増加や高感度CRPも増加すると考えられている．ヒト生体内では存在しない4-カテコールエストロゲンといった物質も含まれ乳癌発症との関連も示唆されている[3]．現在，CEEを含有するのがプレマリン®であり，0.625 mg（1tab）/day を使用する．

一方，経皮，ゲル薬，一部経口薬として使われる生理活性の強い 17β-E_2 は，閉経前の主要なエストロゲンであり，使用時の血中 E_2 濃度は 40〜60 pg/mL 程度と安定している．貼付剤の利点としては上記のほか，経口剤と比較すると使用時の E_2 濃度の日内変動が少ないため

3. 経皮と経口はどちらがよいか？　どう使い分けるか？

薬剤の効果にばらつきが少ない，血中 E_1/E_2 濃度比が生理的比率に近い点などが考えられている．このため経口剤で中性脂肪が大きく変動する場合には貼付剤の選択が望ましく，また使用期間や面積を調整することにより血中濃度の微調整が可能であり個別の対応が行いやすい点があげられる．一方，内服薬とは異なる副作用として，たとえば溶剤としてアルコールが含まれている場合，場合によっては貼付部位の紅斑，かぶれなどという接触性皮膚炎を認めることがある．

内服と腟坐薬に利用される E_3 製剤は子宮内膜への作用が比較的弱いため，不正性器出血などの副作用の発現頻度も少なく高齢者が使いやすい薬剤である．腟坐薬（ホーリン®）や経口剤（エストリール®）として用いられている．エストロゲン製剤の中では唯一老人性骨粗鬆症の保険適応があるが骨量増加作用は他2剤に比して弱い．

2）黄体ホルモン

基本構造により，19位のメチル基を有するプレグナン型と有さない19ノルテストステロン誘導体の2種類に分類され，HRTで使用されるMPAはプレグナン型に，酢酸ノルエチステロン（NETA）は19ノルテストステロン誘導体に属する．黄体ホルモンは生体内でアンドロゲンに，さらに aromatase によりエストロゲンへと代謝されるため，アンドロゲン様，エストロゲン様，またコルチコイド様作用を示し，生物活性は構造と関連する．

WHI 試験において CEE 単剤投与群では乳癌のリスクが減弱したことから HRT の副作用の1つと考えられる乳癌発症と黄体ホルモン製剤の関与が考えられている．一般的にはエストロゲンの作用を減弱させることが少ない MPA（プロベラ®，ヒスロン®）2.5〜5.0 mg/day が経口で使用されている．

3）エストロゲン・黄体ホルモン配合剤

E_2 および黄体ホルモンを同時に含有する内服薬ないしは貼付剤であり，E_2 貼付剤を使用しても黄体ホルモンは内服しなければならない，ないしは2種類内服しなければならないという煩雑さの解消が期待できる．

B● HRT の効果あるいは副作用と投与ルート

1）虚血性心疾患

1990年代には観察研究から冠動脈疾患の軽減に HRT が有効であり，30％以上のリスク軽減を期待できると考えられていたが，その後の RCT によって否定された．閉経後早期の HRT の開始によって心疾患に対してのリスクを軽減するというタイミング仮説（timing hypothesis）も提唱されているが[3]，現段階では確認はできておらず[4]，この点で HRT の心疾患に対する影響は結論が出ていない．

経皮と経口という投与ルートの違いについては Løkkegaard らのデンマークでの約70万人を対象としたコホート研究として行われている．心筋梗塞発症に関しての調査では[5]，HRT 非使用者に対して経口の E 単独療法で RR 0.98 であったが，経皮の E 単独によって 0.62 と有意に低

Ⅲ　レジメンの選択

表 2 ● 心筋梗塞（MI）と HRT の種類

HRT		women-years	MI	補正後 RR	95％ CI	
非使用者		2,082,277	3,596	1.00		
E 単独	経口	148,388	264	0.98	0.67	1.12
	経皮	31,354	24	0.62	0.42	0.93
EP 併用	経口	358,615	523	1.08	0.98	1.19
	経皮	25,196	23	0.95	0.63	1.43
経腟		68,723	69	0.56	0.44	0.71

投与経路としては，経皮による E 単独療法で 0.62 と有意に MI 発症が低下した．一方，EP 併用療法では発症に変化は認められなかった．
（文献 6 より改変）

下した．一方，EP 併用療法では経口では 1.08，経皮では 0.95 と差は認められておらず，このことから経皮の E 単独療法に予防効果があると指摘された（表 2）．しかしながらその他にも，経皮経口とも同様の心疾患リスクの低減が期待できるという報告と，経皮ないしは経口のほうが期待できる，ないしは全く逆の報告とが 3 種混在し，投与ルートによるリスクに関する一定した見解が得られるには至っていない．

2）脳血管障害

HRT と脳血管障害に関しては，とくに脳卒中のハイリスクグループに対してのホルモン剤治療は発作（stroke）を増加すると考えられている．また meta-analysis によると出血性脳卒中よりも，虚血性脳卒中を示すことが多いといわれている[6]．経口と経皮の違いによる脳血管障害への影響はあまり調べられてはいないが，英国のケースコントロールスタディによって 920 人の 50 〜 69 歳の TIA（transient ischemic attack）患者では HRT 未使用者と比較して経口 HRT で HR 1.47 であったのに対して，経皮 HRT では 0.86 となったが，有意な差とはなっていない[7]．情報量がまだ少ないため明らかではないが，経皮，経口という投与法の違いによって脳卒中への影響は明らかとはなっていない．

3）静脈血栓症

深部静脈血栓症および肺塞栓を含む血栓症の発症に関しては，HRT 使用中には 2 〜 3 倍に増加するといわれていて，また HRT ガイドラインでも開始後 1 年以内で最も増加し，既往者に対しての二次予防を目的とした投与は控えるよう記載されている．一方，2012 年版の NAMS position statement 中では深部静脈血栓症に関しては経皮投与を選択することによって軽減しうることが記載されている．

最近の観察研究としては，Canonico らによるフランスで行われた経口と経皮との比較試験があり[9]，80,308 人のうち 549 人が血栓症の診断を受けているが，過去の HRT 使用者と非使用者との間では血栓リスクは同様であり（HR 1.1），また併用された黄体ホルモンの種類によっても一定の傾向は認められなかった（表 3）が，投与ルートで検討すると，経口で HR 1.7 であっ

3. 経皮と経口はどちらがよいか？ どう使い分けるか？

表3 ● HRT投与経路と血栓症

Treatment	Cases n＝549	Person -Years 811,643	Hazard Ratios （95％ Confidence Intervals）	
			Age-adjusted	Multivariable Adjusted
Never use	181	291,399	1 ［reference］	1 ［reference］
Past use	66	100,943	1.0（0.7-1.3）	1.1（0.8-1.5）
Current use of oral estrogens	81	93,211	1.5（0.9-2.3）	1.7（1.1-2.8）
Current use of transdermal estrogens	174	268,481	1.1（0.7-1.6）	1.1（0.8-1.8）

Age-adjusted：年齢のみで補正
Multivariable Adjusted：年齢，BMI，教育レベル，使用期間で補正　　　　　　　　（文献9より改変）

たのに比べ，経皮では1.1と有意に経皮使用のケースで血栓症リスクが低下した．この報告では経口に比して経皮ルートの選択によって血液の凝固傾向が減ることが示され，さらに黄体ホルモンとしてはmicronized progesteroneの使用も推奨されているが，しばらく詳細な検討が必要であろう．使用に際して注意すべき点は血栓リスクに関しては黄体ホルモンの種類により変化する可能性が大きく，またHRT開始直後の発症が多いこともわかっているためその早期発見に努めることである．

4）乳癌

　黄体ホルモンの併用によりHRTには乳癌リスクの増大があることが報告されており，EPの現在の使用で30〜70％のリスク増加があると考えられている．英国Million women studyによれば経口と経皮とでは乳癌のリスクに関して差はなく，その後も同様の報告が相次いでいるため，投与ルートによる違いはないと考えられている．

5）耐糖能異常

　経口HRTにより2型糖尿病のリスクは約30％低下するといわれている．さらに経口と経皮という投与経路を分けた耐糖能異常に関しての大規模調査はフランスのE3Nコホート調査[10]で行われていて，63,624人の閉経後女性のうち1,220人に新規耐糖能異常が認められ，HRT使用者ではHRが25％低下した（表4）．さらにHRT非使用者を1.0として，使用期間でのHRに差はなく，さらに使用中か否かで差はみられなかったが，経皮の発症リスク（0.87）よりも経口での発症リスク（0.68）のほうが有意に低下したと報告された．しかしながら経皮，経口ともに各種の黄体ホルモン剤が併用されていて，この併用の種類を統一した場合，経皮，経口との差は消失するため，投与法の違いと同時に黄体ホルモンの違いが影響した可能性も否定できないと結論されている．この報告からは耐糖能異常に関しては経口投与のほうにメリットがある可能性がある．

6）大腸癌

　観察研究ではHRTの使用歴のあるものは大腸癌に対して，そのリスクを20％低減するとい

表4 • HRTと耐糖能異常（HRT非使用者を1としたHRと95％CI）

	Case/Total	Model 1	Model 2
Use of MHT in ever-users			
Current use	422/7,657	0.83 [0.72-0.96]	0.78 [0.68-0.89]
Past use (＞1 year before)	244/35,384	0.78 [0.66-0.93]	0.90 [0.76-1.07]
Unknown recency	36/2,353	1.01 [0.72-1.43]	0.99 [0.70-1.39]
P-value for homogeneity among recency of use		0.55	0.09
Route of estrogen administration			
Oral	125/11,263	0.68 [0.55-0.85]	0.61 [0.50-0.76]
Cutaneous	425/25,740	0.87 [0.75-1.00]	0.78 [0.67-0.90]
Other route	49/2,533	0.81 [0.59-1.11]	0.76 [0.56-1.04]
Unknown route	103/5,858	0.84 [0.67-1.05]	0.73 [0.59-0.92]
P-value for homogeneity among oral and cutaneous route		0.028	0.031

Model 1：年齢，経産回数，家族歴などにより補正　　Model 2：BMIにより補正（文献10より改変）

う予防効果が指摘されている報告もあるが，有意差がないという報告もあり[11]一定の見解はいまだ出ていない．投与経路による大腸癌予防の差に関しては大きな調査はいまだなく，経口投与のほうが経皮投与よりもリスク低下は大きいといわれるが，今後の調査が待たれる．

7）骨折予防

　WHI報告にも示されているようにHRTにより30〜40％と高率に大腿骨折のリスクは低下する．Million Women Studyでは，経口によるE単独療法ではHRT非使用者と比して現使用者は0.60であり，経皮では0.75，一方，スウェーデンの報告でもEP併用療法では経口が0.46で，経皮0.49と報告されており，どちらも同様の結果であり，大腿骨骨折に関しては経口，経皮というルートによらず同様な骨折リスクの軽減が期待できると考えられる．

おわりに

　血栓症に関してはEMAS position statement（2011）でも，血栓症の既往や家族歴のある患者へのHRTでは，十分な観察を行いながらの経皮使用のほうが推奨されている[12]．またCEEの内服により中性脂肪などが大きく変化する場合にも経皮剤のほうが勧められる．一方，アルコールに弱いなどのパッチ基質へのアレルギーなどがある場合には，経口投与を選択せざるをえない．

　選択できる薬剤の増加によって薬剤選択による個別対応の幅は増えているが，更年期女性のQOL向上のためには基本的な薬剤知識をもつことが必要不可欠となっている．

経口剤と経皮剤に関するアドバイス

- LDLの低下，HDLの増加などを期待する場合には経口投与を選択するが，TGの上昇がある点は注意が必要．
- 肝への負荷の軽減には経皮剤が好ましい．
- 血栓症の既往や家族歴があるときは，経皮薬が好ましいが，厳格な外来管理が必要である．
- 投与ルートの違いによる効果や副作用などはいまだ調査段階ではあるが，乳癌，虚血性心疾患，骨折の予防などに関しては，投与ルートによる差は明らかにはなっていない．

文献

1) Kenigsberg L, Balachandar S, Prasad K, et al. Exogenous Pubertal Induction by Oral versus Transdermal Estrogen Therapy. J Pediatr Adolesc Gynecol. 2011 Nov 22.（Epub ahead of print）
2) 高松 潔, 小川真理子. 中高年女性のヘルスケアと性ステロイド. ホルモンフロンティア. 2011; 18: 59.
3) Mueck AO, Clarkson TB, Chen H, et al. Comparative effects of oral estrogen metabolites carcinogenic? Climacteric. 2008; 10（suppl 2）: 62-5.
4) Phillips LS, Lange RD. Postmenopausal hormone therapy: critical reappraisal and a unified hypothesis. Fertil Steril. 2005; 83: 558-66.
5) Banks E, Canfell K. Invited Commentary: hormone therapy risks and benefits-The Women's Health Initiative findings and the post menopausal estrogen timing hypothesis. Am J Epidemiol. 2009; 170: 23-8.
6) Løkkegaard E, Andreasen AH, Jacobsen RK, et al. Hormone therapy and risk of myocardial infarction: a national register study. Eur Heart J. 2008; 29: 2660-8.
7) Bath PM, Gray LJ. Association between hormone replacement therapy and subsequent stroke: a meta analysis. BMJ. 2005; 330: 342.
8) Arana A, Varas C, Gonzalez-Perez A, et al. Hormone replacement therapy: scientific review. JAMA. 2005; 288; 872-81.
9) Canonico M, Fournier A, Carcaillon L, et al. Postmenopausal hormone therapy and risk of idiopathic venous thromboembolism: results from the E3N cohort study. Arterioscler Thromb Vasc Biol. 2010; 30: 340-5.
10) De Lauzon-Guillain B, Fournier A, Fabre A, et al. Menopausal hormone therapy and new-onset diabetes in the French Etude Epidemiologique de Femmes de la Mutuelle Générale de l'Education Nationale（E3N）cohort. Diabetologia. 2009; 52: 2092-100.
11) Hildebrand JS, Jacobs EJ, Campbell PT, et al. Colorectal cancer incidence and postmenopausal hormone use by type, recency, and duration in cancer prevention study II. Cancer Epidemiol Biomarkers Prev. 2009; 18: 2835-41.
12) Tremollieres F, Brincat M, Erel CT, et al. EMAS position statement: Managing menopausal women with a personal or family history of VTE. Maturitas. 2011; 69: 195-8.

<尾林 聡>

4 投与量はどうやって決めるか？

> **＊本節の概要＊** summaries of this section
>
> - 投与量の選択にあたり，目的，年齢，合併症の存在を考える．
> - 本邦では CEE や経皮パッチ製剤の用量を調節することが難しいが，経口 E_2 製剤や経皮ゲル製剤（製剤によって）は用量を調節することが可能である．
> - 更年期障害の程度の強い場合は通常量を考え，症状が改善し骨粗鬆症の予防を考える場合は漸減し，低用量を考える．ただし，肥満があれば経皮投与あるいは低用量から考慮する．
> - HRT の目的が更年期障害ではなく骨粗鬆症の治療ならびに予防の場合は低用量から考慮する．

A ● エストロゲン製剤

1) 本邦で用いることのできるエストロゲン製剤と用量

　結合型エストロゲン（CEE），マイクロナイズドエストラジオール（E_2），エストリオール（E_3），パッチ製剤，ゲル製剤は，同じエストロゲン製剤であっても種類や投与経路によって作用の強弱が異なる．また，用量によっても異なる可能性があり，効果や副作用を考慮し，最小の副作用で最大の効果が得られるようにすることが理想である．生体内で作用するエストロゲン濃度は組織によって異なり，骨には低い濃度で効果を示すが，脂質代謝に影響するにはある程度の濃度が必要である[1]（図1）．したがって，HRT を行う場合は目的によって用量を工夫することも必要である．

a) 経口製剤

① E_2 製剤：マイクロナイズドエストラジオール（ジュリナ®）は，1錠が 0.5 mg，2錠用いると 1.0 mg となる．なお，黄体ホルモンとの配合剤であるウェールナラ® には 1.0 mg の E_2 が含有されている．

② CEE 製剤：CEE（プレマリン®）は，妊馬尿より抽出，精製して得られた製剤であり，E_1，equilin，equilenin など約10種類のエストロゲン様物質の合剤であり，1錠が 0.625 mg である．

③ E_3 製剤（エストリール®）：生物活性が比較的弱いエストロゲン製剤である．1錠 0.1 mg，0.5 mg，1.0 mg が発売されている．

b）経皮製剤

① パッチ製剤：E_2含有パッチ製剤であるエストラーナ®には，E_2が0.72 mg含有され，放出量は約50 μgである．また，エストロゲン・黄体ホルモン配合剤であるメノエイドコンビパッチ®には，E_2が0.62 mg含有され，その放出量は約50 μgである．

② ゲル製剤：ル・エストロジェル®は1プッシュで0.54 mg，2プッシュで1.08 mgのE_2，ディビゲル®は1包（1.0 g）に1.0 mgのE_2が含有されている．

2）エストロゲン活性と血中E_2濃度

a）エストロゲン活性

エストロゲン活性を何で示すかによって異なるが，それぞれのエストロゲン活性を比較すると表1のように報告されている[2]．これによると，E_2とCEEのエストロゲン活性は全く同じではないことがわかる．

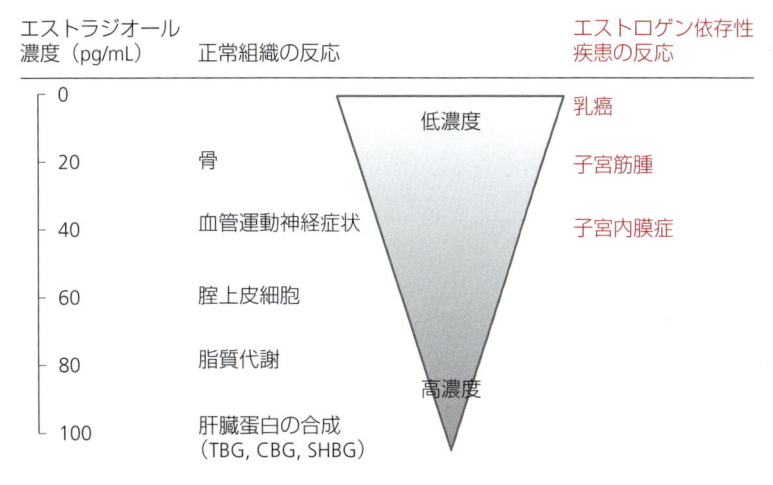

図1 • エストラジオール濃度と生体内組織の反応性
（Barbieri[1] を改変）

表1 • エストロゲン製剤におけるエストロゲン活性の比較

	効果の指標					
	ほてりの改善	FSHの抑制	HDLコレステロールの増加	SHBGの増加	CBGの増加	アンジオテンシノーゲンの増加
17βエストラジオール	100	100	100	100	100	100
エストリオール	30	30	20			
結合型エストロゲン	120	110	150	300	150	500
エチニルエストラジオール	12,000	12,000	40,000	50,000	60,000	35,000

FSH：follicle stimulating hormone　　SHBG：sex hormone-binding globulin
CBG：corticosteroid-binding globulin

（Kuhl[2] を改変）

b）血中エストラジオール濃度

表2にそれぞれの製剤における血中 E_2 濃度をまとめた．

① 経口 E_2 製剤：ジュリナ®（0.5mg）では約24pg/mL，ウェールナラ®（1.0mg含有）では約47pg/mLである[3]．

② 経皮 E_2 製剤：パッチ製剤については，エストラーナ®では約50～60pg/mL，メノエイドコンビパッチ®では約70～80pg/mLであり，ゲル製剤では，ル・エストロゲル®1プッシュで38pg/mL[4]，2プッシュで60～80pg/mL，ディビゲル®では1包で約60pg/mLである．

③ CEE：純粋な E_2 製剤ではないことから，通常用いられている測定系で測定すると，他のエストロゲン様物質とクロスするために76.2pg/mLと真の E_2 濃度よりも高くなる．HPLCを用いて E_2 分画を分離しRIAを用いて得られた値では21.3～22.6pg/mLである[5]．

3）用量についての考え方の変遷

1980年代，骨におけるエストロゲンの用量反応性について，最小有効量は0.625mgと考えられてきた．しかし1990年に入ると，より少ない量でも効果があることが報告され，「lower-dose HRT」の考えが出てくるようになってきた．少ない用量でも血管運動神経症状および骨量の増加に効果がみられ，しかも性器出血を始めとする副作用を減らすことができること，骨における長期的な治療には有利であることから，「lower-dose HRT」の考えは徐々に広がり，投与量に関して表3のように，high，standard，low，ultra-lowといった位置づけがなされた．さらに2008年には国際閉経学会，北米閉経学会はともに表4のようにエストロゲン製剤の推奨用量を提唱した[6,7]．その用量は，これまでHRTとして使用されてきた用量よりも少ない量

表2・エストロゲン製剤投与による血中エストラジオール濃度

種類	投与方法	本邦で発売されている薬剤と用量		血中エストラジオール濃度
結合型エストロゲン	経口	プレマリン（1錠）	0.625mg	21.3～22.6pg/mL
17βエストラジオール	経口	ジュリナ（1錠）	0.5mg	24.0pg/mL
		ジュリナ（2錠）	1.0mg	47.0pg/mL
		ウェールナラ（1錠）	1.0mg	47.0pg/mL
	経皮パッチ	エストラーナ（2日に1枚）	放出量約50μg	58.8～63.3pg/mL
		メノエイドコンビパッチ（3～4日に1枚）	放出量約50μg	77.5～94.0pg/mL
	経皮ゲル	ル・エストロゲル（1プッシュ）	0.54mg	38.0pg/mL
		ディビゲル（1包）	1.0mg	57.7～58.3pg/mL
		ル・エストロゲル（2プッシュ）	1.08mg	60.8～80.0pg/mL

4. 投与量はどうやって決めるか？

表 3 ● エストロゲン製剤の投与量の分類

	High	Standard	Low	Ultra-low
Conjugated equine estrogens (mg)	1.25/0.9 *	0.625	0.3/0.45	
Micronized 17β-estradiol (mg)	4.0	2.0	1.0	0.5
Estradiol valerate (mg)		2.0	1.0	
Transdermal 17β-estradiol (μg)	100	50	25	14 *

* Just one per-oral (0.9 mg coniugated equine estrogens) and one transdermal (14 μg 17β-estradiol) product available in the US only. 14 μg 17β-estradiol is indicated only for prevention of osteoporosis

(Birkhauser, et al[6])

表 4 ● 推奨されるエストロゲン製剤の用量

経口	17β-エストラジオール	0.5〜1.0 mg
	結合型エストロゲン	0.3〜0.45 mg
経皮	エストラジオール（パッチ）	25〜37.5 μg
	エストラジオール（ゲル）	0.5〜1.0 mg

(Birkhauser, et al[6])

表 5 ● 投与量からみたホルモン製剤

種類	投与方法	IMS の推奨用量	本邦で発売されている薬剤と用量		備考
結合型エストロゲン	経口	0.3〜0.45 mg	プレマリン（1錠）	0.625 mg	
17βエストラジオール	経口	0.5〜1.0 mg	ジュリナ（1錠）	0.5 mg	
			ジュリナ（2錠）	1.0 mg	
			ウェールナラ（1錠）	1.0 mg	黄体ホルモン（LNG）40 μg 配合
	経皮パッチ	放出量 25〜37.5 μg	エストラーナ（2日に1枚）	放出量 約 50 μg	
			メノエイドコンビパッチ（3〜4日に1枚）	放出量 約 50 μg	黄体ホルモン（NETA）140 μg 配合
	経皮ゲル	0.5〜1.0 mg	ル・エストロゲル（1プッシュ）	0.54 mg	
			ディビゲル（1包）	1.0 mg	
			ル・エストロゲル（2プッシュ）	1.08 mg	

であった．これらの用量と本邦で発売されている製剤を比較すると表5に示したようになる．本邦ではCEE 0.3 mgおよび0.45 mgは発売されておらず，経皮パッチも用量の少ない製剤が発売中止となり，用量の調節が困難である．しかし，経口E_2には0.5 mgが存在し，経皮ゲルも製剤によっては用量を調節することが可能である．

4）それぞれの用量における効果

a）E_2 経口製剤

海外では2.0 mgが通常の用量として用いられ，1.0 mgは低用量，0.5 mgは超低用量と認識されている[6]．本邦では，0.5 mgで更年期障害に効果がみられ，効果がなければ1.0 mgを用い，0.5 mgが低用量，1.0 mgは通常の用量と考えられ，E_2 製剤について低用量の考え方が海外と異なる．しかし，推奨用量は0.5〜1.0 mgであり，本邦における低用量から通常量がこれにあたる．

① 更年期障害：0.5 mgでほてりや腟乾燥感に効果がみられる[3]．
② 骨：腰椎骨密度は0.5 mg，1.0 mgいずれにおいても増加がみられる[8]．
③ 脂質代謝：1.0 mgでは，CEEのように中性脂肪の増加はみられず，LDL−コレステロール（LDL−C）やHDL−コレステロール（HDL−C）も有意な変化はみられない．2.0 mgになると，LDL−Cの有意な低下やHDL−Cの有意な増加を認める[9]．
④ 血管炎症マーカー：1.0 mgでは高感度CRPに有意な変化はみられない[10]．
⑤ 乳房：0.5 mgでは乳房不快感は少ないが，1.0 mgでは乳房不快感や乳房痛などの影響がみられる[8]．

b）E_2 経皮製剤

経皮パッチ製剤の推奨用量は放出量が25〜37.5 μgである．

① 更年期障害および骨：25 μgと50 μgを比較した成績から，放出量25 μgで血管運動神経症状の改善や骨密度の減少を防ぐことができることが報告されている[11,12]．本邦でも以前，放出量の少ない経皮パッチが発売されたが，現在では発売されておらず，パッチ製剤としては通常の用量しか存在しない．一方，ゲル製剤は0.5〜1.0 mgが推奨用量であり，ル・エストロジェル®の1〜2プッシュ，ディビゲル®1包がこれにあたる．ル・エストロジェル®の1プッシュは低用量であるが，更年期障害に効果がある[4]．ただし，1プッシュでの骨や脂質代謝，血管炎症マーカーなどへの影響についての明確なエビデンスは確立されていない．

c）CEE

① 更年期障害：推奨用量は0.3〜0.45 mgであり，CEE 0.31 mgでホットフラッシュの改善に効果がある[13]が，本邦では発売されていないためそれぞれの施設で工夫が必要である．なお，0.625 mgの隔日投与もほてりに効果がある[14]．
② 骨：0.31 mgで骨密度増加効果は報告されている[15]が，骨折予防効果は示されていない．0.625 mgの隔日投与も骨密度増加に効果がある．
③ 脂質代謝：0.625 mgはLDL−Cを減少させ，HDL−Cを増加させる．しかし，中性脂肪の増加によりLDL−Cを小粒子化させ，酸化されやすくする[16]ため注意が必要である．0.31 mg

では中性脂肪の増加はみられない[17]．また，0.625 mg の隔日投与では中性脂肪の増加は少ない．

④ 血管炎症マーカー：0.625 mg では高感度 CRP の増加，プラークの不安定化を促進する MMPs の増加，MMPs に抑制的に作用する TIMP-1 の低下がみられる[16]．0.31 mg であれば，血管炎症マーカーに対する影響にも有利である[18]．

⑤ 静脈血栓症：CEE の用量が多くなると，静脈血栓症のリスクは高くなる[19]が，少ない用量であれば脳卒中や血栓症のリスクを上昇させない[19,20]．

d）エストリオール

生物活性が比較的弱いエストロゲン製剤であり，子宮内膜に対する作用も比較的弱く，性器出血も起こりにくい．萎縮性腟炎や老人性骨粗鬆症などの治療目的で E_3 が用いられる．投与量として，1 mg は骨粗鬆症に対して効果があると報告されている．長期的に使用する場合には，子宮内膜への影響を考慮し，プロゲストーゲン製剤を併用する．

B ● 黄体ホルモン製剤

1）黄体ホルモン製剤の種類と用量

HRT としてエストロゲン製剤を用いる場合，子宮を有する女性では子宮内膜増殖症や子宮内膜癌の発生を防ぐ目的で黄体ホルモン製剤の併用が必要である．しかし，黄体ホルモン製剤は，エストロゲンによる効果を様々な方向へ修飾するため，投与量を含め注意が必要である．

2）黄体ホルモン製剤の用量と作用

a）MPA

周期投与の場合，5〜10 mg を 10 日間使用すると子宮内膜増殖症の抑制効果がみられる．5 mg と 10 mg の間で子宮内膜増殖症発生の抑制に有意差はなく[21]，投与期間も 10 日以上であれば，子宮内膜増殖症の発生は 0〜2％である[22]．一方，エストロゲンとともに少量の MPA の持続投与は子宮内膜の萎縮をきたす．持続投与の場合，2.5 mg と 5 mg との間で子宮内膜増殖症発生の抑制に有意差はないことから，脂質代謝に悪影響を及ぼさないために 2.5 mg が用いられる[21]．

b）エストロゲンと黄体ホルモンの配合剤

① 酢酸ノルエチステロン（NETA）：メノエイドコンビパッチ® には，E_2 0.62 mg と NETA 2.70 mg が含有され，1 日の放出量は E_2 50 μg，NETA 140 μg である．E_2 放出量 50 μg に対して NETA 放出量 140 μg で子宮内膜増殖症はみられず，子宮内膜の厚さの変化も，経皮 E_2/MPA と比較して差はみられない[23]．また，E_2 放出量 50 μg に対して，NETA 放出量を 140 μg，250 μg，400 μg で比較しても，子宮内膜過形成の発現には差がなく[24]，脂質代謝，糖代謝，乳房に対する影響を考慮し，用量の少ない 140 μg が用いられる．

② レボノルゲストレル（LNG）：経口配合剤であるウェールナラ® には E_2 1.0 mg とともに 40 μg の LNG が含有され，持続投与による子宮内膜萎縮率は MPA と同等である．また，40 μg

III　レジメンの選択

のLNGは，それよりも少ない用量のLNGに比べて子宮内膜萎縮率は高く，性器出血発現率も少ない．なお，E_2 0.5 mgとLNG 40 μg，E_2 1.0 mgとLNG 40 μgとの間で子宮内膜萎縮率に差はない[25]．LNG 40 μgは，E_2 の骨密度増加効果を妨げず，維持しており[25]，脂質や血糖などにおけるエストロゲン作用にも影響しない．

c）ジドロゲステロン

ジドロゲステロン（デュファストン®）は，海外でHRTの際の黄体ホルモン製剤として用いられ，そのエビデンスも報告されている．周期投与として，経口 E_2 1 mgに対して10 mgを14日間，持続投与として，経口 E_2 1 mgに対して5 mgが用いられることが多い[26]．

＜ホルモン製剤の使い方＞

使用できるホルモン製剤の種類が豊富になってきたことは望ましいことであるが，どのように使い分けていくべきかがポイントである．それぞれの製剤には一長一短があり，特徴をつかんだ上で投与を考えることが必要である．投与量については，効果を最大に，副作用を最小にするような量を考慮する．世界的な方向性としてより少ない用量から開始することがすすめられているが，目的とする効果が得られなければHRTとしての意味はない．

▶ HRT施行上のアドバイス

投与量の選択にあたり，
- 目的，年齢，合併症の存在を考える．
- 更年期障害の程度が強い場合は，通常の用量で開始する．症状が改善し骨粗鬆症の予防を考える場合は漸減する．ただし，肥満があれば経皮あるいは低用量から開始する．
- 早発閉経の場合は，通常の用量を考える．ただし，肥満があれば経皮あるいは低用量を考慮する．
- HRTの目的が更年期障害ではなく骨粗鬆症の治療ならびに予防の場合は，低用量からの開始を考える．
- 年齢が60歳を越える場合は，低用量から開始する．

● 文献

1) Barbieri RL. Hormone treatment of endometriosis: The estrogen threshold hypothesis. Am J Obstet Gynecol. 1992; 166: 740-5.
2) Kuhl H. Pharmacology of estrogens and progestogens: influence of different routes of administration. Climacteric. 2005; 8 (Suppl 1): 3-63.
3) Honjo H, Taketani Y. Low-dose estradiol for climacteric symptoms in Japanese women: a randomized, controlled trial. Climacteric. 2009; 12: 319-28.
4) Mizunuma H. Clinical usefulness of a low-dose maintenance therapy with transdermal estradiol gel in Japanese women with estrogen deficiency symptoms. Climacteric. 2011; 14: 581-9.
5) Yasui T, Yamada M, Kinoshita H, et al. Combination of automatic HPLC-RIA method for determination of estrone and estradiol in serum. J Clin La Anal. 1999; 13: 266-72.

6) Birkhauser MH, Pany N, Archer DF, et al. Updated practical recommendations for hormone replacement therapy in the peri- and postmenopause. Climacteric. 2008; 11: 108-23.
7) The Board of Trustees of The North American Menopause Society. Estrogen and progestogen use in postmenopausal women: July 2008 position statement of The North American Menopause Society. Menopause. 2008; 15: 584-603.
8) Mizunuma H, Taketani Y, Ohta H, et al. Dose effects of oral estradiol on bone mineral density in Japanese women with osteoporosis. Climacteric. 2010; 13: 72-83.
9) Villa P, Sagnella F, Perri C. et al. Low- and standard-estrogen dosage in oral therapy: dose-dependent effects on insulin and lipid metabolism in healthy postmenopausal women. Climacteric. 2008; 11: 498-508.
10) Stork S, von Schacky C, Angerer P. The effect of 17β-estradiol on endothelial and inflammatory markers in postmenopausal women: a randomized, controlled trial. Atherosclerosis. 2002; 165: 301-7.
11) Speroff L, Whitcomb RW, Kempfert NJ, et al. Efficacy and local tolerance of a low-dose, 7-day matrix estradiol transdermal system in the treatment of menopausal vasomotor symptoms. Obstet Gynecol. 1996; 88: 587-92.
12) Evans SF, Davie WJ. Low and conventional dose transdermal oestradiol are equally effective at preventing bone loss in spine and femur at all post-menopausal ages. Clin Endocrinol. 1996; 44: 79-84.
13) Utian WH, Shoupe D, Bachmann G, et al. Relief of vasomotor symptoms and vaginal atrophy with lower doses of conjugated equine estrogens and medroxyprogesterone acetate. Fertil Steril. 2001; 75: 1065-79.
14) 安井敏之. 低用量HRTを効果的に施行するために. In: 麻生武志, 編. 更年期医療のコツと落とし穴. 東京: 中山書店; 2005. p.112-3.
15) Mizunuma H, Okano H, Soda M, et al. Prevention of postmenopausal bone loss with minimal uterine bleeding using low dose continuous estrogen/progestin therapy; a 2-year prospective study. Maturitas. 1997; 27: 69-76.
16) 若槻明彦. エストロゲンの種類と投与ルートによる作用・副作用の違い. Hormone Frontier in Gynecology. 2008; 15: 209-14.
17) Wakatsuki A, Okatani Y, Ikenoue N, et al. Effect of lower dose of oral conjugated equine estrogen on size and oxidative susceptibility of low-density lipoprotein particles in postmenopausal women. Circulation. 2003; 108: 808-13.
18) Wakatsuki A, Ikenoue N, Shinohara K, et al. Effect of lower dosage of oral conjugated equine estrogen on inflammatory markers and endothelial function in healthy postmenopausal women. Arterioscler Thromb Vasc Biol. 2004; 24: 571-6.
19) Jick H, Derby LE, Myers MW, et al. Risk of hospital admission for idiopathic venous thromboembolism among users of postmenopausal oestrogens. Lancet. 1996; 348: 981-3.
20) Grodstein F, Manson JE, Stampfer MJ, et al. Postmenopausal hormone therapy and stroke. Arch Intern Med. 2008; 168: 861-6.
21) Woodruff JD, Pickar JH. Incidence of endometrial hyperplasia in postmenopausal women taking conjugated estrogens with medroxyprogesterone acetate or conjugated estrogens alone. Am J Obstet Gynecol. 1994; 170: 1213-23.
22) Whitehead MI, Fraser D. Controversies concerning the safety of estrogen replacement therapy. Am J Obstet Gynecol. 1987; 156: 1313-22.
23) 真田光博, 水沼英樹. 閉経後女性を対象とした新規E_2/NETA配合パッチRPR106522と既存のホルモン補充療法の更年期障害に対する有効性と安全性の比較（第III相臨床試験）. 日更医誌. 2008; 16: 220-31.
24) Archer DF, Furst K, Tipping D, et al. A randomized comparison of continuous combined transdermal delivery of estradiol-norethindrone acetate and estradiol alone for menopause. Obstet Gynecol. 1999; 94: 498-503.
25) Mizunuma H, Taketani Y, Ohta H, et al. Dose effects of oral estradiol on bone mineral density in Japanese women with osteoporosis. Climacteric. 2009; 12: 1-12.
26) Schneider C, Jick SS, Meier CR. Risk of gynecological cancers in users of estradiol/dydrogesterone or other HRT preparations. Climacteric. 2009; 12: 514-24.

〈安井敏之〉

5 エストリオールの使い方は？

> *本節の概要*　summaries of this section
> - 泌尿生殖器症状の改善が最もよい適応である．
> - 効果と有害事象の少なさからは経腟投与が優れている．
> - 更年期症状の改善にも有効である．
> - 骨粗鬆症に対する効果は国内の研究では有効とされているが，国外の研究では有効でないとする報告も多い．
> - 子宮内膜に対する E_3 経口剤単独投与の安全性は確立していないので慎重な子宮内膜の評価が必要である．

A ● HRT におけるエストリオールの位置づけ

　エストリオール（E_3）製剤の歴史は古く，わが国では1960年から使用されている．E_3 は活性が弱いエストロゲンながら更年期障害，萎縮性腟炎，骨粗鬆症などに有効性があるとされ出血などの有害事象が起きにくいことからマイルドな効果を好む女性や高齢女性を対象に，また婦人科以外の内科などでも比較的使いやすい薬剤と位置づけられてきた．

　E_3 製剤はわが国あるいはヨーロッパ諸国では比較的よく使用されている薬剤であるが．2008年 U.S. Food and Drug Administration（米国FDA）は他のエストロゲン製剤とは一線を画して"safety and effectiveness of estriol is unknown"とし，E_3 を含む製剤は承認されていないという警告を出した[1]．その背景として，米国では E_3 は結合型エストロゲン（CEE）と異なり人体が本来もつエストロゲンそのものであり（bio-identical, natural），活性が弱いため通常のHRTよりも体に優しく安全性が高いという一面があまりにも強調されて bio-identical hormon therapy（BHT）として喧伝され，商業的に利用されていることに対して，そのような理論的・臨床的根拠に乏しいことが指摘されたことがあげられる．

　E_3 は通常のHRTに用いられるエストロン（E_1，結合型エストロゲンの主成分）やエストラジオール（E_2）とは異なった代謝経路をもつエストロゲン類であり，条件によってエストロゲン作用，抗エストロゲン作用をもつことから，単に活性の弱いエストロゲンとしては片づけられない面ももっている．いわば E_3 はそのユニークな特性から1種のSERMのような側面をもっていると考えた方がよいであろう．したがってその特性をよく理解したうえで診療に用いることが必要である．

B ● E₃ の特性に関する基礎知識

1) E₃ と他のエストロゲンとの違い

E_3 は他のエストロゲンと同様にエストロゲンレセプター（ER）を介して効果を発揮する．ER には ER α と ER β という 2 つのサブタイプがありそれぞれ組織分布も作用も異なっている．E_2 は ER α と ER β に対しほぼ同等に結合するが，E_1 は主に ER α に結合し ER β への結合能は低い．E_3 は E_2 と比較して ER α に対する結合能は 1/10 程度であるが，ER β に対する結合能は 3/10 程度である．すなわち E_2 が ER α と ER β を同じくらい刺激するのに対し，E_3 は ER α より ER β への刺激作用が強いことが特色である[2]（表 1）．このことにより E_3 は E_2 とは異なった生理作用をもっている．

通常の HRT では CEE であっても 17β-E_2 であっても体内の代謝により E_1 の血中濃度が高くなるため，ER α 作用が主体となる．ER α 作用は骨密度上昇，脂質プロファイル改善，中枢神経機能，インスリン抵抗性改善に関与するため通常の HRT によるベネフィットは主として ER α 作用によってもたらされる．これに対し ER β 作用は腫瘍細胞増殖抑制作用，免疫抑制作用などをもつ．HRT が大腸癌抑制効果をもつのは大腸においては ER β のみ発現するためと考えられている．

E_3 からの主な活性代謝産物は 16α-OH エストロン（16α-OHE₁）で，E_2 や E_1 に変換され

表 1 ● 各種エストロゲンとレセプター作用比

	ER α	ER β
エストロン	5	1
エストラジオール	1	1
エストリオール	1	3

（Zhu et al[2] より作成）

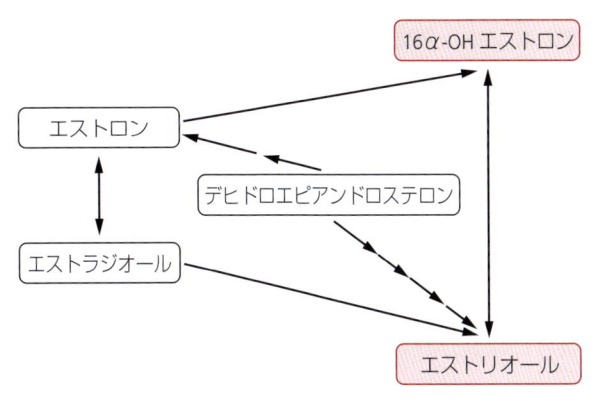

図 1 ● エストリオールに関連するホルモン代謝
矢印の数は代謝の過程の数を表す．両矢印は可逆的反応を示す．

ない（図1）．16α-OHE$_1$ は比較的強いエストロゲン活性をもち，これもまた ERβ作用のほうが大きいため E$_3$ による治療では全体として ERβ作用が優位となる．この点が通常の HRT と大きく異なる点である．

2）E$_3$ の経口剤，腟剤の違い

経口 E$_3$ は肝臓の first pass effect を受けて速やかに抱合化され代謝されるため短時間作用となる．E$_3$ 腟剤を投与した場合の血中 E$_3$ 濃度は first pass effect を受けないので経口投与より血中濃度はむしろ高く，同量の経口 E$_3$ の 10 倍程度となり，より持続する．しかし血中 E$_2$ 濃度にはどちらもほとんど変化を与えない．

C ● E$_3$ の効果

わが国で承認されている E$_3$ の適応は表 2 の通りで，その中には下部尿路症状は含まれていないが，これも萎縮性（老人性）腟炎に関連する泌尿生殖器萎縮症状として扱う．

E$_3$ の効果に関する報告はほとんど小規模で短期間のものであるため，通常の HRT のようなレベルの高いエビデンスに乏しい．しかし hot flash のような更年期症状に対しては多くの小規模スタディの積み重ねと長年の使用経験の中で効果的と考えられている．また泌尿生殖器萎縮症状に関してもほぼ証明されていると考えられる．しかし骨粗鬆症に対する効果に関してはさまざまな異なった結果となっている．ここにはその一部を紹介するのでエビデンスの詳細に関してはホルモン補充療法ガイドラインを参照されたい．

1）更年期症状

更年期症状に対するいくつかのスタディはいずれも小規模のものであるが，いずれも有意に効果があるとしている．国外の研究の中では 1～8mg/日までの E$_3$ が使用されているが，効果は用量依存性に高まると報告されている[3]．国内の試験でも E$_3$ 2mg/日の投与により更年期症状が改善することが報告されている[4,5]．

2）泌尿生殖器症状

腟乾燥感，瘙痒感，性交痛，腟細胞診所見はいずれのエストロゲン療法でも改善するが，経腟投与のほうがより効果的である[6]．経口 HRT は尿失禁を悪化させる可能性があるのに対し経腟エストロゲンは尿失禁，排尿切迫感を改善し排尿回数を減少させる[7]．泌尿生殖器萎縮症

表2 ● わが国におけるエストリオールの適応疾患

経口剤
更年期障害，腟炎（老人，小児および非特異性），子宮頸管炎ならびに子宮腟部びらん 老人性骨粗鬆症
腟坐薬
腟炎（老人，小児および非特異性），子宮頸管炎ならびに子宮腟部びらん

状に対する経腟投与で E_3 が他の経腟エストロゲンより優れているというエビデンスはないが効果はほぼ同等と考えられている．

3）骨粗鬆症

国外で行われた E_3 2mg〜12mg/日による試験ではいずれも骨密度の増加を認めておらず，骨密度減少の程度がやや少なくなると報告されている．一方国内で行われた試験では E_3 2mg/日と0.8mgのカルシウム製剤の併用で腰椎骨密度は1.79％の有意な増加を示した[8]．またその他のいくつかの国内の研究でもいずれも同等の増加が報告されている．

D ● E_3 の安全性

E_3 の安全性については，通常のHRTに比べて安全であるという説と通常のHRTに比べて安全ではないという説の両論が存在する．これは大規模あるいは長期的なデータに乏しいため主に基礎的なデータや小規模の臨床試験による結果からの推論によっているためである．ここではその両論を併記しておきたい．

1）E_3 は通常のHRTに比べて安全であるという根拠

E_3 が E_1 や E_2 に比べて安全であるという根拠は主として E_3 が他のエストロゲンより活性が弱いという点とER β 刺激作用優位であることから説明されている．E_3 は経口でも経腟でも血中 E_1，E_2 濃度はほとんど変化しないのでその側面では乳腺や子宮内膜に対する刺激は少ない．更年期症状などを対象としたいくつかの研究では子宮内膜の変化はないと報告されている．一方ER β の発現は乳腺においては細胞増殖を抑制する作用がある．血中 E_3 が高いほど乳癌リスクが低下すること，動物の発癌実験で E_3 が保護作用があることなどをこれと結びつけて乳癌が抑制されるのではないかという推測もあるが，これは臨床的に証明されたことではない．臨床研究ではヨーロッパの大きなケースコントロールスタディとコホートスタディにおいては E_3 には乳癌リスクの上昇は認められていない[9]．

2）E_3 は通常のHRTに比べて安全ではないという根拠

E_3 が E_1 や E_2 に比べて安全とはいえないという根拠は主にエストロゲン代謝の面から説明されている．E_3 は 16 α -OHE_1 に代謝されるが，16 α -OHE_1 は強いエストロゲン活性をもつ代謝産物であり，遺伝子毒性をもつので乳癌発生のリスク因子ではないかとの推測がある．また，子宮内膜に対する作用は経口であれ，経腟投与であれ E_2 の 1/10 量を投与した場合と差がみられないことから，E_3 2mg を経口投与した場合は 0.2mg の 17 β -E_2 を経口投与したことと同じであり，超低用量とはいえ単独投与では子宮内膜に対する安全性は確保できないことになる．実際に E_3 経口投与では頻度は低いものの子宮内膜肥厚や性器出血をきたすことがある．ヨーロッパでの大規模なケースコントロールスタディによれば経口 E_3 の5年以上の単独投与での子宮内膜過形成のリスクは8倍に，子宮体癌のリスクは3倍に増加すると報告されている．ただし同じスタディで経腟投与の場合はリスクは上昇していない（表3）[10]．

Ⅲ レジメンの選択

表3 ● 経口エストリオール，経腟エストロゲンと子宮体癌，子宮内膜増殖症との関連

	使用期間	子宮体癌 OR（95％CI）	子宮内膜増殖症 OR（95％CI）
経口エストリオール（1〜2mg）	＜5年 ＞5年	1.7（1.3-2.3） 3.0（2.0-4.4）	2.2（1.0-4.6） 8.3（4.0-17.4）
低用量エストロゲン腟剤*	＜5年 ＞5年	1.2（0.9-1.7） 1.2（0.8-1.9）	1.1（0.5-2.8） 2.3（0.9-5.6）

（Weiderpass et al [10] より作成）

1) 経口エストリオールのORは年齢，分娩歴，閉経年齢，BMI，経口避妊薬の使用，最終分娩年齢，喫煙，HRT，ERT，エストロゲンなしの黄体ホルモン剤，低用量エストロゲン腟剤*の使用期間で調整
2) 低用量エストロゲン腟剤のORは年齢，分娩歴，閉経年齢，BMI，経口避妊薬の使用，最終分娩年齢，喫煙，HRT，ERT，エストロゲンなしの黄体ホルモン剤，経口エストリオール（1〜2mg）の使用期間で調整.
*エストリオール0.5mg，ジエネストロール0.5mg，エストラジール25μg

3）E_3 に黄体ホルモンを併用すべきか

　長期の経口投与の場合は子宮内膜の保護の観点から黄体ホルモンを併用したほうがよいという意見も多いが，この点に関しては今のところ一致した見解はない．上述のように子宮内膜増殖症や子宮体癌は E_3 経口剤の長期単独投与によって増加するとの報告がなされている．しかし併用すべき黄体ホルモンの用量は確立されておらず，また併用することにより逆に乳癌のリスクが上昇する可能性や黄体ホルモン作用により活性の弱い E_3 のエストロゲンとしてのベネフィットが打ち消される可能性がある．通常は黄体ホルモンを併用せず単独で使用されていることが多い．黄体ホルモンを併用しない場合にはとりわけ慎重に子宮内膜の評価を行わなければならない．E_3 腟剤を使用する場合は黄体ホルモンは不要である．

▶ 使用上のアドバイス

- 使用法の実際につき適応となる疾患別に示す．ここでは併用法や使用のコツなどは必ずしもエビデンスに基づいたものばかりではなく，筆者の経験や小規模な学術報告も参考としている．一つの例として実際の臨床で使用する場合の参考としていただきたい．
- 更年期症状

　hot flashに対してはCEE 0.625mgに対して経口 E_2 0.75mg，経口 E_3 2.5mgがほぼ同等の効果を持つとされている．したがって通常は経口 E_3 2mg/日を処方する．hot flashに対する効果は用量依存性であるが，用量を増やすと副作用の頻度が高まるので，効果が不十分な場合は筆者の経験では増量するよりも抗不安薬や漢方薬を併用するほうがよい効果が得られる．たとえばクロチアゼパムやエチゾラムなどを処方し自分で調節するようにしておくと，多くの場合寝る前1回あるいはその他に症状の強いとき1回程度の使用となるよう

である．

[処方例1)]
エストリオール（エストリール®，ホーリン®）　2mg　2×朝，夕後
クロチアゼパム（リーゼ®）　5mg　1×，寝る前

[処方例2)]
エストリオール（エストリール®，ホーリン®）　2mg　2×朝，夕後
加味逍遥散　7.5g　3×朝，昼，夕前

● 泌尿・生殖器症状

　頻尿，排尿時痛や萎縮性腟炎，腟乾燥感，性交痛に対しては経口投与も有効だがエビデンスからは腟錠の投与のほうが優れている．通院によって腟内投与をしてもよいが，自己挿入も難しくないので E_3 腟錠 0.5mg/日を処方する．その場合無理に奥まで挿入する必要はなく，腟入口部付近でよいと指導する．そのままだと脱出しやすいので夜寝る時に挿入するとよい．萎縮性腟炎は1～2週間の投与で改善するが，その他の泌尿・生殖器症状に対しては長期間投与することが必要な場合が多い．腟剤を長期間投与する場合，最初の2週間は連日投与し，その後は週2回程度の使用とする．

[処方例]
エストリオール（エストリール®）腟錠　0.5mg　1×寝る前

● 骨粗鬆症

　骨粗鬆症に対しては通常経口 E_3 2mg/日を処方する．E_3 は骨粗鬆症の予防と治療ガイドライン2011年版における治療薬としての推奨グレードは骨密度増加，椎体骨折予防，非椎体骨折予防いずれもCである．そのため第一選択薬とはなりえないが，高齢者の軽度の骨量減少程度で他の何らかの症状改善効果と併せての効果を期待する場合が処方の中心となる．活性型ビタミンDとカルシウムを併用した場合には効果が増強されるのでできれば併用したほうがよい．

[処方例]
エストリオール（エストリール®，ホーリン®）　2mg　2×朝，夕後
アルファカルシドール（アルファロール®）　1μg　1×朝後
乳酸カルシウム　1.0g　1×朝後

● 副作用対策

　E_3 はほとんど副作用が気になることのない薬剤であるが，連用すると白色の帯下が増加することを訴えることがある．その場合は病的な帯下ではないことを説明し，経口投与ならば2mg/日から1mg/日へ減量し，腟錠ならば隔日あるいは3～4日毎として症状に応じて調節するとよい．また乳房痛，乳房緊満感，性器出血を訴える場合も同様に減量で対処するが，この場合は低用量であっても乳腺や子宮内膜に対する過剰刺激の可能性が考えられることから，より慎重に定期的乳房検診や内膜の評価を行い対応しなければならない．

おわりに

E₃ はとくに泌尿生殖器症状の改善などを中心に上手に使えば女性の QOL を高める非常に有用な薬剤である．しかし E₃ の安全性は単独経口投与ではまだ確立しているとはいえない．国内外での臨床試験では子宮内膜に対する作用や乳癌リスクの上昇はみられないとの報告が多いが，日常臨床では一定の割合で子宮内膜肥厚や性器出血，また乳房痛や乳房緊満感などの症状を訴える女性が存在することも事実である．現時点では基礎的に明らかにされつつある E₃ のユニークな特性と有害事象や長期的な安全性などの臨床的問題点との関連についてはまだほとんど明らかになっていない．したがって E₃ の安全性については今後の大規模臨床試験や長期フォローアップスタディの結果を待たなければならない．

E₃ による ERT は通常の HRT（ERT）より活性の弱いエストロゲンによる HRT（ERT）であるという単純な認識は必ずしも正しくはない．E₃ 療法は通常の HRT（ERT）とはある意味で異なったホルモン療法であるという認識をもち，特性に応じた使い方を工夫し，安全性についても過信することなく定期的な内膜の評価や乳房検診を行いながら使用することが重要である．

●文献

1) The U.S. Food and Drug Administration (FDA). FDA. Takes Action Against Compounded Menopause Hormone Therapy Drugs. http://www.fda.gov/newsevents/newsroom/pressannouncements/2008/ucm116832.htm. 2008.
2) Zhu BT, Han GZ, Shim JY, et al. Quantitative structure-activity relationship of various endogenous estrogen metabolites for human estrogen receptor alpha and beta subtypes: Insights into the structural determinants favoring a differential subtype binding. Endocrinology. 2006; 147: 4132-50.
3) Tzingounis VA, Aksu MF, Greenblatt RB, et al. Estriol in the management of the menopause. JAMA. 1978; 239: 1638-41.
4) Takahashi K, Manabe A, Okada M, et al. Efficacy and safety of oral estriol for managing postmenopausal symptoms. Maturitas. 2000; 34: 169-77.
5) Ushiroyama T, Sakai M, Higashiyama T, et al. Estrogen replacement therapy in postmenopausal women: a study of the efficacy of estriol and changes in plasma gonadotropin levels. Gynecol Endocrinol. 2001; 15; 74-80.
6) Cardozo LD, Bachmann G, McClish D, et al. Meta-analysis of oestrogen therapy in the management of urogenital atrophy in postmenopausal women: second report of the Hormones and Urogenital Therapy Committee. Obstet Gynaecol. 1998; 92: 722-7.
7) Cody JD, Richardson K, Moehrer B, et al. Oestrogen therapy for urinary incontinence in post-menopausal women. Cochrane Database Syst Rev. 2009 Oct 7; (4) CD001405.
8) Minaguchi H, Uemura T, Shirasu K, et al. Effect of estriol on bone loss in postmenopausal Japanese women: a multicenter prospective open study. J Obstet Gynaecol Res. 1996; 22: 259-65.
9) Holtorf, K. The bioidentical hormone debate: are bioidentical hormones (estradiol, estriol, and progesterone) safer or more efficacious than commonly used synthetic versions in hormone replacement therapy? Postgrad Med. 2009; 121: 73-85.
10) Weiderpass E, Baron JA, Adami HO, et al. Low-potency oestrogen and risk of endometrial cancer: a case-control study. Lancet. 1999; 353: 1824-8.

＜藤野敬史　小林範子＞

6　黄体ホルモンは何をどれくらい投与するか？

＊本節の概要＊　summaries of this section

- 黄体ホルモン投与の目的は全身的なエストロゲン投与による子宮内膜の過形成や発癌のリスクを増加させないことにある．
- 子宮を有する女性に対するエストロゲン単独投与は中止した後も子宮内膜癌のリスクが存続する．
- 周期的併用投与法は持続併用投与法に比し内膜異常のリスクが高い．
- 周期的投与法では，1周期あたり10日〜14日間の黄体ホルモン投与が必要である．
- 通常量のエストロゲン製剤に対して，MPAによる周期的併用投与法では5〜10mg/日，持続併用投与法では2.5mg/日，DYDによる周期的併用投与法では10mg/日，持続併用投与法では5mg/日を用いる．
- 黄体ホルモンの種類によりHRTによる乳癌や心血管系疾患発症に及ぼす影響が異なることが指摘されている．
- 現時点ではSERMを黄体ホルモンの代用として実際に使用することはできない．

現在わが国で使用可能な黄体ホルモンのうち，HRTに用いるものとしてガイドラインに記載されているものは，酢酸メドロキシプロゲステロン（medroxyprogesterone acetate：MPA）（プロベラ®，プロゲストン®，ネルフィン®，メドキシン®，ヒスロン®）とジドロゲステロン（dydrogesterone：DYD）（デュファストン®）である．他に天然型エストラダイオールと合剤となっている製剤として，レボノルゲストレル（levonorgestrel：LNG）（ウェールナラ®）と経皮吸収製剤の，酢酸ノルエチステロン（norethisterone acetate：NETA）とがある．後者2製剤はすでにエストロゲン製剤との合剤であり，持続的併用投与法として使用されるため，本節では主にMPAとDYDについて述べる．

A●黄体ホルモン併用の目的

黄体ホルモン投与の目的は全身的なエストロゲン投与による子宮内膜の過形成や発癌のリスクを増やさないことにある．したがって有子宮者においてはエストロゲンに黄体ホルモンを併用することが必須であるが，子宮のない女性ではその必要性はない．また，泌尿生殖器の萎縮症状に対し少量のエストロゲンで局所投与（腟内投与）を行う場合，全身的に吸収はされるものの子宮内膜を刺

激するレベルには達しないため黄体ホルモンの併用は必要とされない[1,2]．

B● 黄体ホルモンを投与しなかった場合のリスク

　子宮を有する女性に対するエストロゲン単独投与は子宮内膜癌のリスクが約2倍に増加する．このリスクはエストロゲンの投与量や投与期間に関係し10年以上の投与では9.5倍まで増加する[3]．しかもエストロゲン単独療法を中止した後もこのリスクは存続し，中止後12年経過しても1.9倍である[3]．黄体ホルモンを併用投与することでこのリスクは減少し，適切な投与量であれば黄体ホルモンの種類によらず，内膜保護効果を示す．

C● 黄体ホルモンの投与期間

　消退出血を毎月誘発する周期的投与法では，休薬期間を設ける場合でも設けない場合でも1周期あたり10〜14日間の黄体ホルモン投与が必要である．投与期間に幅があるが，1周期あたりのエストロゲン投与期間，休薬期間などにより調節する．たとえば3週間のエストロゲン投与に引き続き1週間の休薬期間を設ける場合は黄体ホルモン投与を10日間にし，休薬期間を設けずエストロゲンを持続的に投与する場合は1周期あたり黄体ホルモンを14日間投与とするといった具合である．1周期を28日間でみるのか，または1カ月と考えるのかなど世界的な統一はないが，どのようなレジメンを採用しても周期的投与法では1周期あたり最低10日間の黄体ホルモン投与が内膜保護のためには必須である．日本のガイドラインでは休薬期間を設けないエストロゲンの持続的投与方法では黄体ホルモンは12日以上の投与とされている．

　投与期間についてあいまいな部分が残る背景には，内膜保護のためには黄体ホルモンの投与期間が長い方が安全であるが，黄体ホルモンによる副作用を考慮すると投与期間を短縮させたいという，相反する事情の存在も関与している．黄体ホルモンの副作用とは，黄体ホルモン投与期間中に出現する月経前症候群様の浮腫，気分不快や倦怠感などの訴えのほか，後述する乳癌リスクや心血管系への有害作用のことである．

　あくまでも個人的な見解であるが，著者は休薬期間2〜4日間を設け，1周期（エストロゲン投与は26日間）あたり12日間の黄体ホルモン投与を基本としている．黄体ホルモンに対し胃腸障害や気分不快，浮腫やだるさを訴える患者では10日間に短縮するが，安全のため1周期あたりのエストロゲン投与期間も24日間に短縮している．要はエストロゲン単独刺激の期間を1周期あたり14日以内とするようにしている．この方法は最低ルールを守っているだけで推奨するだけの医学的根拠はない．

D● レジメンと内膜保護効果

　WHI試験は結合型エストロゲン（CEE：プレマリン®）0.625mgと黄体ホルモンとして酢酸メド

ロキシプロゲステロン（MPA）2.5mgの持続併用投与法を用いたRCTであったが，子宮内膜癌のリスクはプラセボに比較しRR 0.81（95％ CI 0.48-1.06）で有意ではないが減少していた[4]．使用薬剤は異なるがMillion Women Study（MWS）でも持続併用投与法は，RR 0.71（95％ CI 0.56-0.90）で有意に減少したが，周期的併用投与法ではRR 1.05（95％ CI 0.91-1.21）で減少は認められていない[5]．長期（6年以上）に及ぶ周期的投与では内膜癌のリスクが増えたとする報告もあり注意を要する．

E● 黄体ホルモンの投与量

1) 酢酸メドロキシプロゲステロン（medroxyprogesterone acetate：MPA）（プロベラ®，プロゲストン®，ネルフィン®，メドキシン®，ヒスロン®）の場合

ホルモン補充療法ガイドラインでは周期投与の場合5〜10mg，持続投与では2.5mgと記載されている．この量はエストロゲン通常量に対するMPAの用量である．この場合の通常量とはガイドラインによれば，結合型エストロゲン（プレマリン®）0.625mg，17βエストラジオール（ジュリナ®）1.0mg，17βエストラジオール（エストラーナ®）1枚/2日，17βエストラジオール（ル・エストロジェル®）2プッシュ/日，17βエストラジオール（ディビゲル®）1包（1mg）/日のことを指す．最も有名なWHIで用いられたのは持続投与法で結合型エストロゲン0.625mg＋MPA 2.5mgの組み合わせである．CEEとMPAの持続投与については，CEE単独療法を含め，さまざまな用量の組み合わせにおいて内膜の安全に対する検討がRCTで行われている（表1）[6]．この報告ではCEE 0.625mgに対しMPA 2.5mgの併用では2年間1例も内膜癌はもちろん過形成も発生していない．同様に，CEE 0.45mg＋MPA 2.5mg，CEE 0.45mg＋MPA 1.5mg，CEE 0.3mg＋MPA 1.5mgでも過形成すら発生しなかった．本邦では薬剤がないため，使用上は許されないが半量投与の試みが現実的にはなされている．しかしこの場合CEE

表1● 結合型エストロゲンに対する酢酸メドロキシプロゲステロン（MPA）の投与量と内膜（2年間投与）

投与方法 （投与量：mg）	例数	過形成 発生数	過形成 発生率	95％信頼区間	CEE単独に対する 有意差（p値）
CEE単独（0.625）	55	15	27.27	16.14-40.96	—
CEE（0.625）/MPA（2.5）	62	0	0.00	0.00-5.78	＜0.001
CEE単独（0.45）	67	10	14.93	7.40-25.74	—
CEE（0.45）/MPA（2.5）	66	0	0.00	0.00-5.44	0.001
CEE（0.45）/MPA（1.5）	69	0	0.00	0.00-5.21	＜0.001
CEE単独（0.3）	63	2	3.17	0.39-11.00	—
CEE（0.3）/MPA（1.5）	75	0	0.00	0.00-4.80	0.21
Placebo	61	0	0.00	0.00-5.87	—

（文献6より作成）

III レジメンの選択

は 0.3125 mg で MPA は 1.25 mg となり，先の論文の低用量 CEE 0.3 mg ＋ MPA 1.5 mg よりも相対的に MPA 投与量が少なくなり安全性も保障されないことを十分理解する必要がある．

　先にも述べたが持続投与法に比べ周期的投与法は内膜異常を起こしやすい投与方法である．そのため，一概に MPA は 5 mg といいきれない部分がある．エストロゲンに対する内膜の反応は各個人により若干異なる．とくに周期的投与では期待する時期に消退出血が起こせず，内膜剥離が不十分であると判断されたり，実際に過形成を疑わせる内膜検査の結果を得た場合は，増量（MPA 10 mg）する必要性がある．臨床的には，閉経確認前の月経不順や稀発月経の時期から始める HRT では，内因性のエストロゲン分泌が不定期に起きるため，通常量の投与を行っていても血液中のエストロゲン濃度が異常に高値であることはよく経験する．この場合，相対的に内膜保護のための黄体ホルモン量が不足している可能性がある．MPA を 5 mg または 10 mg どちらを使用するかは，患者ごとに内膜保護に対しどちらを選択すべきかを，出血や血中濃度，内膜検査の結果から至適用量を医師が選択せねばならない．このことは他の黄体ホルモンにも適応されるべき注意事項である．

2）ジドロゲステロン（dydrogesterone：DYD）（デュファストン®）の場合

　ジドロゲステロン（DYD）は主に欧州で HRT に使用されてきた．日本は米国式で MPA 使用が以前より多いため，HRT に DYD を使用することはあまりなじみがない．さらに，欧州では HRT に使用するエストロゲンとして内服では天然型のエストラジオール（E_2）製剤が多く，DYD を用いた HRT でもこれとの組み合わせが多い．そのため内膜保護作用に関するエビデンスもこの組み合わせが多い．E_2 製剤と DYD との組み合わせの HRT における内膜の安全性に関する報告を周期的投与と持続的投与に分け，表 2 および表 3 にまとめた[7-12]．CEE に関しての論文は少なく世界的にも一般的な組み合わせとはいえないのかもしれない．周期的投与に関する報告が 2 編[13,14]あるにすぎない．わが国で使用可能な経皮吸収エストロゲン製剤との組み合わせではエビデンスがないのが実情である．表 2 では E_2 製剤が 1 mg または 2 mg となっているが，欧州ではこの用量を通常量と考えているからである．通常量の E_2 製剤を 1 mg として

表 2 ● 経口 E_2 製剤に対するジドロゲステロン（DYD）の投与量と内膜（周期的投与法）

（すべて一周期 E_2 製剤 28 日間に対し DYD 14 日間の投与）

文献	期間	例数	E_2 (mg)	DYD (mg)	増殖 EM (％)	過形成 (％)	悪性 (％)
Ferenczy[7]	1 年	156	2	10	1.9	0.6	0
Weijer[8]	1 年	59	1	5	0	1.7	0
		65	1	10	1.5	0	0
Ferenczy[9]	2 年	100	1	5	2.0	0	1.0
		95	1	10	0	0	0
		88	2	10	3.4	0	0
		96	2	20	2.1	0	2.1

も周期的投与では DYD は 10mg 必要といえる．安全性のエビデンスはあるが一周期あたり 14 日間の DYD を投与していることを再度強調したい．一方で持続併用療法では通常量の E_2 製剤に対し DYD は 5mg の投与で内膜保護は可能である．2009 年に HRT に使用する DYD と内膜保護に関するレビューが雑誌 Maturitas においてなされているが，ここでは E_2 製剤 2mg に対し周期的投与では 10mg を 1 周期に 14 日間，持続投与では 5mg を推奨している[15]．日本で E_2 製剤を 2mg 使用することはあまりない．現時点では E_2 製剤 1mg に対しても同様に周期的では 10mg，持続的では 5mg を使用するのが無難である．CEE ではレビューされるほど検討はなされていないが，通常量である CEE 0.625mg を用いた周期的投与法による HRT では，やはり DYD10mg（14 日間/周期）で内膜保護は可能との報告がある．しかしわずか 41 例を 1 年間追跡した検討なので絶対的に安全とはいい難く，やはり使用経験が世界的にも少ないと考えられる．それでは，内膜保護の観点からの報告のない経皮吸収エストロゲン製剤を用いた HRT に対してどうしたらよいのであろうか？ 論文がないためクリアに記載することができないが，先にあげたエストロゲン通常量として種々のエストロゲン製剤の力価が同等と仮定して，DYD を上記と同様に使用するしかない．著者はそのため 2011 年の日本女性医学学会で通常量の CEE や経皮吸収エストロゲン剤と DYD による周期的投与および持続投与の HRT と内膜細胞診の検討を報告した[16]．125 例中内膜癌の発生は 1 例もなく，疑陽性（class III）は 3 例 2.4%

表3 ● 経口 E_2 製剤に対するジドロゲステロン（DYD）の投与量と内膜（持続併用投与）

文献	期間	例数	E_2 (mg)	D (mg)	増殖 EM (%)	過形成 (%)	悪性 (%)
Bergeron[10]	1 年	165	1	2.5	6.1	0	0
		170	1	5	2.4	0	0
		40	2	2.5	12.5	2.5	0
		42	2	5	4.8	0	0
		43	2	10	2.3	0	0
Querenx[11]	1 年	277	1	5	11.6	0.4	0
Bergeron[12]	1 年	395	0.5	2.5	7.6	0.3	0

表4 ● 経口 CEE 製剤に対するジドロゲステロン（DYD）の投与量と内膜（周期的投与法）

文献	期間	例数	CEE (mg)	DYD (mg)	過形成 (%)	悪性 (%)
Gelfand[13]	1 年	41	0.625	10	0	0
	*一周期 CEE：28 日間に対し DYD14 日間の投与					
Chang[14]	1 年	73	0.625	20	0	0
	*一周期 CEE：25 日間に対し DYD14 日間の投与					

に認められたが，いずれも再検査およびレジメンの変更により陰性を確認している．

　MPAと比較するとMPA 2.5mgがDYD 5mgに相当する見解となっている．しかしあくまでも個人的な感覚であるが，使用経験が増えるほどMPAに比べやや弱いという印象を受ける．実際にMPAで月経を起こすよりもDYDで月経を起こす方が患者は「自然に近い出血」と表現する．内膜剥離は同様でも内膜を萎縮させる力は単純にMPA 2.5mg＝DYD 5mgではない印象をもっている．今まではあくまでも文献的な考察であり実臨床はまた別である．特に報告のない組み合わせでDYDをHRTとして使用する際には，MPA以上に内膜異常について注意を払って安全にHRTを行ってほしい．

F●黄体ホルモンの種類で何が異なるのか？

　2002年のWHI試験中止の報告以降HRTの再評価が詳しく行われた．WHI試験が問題提起となり以後の研究・解析が進んだことは大きく分けて2点ある．ともにHRTによる副作用についてであるが，一つは心血管系疾患の増加でありもう一つは乳癌リスクの増加である．これらを詳細に調べていくと黄体ホルモンの関与がある程度わかってきた．内膜癌の発生を予防する目的のみで投与している黄体ホルモンがHRTの他の副作用惹起に関与し，しかも投与する黄体ホルモンの種類によってその関与の度合いが異なる可能性が指摘されだした．これを黄体ホルモンのclass effectという．HRTに用いる黄体ホルモンは当然であるがすべて黄体ホルモンとしての効果を一様に有しているが，ほかにも種類によりエストロゲン作用，抗エストロゲン作用，アンドロゲン作用，抗アンドロゲン作用，グルココルチコイド作用，抗ミネラルコルチコイド作用など種々の効果を薬剤ごとの特徴として有している（表5)[17]．すなわち，すべて個性が異なりそのため副作用に関しても一様に作用するものではないことが指摘されている．

表5●本邦で使用可能な主な黄体ホルモンの生物活性の比較

黄体ホルモン	アンドロゲン用	抗アンドロゲン	グルココルチコイド	抗ミネラルコルチコイド
プロゲステロン	－	±	＋	＋
デュファストン	－	±	－	＋
プロベラ他	±	－	＋	－
ルトラール他	－	＋	＋	＋
ノアルテン他	＋	－	－	－
ドロスピレノン	－	＋	－	＋

（文献17を一部改変）

G●黄体ホルモンの種類と乳癌リスク

　以前よりin vitroの試験で天然型の黄体ホルモンに比較し，19-nortestosterone由来やMPAなど

では乳腺上皮（小葉や乳管）の増殖を促すことが多数報告されている．図1はその一例であるが，ER陽性乳癌細胞をE_2と各種黄体ホルモンとで共培養した後の増殖と細胞死との比率を表している．これによるとMPAは天然型の黄体ホルモンに比べ乳癌細胞の増殖を促し，DYDは細胞死を促すことが示されている[18]．またMPAを含む黄体ホルモンの一部はアンドロゲン作用を有するが，この作用がIGF-1を介して増殖に間接的に関与していることも指摘されている[17]．ジドロゲステロンはアンドロゲン作用を有さず，構造も天然型の黄体ホルモンにきわめて類似している．一方でRCTではないが，臨床研究においても黄体ホルモンによる乳癌発生率の違いが報告された[19]．80,377人を対象に発生した2,354例の乳癌を調査したフランスの報告である．図2は経口のエストロゲン剤を使用した場合の乳癌リスクを示しており，DYDが他の黄体ホルモン剤と比較しリスクが低かったことが報告されている．この研究ではすべてのHRT（経口も経皮も）で比較すると，

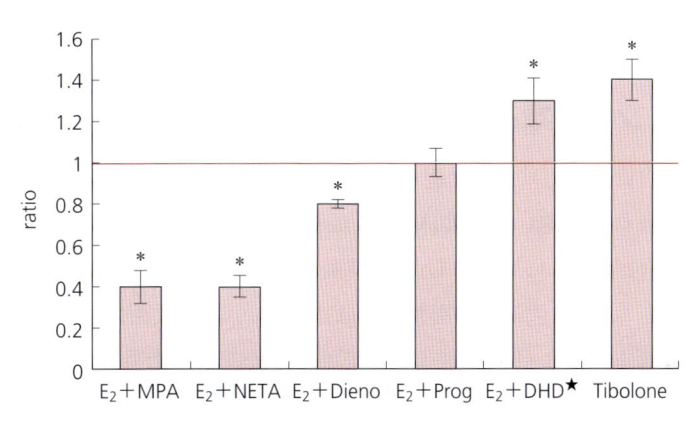

図1● 黄体ホルモンの種類と乳癌（基礎研究）[18]
ER陽性乳癌細胞を各条件で144時間培養した際のapoptosis/proliferation比（＞1はapoptosisの誘導を意味）．
★ DHD（20α-dihydrogesterone）は，dydrogesteroneの主な（生物学的活性をもつ）代謝産物
（＊$P < 0.05$ vs controls）

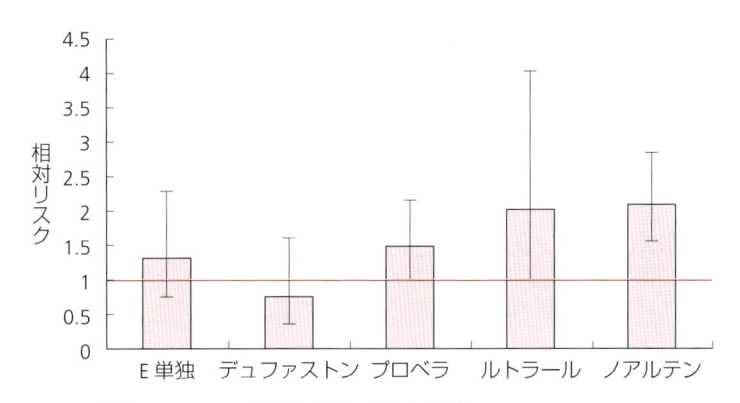

図2● 黄体ホルモンの種類と乳癌（臨床研究）
E3Nコホート研究：経口HRTにおける浸潤乳癌相対危険度（対non-user）の黄体ホルモンの種類による相違．　　　　（文献19より作図）

HRT 非使用者に比べ相対リスク（95％信頼区間）は，エストロゲン単独療法で 1.29 倍（1.02−1.65），E＋天然型プロゲステロンで 1.00 倍（0.83−1.22），E＋DYD で 1.16 倍（0.94−1.43），E＋その他の黄体ホルモンで 1.69 倍（1.50−1.91）という結果であった．今後解明されることが期待される領域であるが，現時点でも異なる黄体ホルモン製剤は乳癌細胞の代謝や増殖に対し異なる作用を示すことは明らかである．

この報告以降黄体ホルモンの class effect についての議論が活発となりわが国でも MPA 一辺倒であったことが見直されつつある．しかしながら上記報告からもわかるように MPA がひときわ悪い黄体ホルモンと結論づけるのは早急で，他の合成黄体ホルモンより乳癌リスクは少ない可能性すらある．天然型プロゲステロンが最も乳癌リスクが低かったが，本邦では使用できない．そのため現時点では DYD の使用が乳癌リスクを MPA よりも低下させる可能性があるため選択肢として浮上しているに過ぎない．

H ● 黄体ホルモンの種類と心血管系疾患リスク

黄体ホルモンが心血管系疾患リスクに関与することも多くの報告がある．この分野でも先に示した黄体ホルモンによる作用の違いから臨床的な class effect について議論されている．2009 年の雑誌 Maturitas に掲載された HRT に用いる DYD の特徴についてのレビュー[20]では，乳癌リスクを減らせる可能性の他に，① 脂質代謝に悪影響を及ぼさない，② 糖代謝に悪影響を及ぼさない，③ 凝固系に悪影響を及ぼさない，④ エストロゲンの血管系へのよい作用を打ち消さないことを論じている．これらはすべて心血管系の副作用に対しリスクを下げる可能性を示唆しているが，基礎的な研究による成績が多い．

臨床的には黄体ホルモン全般と静脈血栓塞栓症（VTE）に関して報告がある．これも RCT ではないが，ESTHER 研究[21]では天然型のプロゲステロンとプレグナン誘導体系（MPA，DYD ほか）では VTE リスクを増加させなかったが，19 ノルプレグナン誘導体系（本邦では使用されない）では VTE リスクが 4 倍（RR 3.9, CI 1.5−10.0）であった．フランスのコホート研究[22]でも同様の結果で，天然型のプロゲステロンとプレグナン誘導体系とノルテストステロン誘導体系（主に経口避妊薬で使用されている）では VTE リスクの有意増加はなかったが，19 ノルプレグナン誘導体系では VTE リスクが 1.8 倍（95％ CI 1.2−2.7）であった．これら報告では MPA と DYD との差は明らかではない．

I ● SERM は黄体ホルモンの代用となりうるか？

黄体ホルモンのかわりに SERM を用いて内膜保護を行う試みがある．Tissue selective estrogen complex（TSEC）とよばれ，具体的にはバゼドキシフェン（BZA）と結合型エストロゲン剤（CEE）との合剤で Phase III の臨床治験まで 2009 年に終了している．血管運動症状（ホットフラッシュ）の改善効果，骨密度改善効果，LDL−C 低下作用，HDL−C 増加作用，内膜保護作用などが確認され，無月経率は高く 1 年で 95％以上，乳房痛や乳房緊満感は増加しないなどの利点も有している．し

かし2013年3月現在これを承認した国はまだない．あくまでも数編の論文しかなくまだどこの国でも採用していない薬剤のため，短絡的にプレマリン®とビビアント®を併用することは時期尚早である．非常に魅力的な組み合わせであるが落とし穴もある．SERMなので乳癌予防につながると考えられるが，タモキシフェンやラロキシフェン同等の乳癌予防効果をBZAは証明し得ていない．そればかりかBZA使用5年間の安全性に関する研究[23]では，プラセボに対し乳癌の予防効果は示されなかった．そのためHRTに使用した際の乳癌リスクに対する期待される効果は可能性の域を超えない．さらにこの報告では，プラセボに対し冠動脈疾患と脳卒中のリスクは同様で差がないが，静脈血栓症は有意に増加した．経口エストロゲン製剤は単独でも静脈血栓症のリスクを増加させるが，そこにさらにBZAによりリスクの上乗せをすることになりかねない．今後も注視し正確な情報を待ちたい．

J● 現実的な流れと実際

　黄体ホルモン，特にDYDについては欧米で意見は異なる．米国ではMPAでの歴史が長くDYDは主に欧州で使用されてきたからだ．WHI以降DYD使用のメリットを欧州の専門誌ではしばしば特集するが，米国は黄体ホルモンのclass effectを認めるものの確たるRCTがなくエビデンスレベルの問題があるとし慎重な姿勢を崩さない．一方で欧州勢はRCTを行う困難さと，基礎的データの集積に加え大規模な観察研究による実証を盾に論旨を繰り広げる．残念ながら本邦では使用ができないが，天然型の黄体ホルモンがよいということは両者に一致した意見のように感じる．興味が尽きない話題であるが，第三者的な傍観者ではいられない．いかなるデータがあろうとも実際の応用については各医師の裁量にまかされる．ただこれも個人的な傾向であるが，可能性だとしてもリスクを少なくできるのであれば，患者にデメリットを少しでも与えたくないと思う気持ちから，DYDの使用が圧倒的に多くなってきているのは事実である．

▶ HRT施行上のアドバイス

- 周期的併用投与法における黄体ホルモンの投与期間と投与量は，最低条件を遵守したうえで，1周期あたりのエストロゲン投与期間，黄体ホルモンによる各個人の内膜反応性や副作用を慮し決定されるべきである．
- DYDはMPAに比べ乳癌発生が少ない可能性があり今後HRTに使用される機会が多くなると思われる．しかし，E_2製剤以外のエストロゲン製剤との組み合わせのデータが少ないこと，用法・用量を守ってもMPAより若干内膜保護作用が弱い印象を受けることから，十分に注意を払い安全に使用してほしい．

●文献

1) 日本産科婦人科学会, 日本女性医学学会, 編集/監修. ホルモン補充療法ガイドライン2012年度版. 東京: 日本産科婦人科学会; 2012.
2) Sturdee DW, Pines A; International Menopause Sciety Writing Group, Archer DF, et al. Updated IMS recommendations on postmenopausal hormone therapy and preventive strategies for midlife health. Climacteric. 2011; 14: 302-20.
3) Santen RJ, Allred DC, Ardoin SP, et al; Endocrine Society. Postmenopausal hormone therapy: an Endocrine Society scientific statement. J Clin Endocrinol Metab. 2010; 95(7 Suppl 1): s1-66.
4) Anderson GL, Judd HL, Kaunitz AM, et al. Effects of estrogen plus progestin on gynecologic cancers and associated diagnostic procedures: the Women's Health Initiative randomized trial. JAMA. 2003; 290: 1739-48.
5) Beral V, Bull D, Reeves G; Million Women Study Collaborators. Endometrial cancer and hormone-replacement therapy in the Million Women Study. Lancet. 2005 365: 1543-51.
6) Pickar JH, Yeh IT, Wheeler JE, et al. Endometrial effects of lower doses of conjugated equine estrogens and medroxyprogesterone acetate: two-year substudy results. Fertil Steril. 2003; 80: 1234-40.
7) Ferenczy A, Gelfand MM. Endometrial histology and bleeding pattern in post-menopausal women taking sequential, combined estradiol and dydrogesterone. Maturitas. 1997; 26: 219-26.
8) Weijer PH, Scholten PC, van der Mooren MJ, et al. Bleeding patterns and endometrial histology during administration of low-dose estradiol sequentially combined with dydrogesterone. Climacteric. 1999; 2: 101-9.
9) Ferenczy A, Gelfand MM, van de Weijer PH, et al. Endometrial safety and bleeding patterns during a 2-year study of 1 or 2 mg 17 beta-estradiol combined with sequential 5-20 mg dydrogesterone. Climacteric. 2002; 5: 26-35.
10) Bergeron C, Ferenczy A. Endometrial safety of continuous combined hormone replacement therapy with 17beta-oestradiol (1 or 2 mg) and dydrogesterone. Maturitas. 2001; 37: 191-9.
11) Quereux C, Pornel B, Bergeron C, et al. Continuous combined hormone replacement therapy with 1 mg 17beta-oestradiol and 5 mg dydrogesterone (Femoston-conti): endometrial safety and bleeding profile. Maturitas. 2006; 53: 299-305.
12) Bergeron C, Nogales FF, Rechberger T, et al. Ultra low dose continuous combined hormone replacement therapy with 0.5 mg 17beta-oestradiol and 2.5 mg dydrogesterone: protection of the endometrium and amenorrhoea rate. Maturitas. 2010; 66: 201-5.
13) Gelfand MM, Fugere P, Bissonnette F, et al. Conjugated estrogens combined with sequential dydrogesterone or medroxyprogesterone acetate in postmenopausal women: Effects on lipoproteins, glucose tolerance, endometrial histology, and bleeding. Menopause. 1997; 4: 10-8.
14) Chang TC, Chen M, Lien YR, et al. Comparison of the difference in histopathology and cell cycle kinetics among the postmenopausal endometrium treated with different progestins in sequential-combined hormone replacement therapy. Menopause. 2003; 10: 172-8.
15) Schindler AE. Progestational effects of dydrogesterone in vitro, in vivo and on the human endometrium. Maturitas. 2009; 65 Suppl 1: S3-11.
16) 岡野浩哉. 日本人女性におけるジドロゲステロンを用いたHRTによる子宮内膜への安全性に関する検討. 日女性医学誌. 2011; 19 増刊号: 114.
17) Gadducci A, Biglia N, Cosio S, et al. Progestagen component in combined hormone replacement therapy in postmenopausal women and breast cancer risk: a debated clinical issue. Gynecol Endocrinol. 2009; 25: 807-15.
18) Franke HR, Vermes I. Differential effects of progestogens on breast cancer cell lines. Maturitas. 2003; 46 Suppl 1: S55-8.
19) Fournier A, Berrino F, Clavel-Chapelon F. Unequal risks for breast cancer associated with different hormone replacement therapies: results from the E3N cohort study. Breast Cancer Res Treat. 2008; 107: 103-11.
20) Mueck AO, Seeger H, Bühling KJ. Use of dydrogesterone in hormone replacement therapy. Maturitas.

2009; 65S: S51-60.
21) Canonico M, Oger E, Plu-Bureau G, et al; Estrogen and Thromboembolism Risk (ESTHER) Study Group. Hormone therapy and venous thromboembolism among postmenopausal women: impact of the route of estrogen administration and progestogens: the ESTHER study. Circulation. 2007; 115: 840-5.
22) Canonico M, Fournier A, Carcaillon L, et al. Postmenopausal hormone therapy and risk of idiopathic venous thromboembolism. Results from the E3N cohort study. Arterioscler Thromb Vasc Biol. 2010; 30: 340-5.
23) Silverman SL, Chines AA, Kendler DL, et al; Bazedoxifene Study Group. Sustained efficacy and safety of bazedoxifene in preventing fractures in postmenopausal women with osteoporosis: results of a 5-year, randomized, placebo-controlled study. Osteoporos Int. 2012; 23: 351-63.

<岡野浩哉>

7 周期的投与法と持続的投与法はどちらがよいか？ どう使い分けるか？

> **＊本節の概要＊** summaries of this section
> - 周期的投与法では持続的投与法で用いられるPの2倍量を12～14日間投与する．
> - 閉経後1年未満の女性には周期的投与を，閉経後1年以上の女性には持続的投与を行うことが勧められる．
> - 冠動脈疾患と乳癌に関しては，周期的投与法が持続的投与法に較べてリスクが低いとする報告があるが，確定的ではない．

A ● EPTの投与方法に関する用語

　HRTを行う医師の間で了解ずみの用語として一般に用いられる「周期的投与法」と「持続的投与法」であるが，ここで改めてその定義を確認する必要があるだろう．

　子宮内膜癌の発生を予防するためにはエストロゲン（estrogen：E）に黄体ホルモン〔プロゲストーゲン（progestogen：P）〕を併用するEPTが必須であることが1980年代に確立して以来，この2種類のホルモン製剤の量的・時間的配分に関する様々な方式が考案されてきた．北米閉経学会（North American Menopause Society：NAMS）では用語統一のためにこれらを以下の6つに分類している（図1）[1]．

(1) cyclic：Eを1日目から25日目まで，Pを12日目ないし16日目から25日目まで
(2) cyclic-combined：Eを1日目から25日目まで，Pを1日目から25日目まで
(3) continuous-cyclic：Eを連日，Pを毎月10ないし14日間
(4) continuous-cyclic（long-cycle）：Eを連日，Pを2ないし6カ月ごとに14日間
(5) continuous-combined：Eを連日，Pを連日
(6) intermittent-combined：Eを連日，Pの3日服用3日休薬を繰り返す

　たとえば閉経前女性の血中ホルモン動態により近い方法として，(1)のcyclicを選択する意義は十分にあるが，投与法が複雑になるほどadherenceが低くなることが予想されるために，多くの医師は，(3) continuous-cyclicと(5) continuous-combinedとを主に実施している．わが国では一般的に(3) continuous-cyclic（あるいはsequential）を「周期的投与法」，(5) continuous-combinedを「持続的投与法」とよんでいるので，以下この呼称を用いて2つの投与法を比較したい．

(1) cyclic
E
P

(2) cyclic-combined
E
P

(3) continuous-cyclic（sequential）＝「周期的投与法」
E
P

(4) continuous-cyclic（long cycle）
E
P

(5) continuous-combined＝「持続的投与法」
E
P

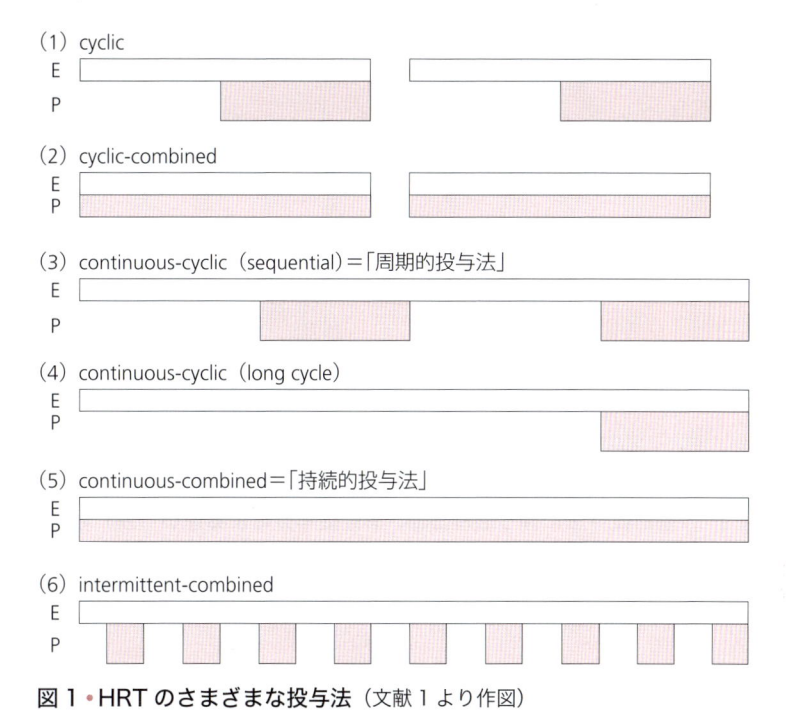

(6) intermittent-combined
E
P

図1●HRTのさまざまな投与法（文献1より作図）

B●周期的投与法と持続的投与法の使い分け

　閉経移行期あるいは閉経後早期の女性に持続的投与を行うと不規則な破綻出血（breakthrough bleeding：BTB）が多くなるので，それらの女性には周期的投与を行って消退出血（withdrawal bleeding：WTB）を起こさせ，一方で閉経して『一定期間』が経過した女性には簡便性を考慮して持続的投与を行う，という使い分けが一般的に行われている．しかしながらその『一定期間』とはどれくらいの長さなのか，という点については必ずしもコンセンサスが得られていないように思う．持続的投与法を最初に報告したStalandの論文では，17β-エストラジオール（E_2）2mg，エストリオール1mg，酢酸ノルエチステロン（norethisterone acetate：NETA）1mgの合剤を40〜70歳の女性265人に投与して出血の状況を確認したところ，閉経後1年以上の女性に較べて1年未満の女性では投与初期にしばしばBTBが起こるが，それも投与5カ月目以降ではほとんどみられなくなり（図2），持続的投与開始後4カ月以上が経過した時点での子宮内膜組織診では92％に萎縮がみられた，としている[2]．閉経に関する最新の国際分類であるSTRAW＋10[3]に基づけばStage＋1aまでは周期的投与法を，Stage＋1b以降は持続的投与法を，ということになる．ただし図2にも示されているように，閉経後1年以上が経過していても約50％の女性にはBTBがみられる．EPTを中断する最大の理由がコントロールされない出血であることはよく知られており[4,5]，たとえ閉経後1年以上経過していてもまずは周期的投与法から開始し，WTBがほとんどみられないことを確認してから持続的投与法に移行する，という方法も現実には広く行われているのではないだろうか．

Ⅲ　レジメンの選択

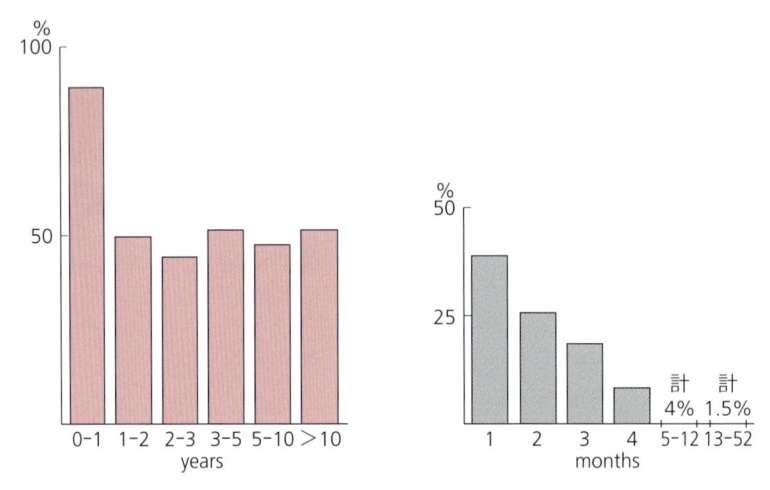

図2 • 持続的投与法に伴う破綻出血：閉経後年数による違い（左）と持続期間による変化（右）[2]

C • 周期的投与法で使用するPの種類，量と期間

　次に問題となるのはどの種類のPをどれくらいの量でどれくらいの期間使用するか，という点である．比較的最近までEPTの標準薬剤であった結合型エストロゲン（conjugated estrogen：CE）と酢酸メドロキシプロゲステロン（medroxyprogesterone acetate：MPA）についての研究成果が当然ながら多く蓄積されており，代表的なものとして3年間投与後の子宮内膜増殖症（endometrial hyperplasia：EMH）の発生率を指標としたPostmenopausal Estrogen/Progestin Interventions（PEPI）Trialの結果がよく引用される[6]．CE 0.625 mgのETではEMHのリスクがプラセボの約16倍になることを示したこの研究では，MPA 10 mgまたはmicronized progesterone（mP_4）200 mgの毎月12日間併用，あるいはMPA 2.5 mgの連日併用のいずれにおいてもEMHのリスクが上昇しないことが

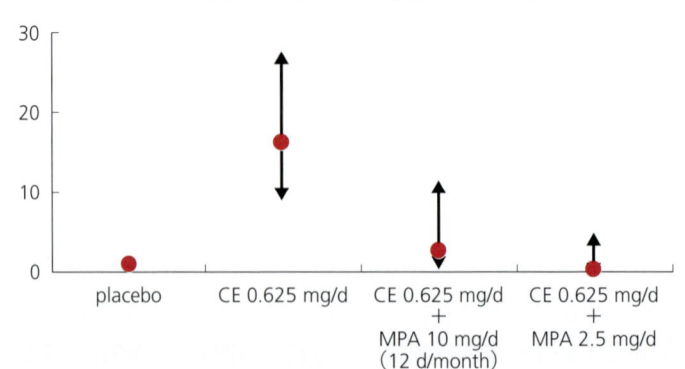

図3 • 投与法による子宮内膜増殖症リスクの比較（PEPI Trial）
（文献6より作図）

7. 周期的投与法と持続的投与法はどちらがよいか？　どう使い分けるか？

示されている（図3）．日常臨床では一般にMPA 10mgの代わりに5mgの12日間投与が行われており，「周期的投与法では持続的投与法で用いられるPの2倍量を12〜14日間投与する」というのがこの点に関するコンセンサスといえるだろう．HT後進国であるわが国においても近年EPTに用いられる薬剤は多様化しており，Eの選択肢としてCEの他に経口・経皮のE$_2$，Pの選択肢としてMPAの他に経口のレボノルゲストレル，ジドロゲステロン，ジエノゲスト，経皮のNETAなどをさまざまに組み合わせて使用することが理論的には可能になった．このような状況において，任意のEに対する任意のPの周期的・持続的投与法における各必要量は，本来であればPEPI Trialのごとく EMHを指標として個別に検討されるべき問題ではある．

D●周期的投与と持続的投与の子宮内膜以外への作用

心血管疾患と乳癌に関するリスクが強調されたWHIのEPT研究[7]以来，EPTのregimenに関する見直しが進められてきた．WHIのEPTがCE 0.625mgとMPA 2.5mgの持続的投与法のみで構成されていたこと，同じWHIのET研究[8]では冠動脈疾患，静脈血栓症，乳癌のリスクが上昇しなかったことから，「周期的投与を行えばこれらの疾患リスクを低減できたのではないか」と考えるのはごく自然なことである．

Løkkegaardらは，約70万人の健康なオランダ人女性コホートを6年間観察したDanish Sex Hormone Register Study（DaHoRS）のデータを基に，ホルモン補充療法の心筋梗塞発症リスクを投与法間で比較した[9]．それによれば，ホルモン補充療法未経験者のリスクを1とした場合に，周期的投与法では調整オッズ比［95％信頼区間］が0.92［0.81-1.05］であったのに対し，持続的投与法では1.35［1.18-1.53］と有意なリスクの上昇を認めた（図4）．多様な投与法を含む観察研究であるためただちに周期的投与法の優位性を示す結果とはいえないが，留意すべき知見である．

静脈血栓症に関しては，これを主題として周期的投与法と持続的投与法とを比較した論文を見出すことは難しい．この問題に解を与えてくれそうなのはやはりPEPI Trialである[10]．この研究では

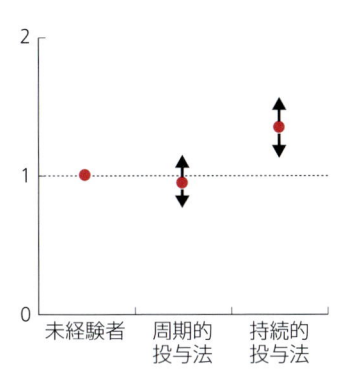

図4●投与法による心筋梗塞発症リスクの比較（文献9より作図）

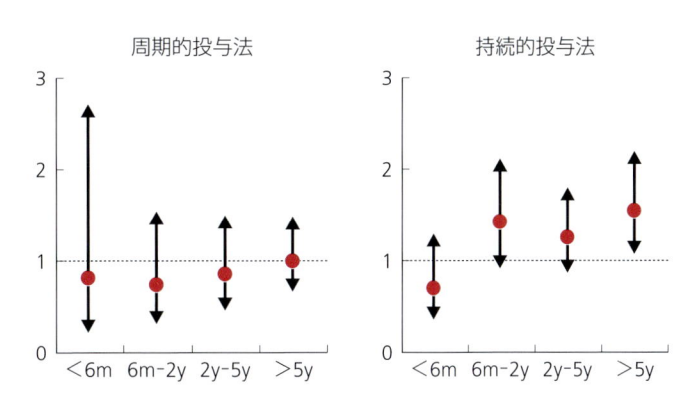

図5●投与法による乳癌リスクの比較（1）（文献11より作図）

III レジメンの選択

前述のように875人の女性がプラセボ，CE 0.625 mgのET，およびEPTとしてMPA 10 mgまたはmP₄ 200 mgの毎月12日間併用，あるいはMPA 2.5 mgの連日併用，の5群に振り分けられているが，3年間投与後の血栓性疾患の発症率に関しては群間に差を認めなかった．特にMPA 10 mgによる周期的投与とMPA 2.5 mgによる持続的投与は発症頻度が2/169対2/170とまったく差がない．症例数が少ないことは確かだが，この点については周期的投与と持続的投与との違いはほとんどなさそうである．

　乳癌に関しては複数の研究がある．(1) WHIのEPT研究[7]における乳癌リスクの上昇が報告された直後に，まさにこの問題について答えるべく行われた3,823人のアメリカ人女性を対象とした症例対照研究では，持続的投与の5年以上継続で乳癌リスクが有意に上昇するが，周期的投与では上昇しないことが示されている（図5）[11]．(2) 1,084,110人のイギリス人女性を対象とするコホート研究であるMillion Women Studyでは，継続期間が5年未満か以上かに関わらず周期的投与でも持続的投与でも乳癌のリスクは有意に上昇し，投与法間での差がないことが示されている（図6）[12]．(3) 10,121人の女性を対象とした症例対照研究であるドイツのMammary Carcinoma Risk Factor Investigation Study（MARIE）では，周期的投与・持続的投与のどちらも乳癌のリスクを上げるが，持続的投与の方が有意にリスクが高いことが示されている[13]．これらの情報を総合すると，現時点では，乳癌リスクは周期的投与でも上昇するが，持続的投与でさらに高まる可能性がある，と考えておくのが妥当であろう．

　以上冠動脈疾患，静脈血栓症，乳癌のリスクに関する周期的投与法と持続的投与法との比較について述べたが，これらの問題に関しては投与法以外に投与経路やPの種類によってリスクが変動することが知られており，今後の検討によって異なる結論が得られる可能性がある．

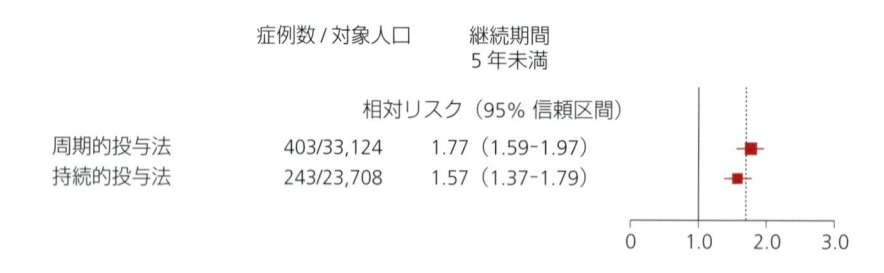

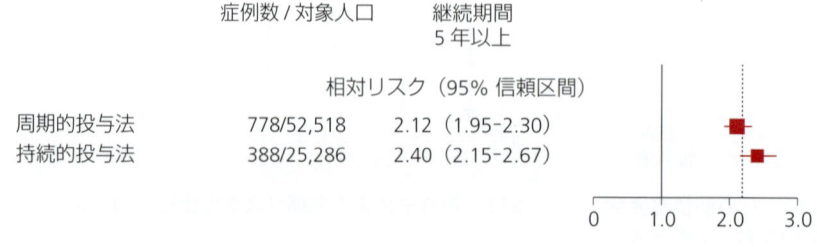

	症例数/対象人口	継続期間 5年未満 相対リスク（95% 信頼区間）
周期的投与法	403/33,124	1.77 （1.59-1.97）
持続的投与法	243/23,708	1.57 （1.37-1.79）

	症例数/対象人口	継続期間 5年以上 相対リスク（95% 信頼区間）
周期的投与法	778/52,518	2.12 （1.95-2.30）
持続的投与法	388/25,286	2.40 （2.15-2.67）

図6 ● 投与法による乳癌リスクの比較 (2)[12]

●文献

1) North American Menopause Society. Role of progestogen in hormone therapy for postmenopausal women: position statement of The North American Menopause Society. Menopause. 2003; 10: 113-32.
2) Staland B. Continuous treatment with natural oestrogens and progestogens. A method to avoid endometrial stimulation. Maturitas. 1981; 3: 145-56.
3) Harlow SD, Gass M, Hall JE, et al. Executive summary of the Stages of Reproductive Aging Workshop + 10: addressing the unfinished agenda of staging reproductive aging. Climacteric. 2012; 15: 105-14.
4) Magos AL, Brincat M, Studd JW, et al. Amenorrhea and endometrial atrophy with continuous oral estrogen and progestogen therapy in postmenopausal women. Obstet Gynecol. 1985; 65: 496-9.
5) Whitehead MI, Hillard TC, Crook D. The role and use of progestogens. Obstet Gynecol. 1990; 75: 59S-76S; discussion 81S-3S.
6) The Writing Group for the PEPI Trial. Effects of hormone replacement therapy on endometrial histology in postmenopausal women. The Postmenopausal Estrogen/Progestin Interventions (PEPI) Trial. JAMA. 1996; 275: 370-5.
7) Rossouw JE, Anderson GL, Prentice RL, et al. Risks and benefits of estrogen plus progestin in healthy postmenopausal women: principal results from the Women's Health Initiative randomized controlled trial. JAMA. 2002; 288: 321-33.
8) Anderson G, Limacher M, Assaf A, et al. Effects of conjugated equine estrogen in postmenopausal women with hysterectomy: the Women's Health Initiative randomized controlled trial. JAMA. 2004; 291: 1701-12.
9) Løkkegaard E, Andreasen AH, Jacobsen RK, et al. Hormone therapy and risk of myocardial infarction: a national register study. Eur Heart J. 2008; 29: 2660-8.
10) The Writing Group for the PEPI Trial. Effects of estrogen or estrogen/progestin regimens on heart disease risk factors in postmenopausal women. The Postmenopausal Estrogen/Progestin Interventions (PEPI) Trial. JAMA. 1995; 273: 199-208.
11) Weiss LK, Burkman RT, Cushing-Haugen KL, et al. Hormone replacement therapy regimens and breast cancer risk. Obstet Gynecol. 2002; 100: 1148-58.
12) Beral V; Million Women Study Collaborators. Breast cancer and hormone-replacement therapy in the Million Women Study. Lancet. 2003; 362: 419-27.
13) Flesch-Janys D, Slanger T, Mutschelknauss E, et al. Risk of different histological types of postmenopausal breast cancer by type and regimen of menopausal hormone therapy. Int J Cancer. 2008; 123: 933-41.

<寺内公一>

8 OC は HRT の代用となりうるか？

> **＊本節の概要＊** summaries of this section
>
> - OC に含有される合成エチニルエストラジオール（EE）の生物学的力価は，結合型エストロゲン（CEE）0.625 mg 錠の 6〜8 倍強力である．
> - 40 歳代で月経周期を有するが更年期症状が出現したとき，あるいは月経不順であるが未閉経のときには，避妊を兼ねて OC を HRT の代用とすることは効果の観点からも有用である．
> - OC は HRT よりもエストロゲン作用が強力であるので，いつまでも漫然と継続することは問題があり，少なくとも 50 歳までには一度中断して閉経を確認する必要がある．

　この論文のタイトルは，「OC は HRT の代用となりうるか？」であるが，そのことについて述べる前に，ホルモン補充療法（HRT）に用いられる製剤（HRT 製剤）と経口避妊薬（oral contraceptive：OC）との違いについて正しく知る必要がある．著者はかつてこれらの違いについて文献的に調査し，論文[1]としてまとめたので，それを基にしてまず HRT 製剤と OC との質的・量的差異を明らかにする．次いで，OC は HRT の代用となりうるか？ について考察する．

　HRT は卵巣機能の低下または廃絶（卵巣摘出を含む）に起因する卵巣ホルモン，特にエストロゲン欠乏状態の不足分を補うことを目的とするものである．一方，OC は月経周期を有する女性の避妊を目的としている．しかし，かつて経口避妊薬として開発されたいわゆる高用量や中用量の OC が，本邦では経口避妊薬としては承認されなかったが，卵巣機能不全や機能性子宮出血などのホルモン分泌不全に起因する婦人科疾患の治療薬として承認され，現在でもそれらの一部は治療薬として使用されている．なお，高・中・低用量 OC の呼称はそれぞれに含有される合成エストロゲンであるエチニルエストラジオール（EE）の量により区別される．つまり，EE 量が 50 μg 未満は低用量 OC，50 μg は中用量 OC，50 μg を超えたものを高用量 OC とよぶことになっているので，低用量 OC を低用量の HRT 製剤と勘違いしないように注意する必要がある．

　低用量 OC は，1999 年に避妊薬として本邦でも承認され，現在用いられているものである．以下，特に断りがない場合には，OC は低用量 OC を意味するものとする．わが国で用いられている OC の種類とホルモン配合量を表 1 に示した[2]．OC による避妊にはいろいろな作用機序があるが，そのなかでも最も重要な働きは排卵の抑制である．したがって，OC では HRT よりも多くのエストロゲンを必要とし，また，排卵抑制作用の強い黄体ホルモンが使用されている．ここでは，経口で使用される HRT 製剤と OC のそれぞれに含有されるエストロゲンと黄体ホルモンの種類と量について述べ，それらの違いについて明らかにする．

表1 ● 低用量経口避妊薬の種類とホルモン配合量

製剤	タイプ	黄体ホルモン量 (mg)（錠）総量 (mg)	エストロゲン量 (mg)（錠）総量 (mg)
NET 製剤			
オーソ M®	一相性	NET 1 × 21 (21)	EE 0.035 × 21 (0.735)
エリオット 21®	二相性	NET 0.5 × 10	EE 0.035 × 10
		1 × 11 (16)	0.035 × 11 (0.735)
オーソ 777-28®	三相性	NET 0.5 × 7	EE 0.035 × 7
		0.75 × 7	0.035 × 7
		1 × 7 (15.75)	0.035 × 7 (0.735)
シンフェーズ T28®	三相性	NET 0.5 × 7	EE 0.035 × 7
ノリニール T28®		1 × 9	0.035 × 9
		0.5 × 5 (15)	0.035 × 5 (0.735)
LNG 製剤			
トリキュラー 21®	三相性	LNG 0.05 × 6	EE 0.03 × 5
トライディオール 21®		0.075 × 5	0.04 × 5
リビアン 28®		0.125 × 10 (1.925)	0.03 × 10 (0.680)
アンジュ 28®			
DSG 製剤			
マーベロン	一相性	DSG 0.15 × 21 (3.15)	EE 0.03 × 21 (0.630)

NET：ノルエチステロン　　LNG：レボノルゲストレル　　DSG：デソゲストレル
EE：エチニルエストラジオール

(文献2を一部改変)

A ● HRT 製剤と OC との違い

1) エストロゲン

a) エストロゲン剤の種類

　現在 HRT に使用されているエストロゲンとしては，天然のエストロゲン製剤が主として用いられているが，OC では合成エストロゲンである EE が用いられている．天然のエストロゲンにはエストロン（E_1），エストラジオール（E_2），エストリオール（E_3）の3種類があり，これらのなかで最も生物活性が強いのは E_2 であることは周知の事実である．しかし，実際の臨床応用面では天然エストロゲンの効果の持続は短く，その欠点を補うために種々のエステルが開発され，そのなかで経口の，しかも強力なエストロゲン作用を発揮する化合物が開発されたのが EE である．これは天然の E_2 をある種の化学操作によって，その構造を若干修飾したものである（図1）が，EE には卵胞の発育を抑制し，成熟卵胞の形成を阻害，結果的には排卵を抑制する作用がある[3]．

b) エストロゲン含有量

　かつて本邦はもちろんのこと，世界で最も多く HRT に使用されていたエストロゲン剤は経口の結合型エストロゲン（CEE）であったが，ここ10数年来，E_2 貼付剤や経口 E_2 製剤が普及

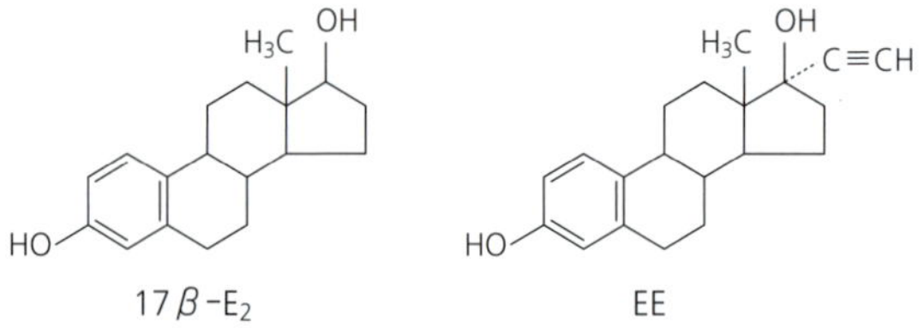

Ⅲ レジメンの選択

図1● 天然エストロゲン（17β-E2）と合成エストロゲン（EE）の構造式

してきた．CEEの標準的投与量は，酢酸メドキシプロゲステロン（MPA）との併用持続投与の場合でCEE 0.625 mg/日＋MPA 2.5 mg/日である．したがって，ここではCEE 0.625 mg 1錠とOC 1錠に含有されるエストロゲン（表1）の力価について，これまでに報告されている論文を基に比較する．

かつて，HRTに用いられているエストロゲン剤は天然エストロゲン製剤が多く，エストロゲン含有量も低用量OCに比べて1/5〜1/10以下であるので，血栓・塞栓症を増加させる心配は少ないといわれてきた[4]．実際，CEEを使用した当時のアメリカにおける観察研究のデータでも，HRTによる血栓・塞栓症の発生は問題になっていなかった[5]．しかし，2重盲検法による前方視的研究であるWHI報告[6]で，CEE 0.625 mg/日＋MPA 2.5 mg/日併用持続療法のHRT群では，プラセボ群に比べて静脈血栓症が大幅に増加（相対リスク2.11）した．また，冠動脈疾患（相対リスク1.29）や脳卒中（相対リスク1.41）も従来報告されていた観察研究の結果とは異なり増加した．したがって，少なくともこの処方によるHRTでは，血栓・塞栓症を増加させることが明らかとなった．OCに含有されるEEの力価について，米国では5μg EEが0.625 mg CEEに等しいとして計算されるという（米国マーサー大学産婦人科Lin TJ教授の日本での講演，1994年4月）．事実，生物学的力価は，10μg EEがほぼ1.25 mg CEEに相当する，と報告されている（表2）[7]．さらに，CEEとEEの相対的エストロゲンの力価を比べた他の報告を表3[8]に示した．何を指標にして比べるかによって，その相対的力価は異なる（表2,3）が，重量比で10μg EE：1.25 mg CEE＝1：125である．表2,3から5つのエストロゲン特異性のパラメーターを用いた比較で相対力価はEE/CE＞125であり，10μg EEは1.25 mg CEE 1錠またはそれ以上に相当することが理解できる．したがって，OC 1錠に含まれるEEの量は30〜40μgであるので，CEE 0.625 mg錠に換算すると6〜8錠に相当することになる．

2）黄体ホルモン

a）黄体ホルモン剤の種類

黄体ホルモンの生物学的ホルモン活性を表4[10]，表5に示した．プレグナン系黄体ホルモンは，子宮内膜作用は十分にあるが排卵抑制作用は弱く，また，エストロゲン作用やアンドロゲン作用はない（表4,5）．HRTで黄体ホルモンを用いるのは子宮内膜の増殖を抑えるのが唯一の目的であるので，プレグナン系のMPAが用いられている．一方，OCには排卵抑制作用の強いエストラン系やゴナン系の黄体ホルモンが用いられている．表5のノルゲストレル，レボノ

8. OC は HRT の代用となりうるか？

表 2 ● エストロゲン特異性パラメーターの変化率の比較による EE と CEE の相対力価

	EE (10μg)	CEE 0.625 mg*	CEE 1.25 mg*	Relative potency EE：CEE
SHBG	202	134	224	78
RS	129	86	140	75
CBG	45	2	31	＞125
TBG	51	32	41	＞125
FSH	－51	－45	－45	＞125
LH	－40	－17	－41	114
Ca/Cr	－54	－35	－52	＞125
腟粘膜表層細胞（％）	25.7	12.5	15.1	＞125

SHBG：性ホルモン結合グロブリン　　RS：レニン基質
CBG：コルチコステロイド結合グロブリン　　TBG：サイロキシン結合グロブリン
Ca/Cr：尿中カルシウム/クレアチニン比　　*文献 9 の報告より

（文献 7 を一部改変）

表 3 ● 4 種のエストロゲン特異性パラメーターによる相対力価

エストロゲン製剤	FSH	CBG	SHBG	アンジオテンシノーゲン
硫酸ピプラジンエストロン	1.1	1.0	1.0	1.0
マイクロナイズドエストラジオール	1.3	1.9	1	0.7
結合型エストロゲン	1.4	2.5	3.2	3.5
ジエチルスチルベストロール	3.8	70	28	13
エチニルエストラジオール	80〜200	1,000	614	232

（文献 8 を一部改変）

ルゲストレル，デソゲストレルは，ゴナン系黄体ホルモンともいわれる．

b）黄体ホルモンの量

　表 1 より OC に用いられている黄体ホルモンはノルエチステロン（NET）（一相性，二相性，三相性），レボノルゲストレル（LNG）（三相性），デソゲストレル（DSG）（一相性）の 3 種類で，1 錠中の含有量はそれぞれ 0.5〜0.75〜1 mg，0.05〜0.075〜0.125 mg，0.15 mg である．1 周期（21 日間毎日 1 錠内服して，7 日間休薬）の投与総量は NET 製剤 15〜21 mg，LNG 製剤 1.925 mg，DSG 製剤 3.15 mg である．これらを表 4 の黄体ホルモン活性より MPA に換算すると，それぞれ 50.0〜70.0 mg，34.0 mg，94.5 mg である．

　一方，併用持続投与法の MPA 2.5 mg/日を 28 日間内服したときの総量は 70 mg である．1 周

表 4 • 黄体ホルモンの生物学的ホルモン活性（NET を基準，Dicky[10]）

黄体ホルモン	黄体ホルモン活性*1	卵胞ホルモン活性*2	男性ホルモン活性*3	子宮内膜活性*4
エストラン系				
ノルエチステロン	1.0	1.0	1.0	1.0
酢酸ノルエチステロン	1.2	1.5	1.6	0.4
ノルエチノドレル	0.3	8.3	0.0	0.0
ゴナン系				
レボノルゲストレル	5.3	0.0	8.3	5.1
dl-ノルゲストレル	2.6	0.0	4.2	2.6
ノルゲスチメート	1.3	0.0	1.9	1.2
デソゲストレル	9.0	0.0	3.4	8.7
ゲストデン	12.6	0.0	8.6	12.6
プレグナン系				
酢酸クロルマジロン	1.0	0.0	0.0	NA
酢酸メゲステロール	0.4	0.0	0.0	NA
酢酸メドロキシプロゲステロン	0.3	0.0	0.0	NA

*1：ヒト子宮内膜の空胞形成による（ただし，デソゲストレル，ゲストデン，レボノルゲストレル，ノルゲスチメートはエストロゲンで前処置したウサギに経口投与したときの子宮内膜作用をレボノルゲストレル 5.3 と対比）
*2：ラット腟上皮法（経口）　*3：ラット前立腺腹部法（経口）
*4：女性の 50% が 20 日間出血を抑制できる推定量

（文献 10 を一部改変）

表 5 • 黄体ホルモン製剤

系統	黄体ホルモン	子宮内膜	排卵抑制	エストロゲン作用	アンドロゲン作用
プレグナン系	プロゲステロン				−
	酢酸メドロキシ	++	±	−	−
	プロゲステロン	++	±	−	−
エストラン系	ノルエチステロン	++	++	+	+
	ノルゲストレル	++	++	−	+
	レボノルゲストレル	++	+++	−	+
	デソゲストレル	++	+++	−	+

（廣井正彦，1999）

期の黄体ホルモンの投与総量でみる限り LNG 製剤が HRT の半分で，NET 製剤と DSG 製剤では HRT とほぼ同じ量ということになる．ちなみに，本邦における従来の中・高用量 OC に用いられている NET は 1 錠当たり 1.0 mg または 2.0 mg，あるいは dl-ノルゲストレル 0.5 mg で

あるので，MPAに換算すると1錠につき3.3mgまたは6.7mg（NET製剤），あるいは8.7mg（dl-ノルゲストレル製剤）であり，1周期21日間の投与総量は70.0mgまたは140.0mg（NET製剤），あるいは182.0mg（dl-ノルゲストレル製剤）となる．

B ● OC は HRT の代用となりうるか？

　OCは月経周期を有する閉経周辺期女性の避妊に有用であるだけでなく，更年期障害，骨密度減少，および性交障害などの症状や病態をいずれも改善する[11]ので，臨床的効果の観点からは当然のことながらHRTの代用となりうる．しかし，前項で述べたようにOCに含有されるEEの生物学的力価がHRTに使用されるCEEの何倍も高く，静脈血栓症などの副作用が問題である．そもそも低用量OCが開発されたのは，次のような経緯による．1961年に肺塞栓症の発症がはじめて報告され，OC服用と血栓症に関する疫学調査が実施された結果，1970年に米国FDAからエストロゲン含量を0.05mg（50μg）未満にすることが勧告され，エストロゲン含量の低減化の結果，静脈血栓症の発現率は低減している[2]．それでもOCの静脈血栓症の相対リスクは3.53～4.0[2]（2005年の改訂版では3～5倍と記載されている）であり，平均63.2歳の閉経後女性にHRTを行ったときの相対リスク2.11より高い．さらに，HRTのメタアナリシスによると，静脈血栓症の相対リスクは経口で2.5（1.9～3.4），経皮で1.2（0.9～1.7）であり，経皮吸収エストロゲン剤の使用により静脈血栓症のリスクが減少する可能性が示唆されている[12]．これは経皮投与では肝臓初回通過効果がなく，凝固系蛋白を増加させないからだと考えられている．しかし，更年期症状は出現してきたが，まだ正常な月経周期を有する場合にはIUDやその他の方法で避妊を実施していなければ，HRTではなくOCを使用せざるをえない．正常な月経周期を有する閉経周辺期女性にHRTを行った場合，60％に排卵を抑制できなかったばかりでなく，排卵が認められなかった不整月経周期の50％に排卵が再開したという報告もある[13]，からである．一般に40歳代では卵巣機能が低下するとともに，卵の老化による妊孕能も低下しているが，特に40歳代前半では妊娠する可能性が少なくない．それではいつまでOCを用いればよいのかを考える手がかりの1つとして，厚生労働省母体保護関係報告[14]がある．この報告について次に述べる．

　人口妊娠中絶件数（実施率）は40～44歳で17,066件（4.1/年齢階級別女子人口1,000）であり，件数，実施率とも高いが，45～49歳になると1,379件（0.4/同1,000）に急減して大幅な妊孕性の低下を示唆しているが，これらの数字を看過することはできない．しかし，さすがに50歳以上の人工妊娠中絶件数は22件であった．したがって，40歳代でその他の方法で避妊を実施していなければ，HRTのかわりにOCを代用することは合理的でもある．しかし，実際には更年期症状を訴えて来院する場合にはすでに月経不順になっていることも多い．3～6カ月以上の無月経のときには，著者は血中ホルモンを測定してE_2 10pg/mL未満で，かつFSH 40mIU/mL以上の閉経レベルであればHRTを実施している．一般にFSHの上昇は閉経を示唆するよい指標である[15]．OCを継続している場合には，少なくとも50歳までには一度6週間以上中断して血中E_2とFSHを測定し，閉経を判断する必要がある．FSHが上昇していない場合，いつまでOCを継続するかは大変難しい問題

Ⅲ レジメンの選択

である．しかし，OC はエストロゲンの力価が非常に高いこと，さらに，本邦の平均閉経年齢が 50.5 歳であり，また 50 歳を過ぎれば妊孕性も大幅に低下するので，この周辺で他の避妊法も含めて検討し，OC を継続することのリスクとベネフィットを再考するのも 1 つの方法と思われる．最近の HRT ではさらに低用量の製剤（CEE 0.3 mg，E_2 経口剤 1.0 mg，E_2 経皮剤 25 μg/日）がより安全，かつ快適な HRT として推奨される時代になっている[16]．

おわりに

かつて標準的な HRT に用いられた CEE 0.625 mg/日＋MPA 2.5 mg/日併用持続投与法の経口剤と，OC に含有されるホルモンの種類と量の違いについて述べるとともに，「OC を HRT の代用としうるか？」について述べた．

OC のエストロゲン量に関しては，5 μg EE がほぼ 0.625 mg CEE に等しい生物学的力価を有する．したがって，OC 1 錠は 30 〜 40 μg EE を含有するので，CEE 0.625 mg 錠の 6 〜 8 錠に相当することになる．一方，黄体ホルモンの投与総量（MPA 換算）についても言及した．

OC に含有されるエストロゲンの作用は強力なので，漫然と長期に OC を継続使用するのではなく，閉経が確認されれば早期に OC から HRT に移行したい．最近の HRT では，純粋な E_2 を用いた経皮吸収型 E_2 製剤（貼付剤，ゲル）や経口 E_2 製剤が普及してきた．E_2 の貼付剤では静脈血栓症の減少が示唆されている[12] ので，副作用低減の観点から推奨される．

●文献

1) 大蔵健義．ホルモン補充療法薬と経口避妊薬低用量ピルとの違い．In: 武谷雄二, 大内尉義, 編. 高齢女性の健康増進のためのホルモン補充療法. 第 2 版. 東京: メディカルレビュー社; 2004. p.207-13.
2) 日本産科婦人科学会, 参考資料 2. 低用量 OC の種類. 参考資料 3. OC と血栓症. In: 日本産科婦人科学会, 編. 低用量経口避妊薬の使用に関するガイドライン. 東京: 診断と治療社; 1999.p.25-33.
3) 小林拓郎．経口避妊薬とは．In; 小林拓郎, 編. ピル避妊のすべて―低用量ピルの新時代. 大阪: 医薬ジャーナル社; 1997. p.30-45.
4) Gorodeski GI. The effects of ERT/HRT on CVD. Menopause Management. 1995; 117: 10-2.
5) Saleh AA, Dorey LG, Dombrowski MP, et al. Thrombosis and hormone replacement therapy in postmenopausal women. Am J Obstet Gynecol. 1993; 169: 1554-7.
6) Rossouw JE, Anderson GL, Prentice RL, et al; Writing Group for the Women's Health Initiative Investigators. Risks and benefits of estrogen plus progestin in healthy postmenopausal women: principal results From the Women's Health Initiative randomized controlled trial. JAMA. 2002; 288: 321-33.
7) Mandel FP, Geola FL, Lu JKH, et al. Biologic effects of various doses of ethinyl estradiol in postmenopausal women. Obstet Gynecol. 1982; 59: 673-9.
8) Mashchak CA, Lobo RA, Takano RD, et al. Comparison of pharmacodynamic properties of various estrogen formulations. Am J Obstet Gynecol. 1982; 144: 511-8.
9) Geola R, Frumar AM, Tataryn IV, et al. Biological effects of various doses of conjugated equine estrogens in postmenopausal women. J Clin Endocrinol Metab. 1980; 51: 620-5.
10) Dickey RP. Managing contraceptive pill patients essential medical information systems. New Orleans: Medical Information Systems Inc; 1998. p.142-9.
11) Shargil AA. Hormone replacement therapy in perimenopausal women with a triphasic contraceptive compound: a three- year prospective study. Int J Fertil. 1985; 30: 15, 18-28.
12) Canonico M, Plu-Bureau G, Lowe GD, et al. Hormone replacement therapy and risk of venous thromboembolism in postmenopausal women: systematic review and meta-analysis. BMJ. 2008; 336: 1227

−31.
13) Gebbie AE, Glasier A, Sweeting V. Incidence of ovulation in perimenopausal women before and during hormone replacement therapy. Cotraception. 1995; 52: 221−2.
14) 厚生労働省平成20年度保険・衛生業務報告結果の概況; 5. 母体保護関係. 2009. p.9−10. http://www.mhlw.go.jp/toukei/saikin/hw/eisei/08/index.html
15) Gow SM, Turner EI, Glasier A. The clinical biochemistry of the menopause and hormone replacement therapy. Ann Clin Biochem. 1994; 31: 509−28.
16) 高松　潔. より安全, かつ快適なホルモン補充療法を目指して―低用量HRTの意義―. 更年期と加齢のヘルスケア. 2010; 9: 36−43.

〈大藏健義　市村三紀男〉

9 その他のホルモン含有薬剤の効果は？
（ボセルモン，イソフラボン，男性ホルモンなど）

＊本節の概要＊ summaries of this section

- エストラジオール誘導体やエストロゲン・アンドロゲン合剤のデポー剤はエビデンスに乏しくHRTとしてはすすめられない．
- 男性ホルモンは性欲減退，うつ・イライラなどの精神神経症状に効果が期待できるが，現状ではよい製剤がない．
- 大豆イソフラボンは血管運動神経症状の緩和に有効であるが，安全性の面から摂取目安量が規定されている．

HRTガイドラインによると，HRTの目的は更年期症状の治療としてだけでなく，閉経後女性のQOLの維持および改善を目的として行われると明記されており，HRTに期待される作用・効果は表1に示すように非常に広範囲である[1]．したがって，年齢やHRTの目的によって自ずとHRTに使用する薬剤は適切に選択されうるはずであるが，実際には，エストロゲン・アンドロゲン含有の注射剤などが更年期障害の保険適応を有し投薬されている．HRTを施行するときには，その有害事象をいかに予防するかが重要な課題であるので，ホルモン含有薬剤を漫然と使用することは慎まねばならない．

表1 ● HRTに期待される作用・効果

1) 更年期症状緩和
2) 骨吸収抑制・骨折予防
3) 糖・脂質代謝改善
4) 血管機能改善
5) 血圧に対する作用
6) 中枢神経機能維持
7) 皮膚萎縮予防
8) 泌尿生殖器症状改善
9) 大腸癌（結腸癌・直腸癌）
10) 口腔における効果

（ホルモン補充療法ガイドライン2012年度版[1]より）

A ● エストラジオール誘導体

更年期障害，卵巣欠落症状の保険適応にて，
① プロギノンデポー（エストラジオール吉草酸エステル，10 mg/1 mL/管，薬価310.00円/管，1回5～10 mgを1週～4週毎に筋注）
② ペラニンデポー（エストラジオール吉草酸エステル，5 mg/1 mL/管と10 mg/1 mL/管，薬価それぞれ145.00円/管，222.00円/管，1回5～10 mgを1週～4週毎に筋注）
③ オバホルモンデポー（エストラジオールプロピオン酸エステル，5 mg/1 mL/管，薬価185.00円/管，1回1.0～10 mgを1週～4週毎に筋注）

がある．消化器症状は少ないとされているが，デポー剤などの筋肉注射は血中濃度を一定に保つことができないので HRT としては推奨されない．また，子宮体癌の発生に関するデータはない．

B● エストロゲン・アンドロゲン合剤

更年期障害，骨粗鬆症の保険適応にて，
① ボセルモンデポー（エストラジオール吉草酸エステル 1 mg・テストステロンエナント酸エステル 40 mg・テストステロンプロピオン酸エステル 9 mg，50 mg/1 mL/管，薬価 286.00 円/管，1回 1 mL を 2〜4 週毎に筋注）

更年期障害，卵巣欠落症状，骨粗鬆症の保険適応にて，
② プリモジアンデポー（エストラジオール吉草酸エステル 4 mg・テストステロンエナント酸エステル 90.2 mg，薬価 520.00 円/管，1回 1 mL を 2〜4 週毎に筋注）
③ ダイホルモンデポー（エストラジオール吉草酸エステル 4 mg・テストステロンエナント酸エステル 90.2 mg，薬価 378.00 円/管，1回 1 mL を 2〜4 週毎に筋注）

がある．これらのデポー剤は，効果のエビデンスが乏しいことや，男性ホルモンが含有されているために，性欲減退や疲労などに効果があるとされているが，長期使用時の男性化徴候（嗄声，ひげがはえるなど）の副作用を考慮すると HRT としては推奨されない．

C● 男性ホルモン

男性では 30〜40 歳以降，加齢に伴い総テストステロン，遊離テストステロンともに低下することが知られ，この男性ホルモンの低下は，うつ，意欲低下，性欲低下などの健康障害の引き金となり，晩発性性腺機能低下症（LOH：late onset hypogonadism）の病態として理解されている．閉経前女性の男性ホルモンレベルは男性の約 1/5 程度であるが，その作用は筋・骨格，性欲，精神状態に関連しているとされる．したがって，男性ホルモン剤は女性の更年期症状の中でも，性欲減退，性交障害やイライラ，不安，抑うつ，不眠などの精神神経症状に効果が期待できる．エストロゲン療法を受けていない閉経後女性の性欲低下がテストステロン貼付剤で改善したという報告がオーストラリアから出ている[2]．それによると，性欲減退を訴える閉経後女性にテストステロンパッチ 1日 300 μg 群，1日 150 μg 群およびプラセボ群と 3 群に分け，24 週間後に性満足度を調べると 300 μg 群の女性では過去 4 週間に平均 2.1 回の満足できる性行動の増加があり，150 μg 群の 1.2 回，プラセボ群の 0.7 回と比べると有意に性欲の向上がみられている．この治療効果は人工閉経女性でも自然閉経女性でも差はなかった（図 1）．ただし，無駄毛の発生と，偶発的なものであるとコメントされているが乳癌の発症も認められた．テストステロンの長期的な影響は，乳癌リスクも含めて今後さらなる検証が必要である．

また，副腎由来アンドロゲンのデヒドロエピアンドロステロン（dehydroepiandrosterone：DHEA）およびその硫酸塩（dehydroepiandrosterone sulfate：DHEA-S）は認知機能と相関し，軽度

Ⅲ　レジメンの選択

認知機能低下のある女性に6カ月間DHEA 25 mg/日を投薬したところ，単語記憶，遅延再生などの認知機能が改善しADLも改善したという報告がある[3]．女性に対するアンドロゲン補充療法の可能性も示唆されるが，現時点では残念ながら市販されている良質なテストステロンやDHEAはない．

D● イソフラボン

植物性エストロゲン（フィトエストロゲン）はエストロゲン受容体に結合する天然の非ステロイド化合物であり，組織によってはエストロゲン活性を示す．植物は，草食動物の過剰繁殖に対抗するため雄の妊性をコントロールする自然の防御システムの役割としてフィトエストロゲンを利用しているとされる．フィトエストロゲンにはいくつかの種類があり，ヒトに対して生物活性を有しているのはリグニン，イソフラボン類のみである．これらの作用様式は複雑で，組織によっては抗エストロゲン作用を示すこともある．イソフラボン類はポリフェノールの一つでイソフラボンを基本骨格とするフラボノイドである．その形態により，ゲニステイン，ダイゼイン，グリシテインの3種類の非配糖体（イソフラボンアグリコン）（図2）とそれぞれに3種類の配糖体（ゲニスチン，ダイジン，グリシチン），配糖体のアセチル化体，およびマロニル化体が知られている．大豆や漢方薬に使用される葛根などのマメ科植物に多く含まれているが，ほとんどの場合，食品中で大豆イソフラボンは配糖体として存在している．

「産婦人科診療ガイドライン 婦人科外来編2011」によると，更年期障害における漢方療法・代替療法はどのように行うか？という設問に対して，「ホットフラッシュに対して，大豆イソフラボン・レッドクローバーイソフラボンも用いられる（C）（CQ414）」と記載されている[4]．イソフラボンの更年期症状緩和に関する論文はこれまでにも数多く報告されてきたが，それぞれの研究のス

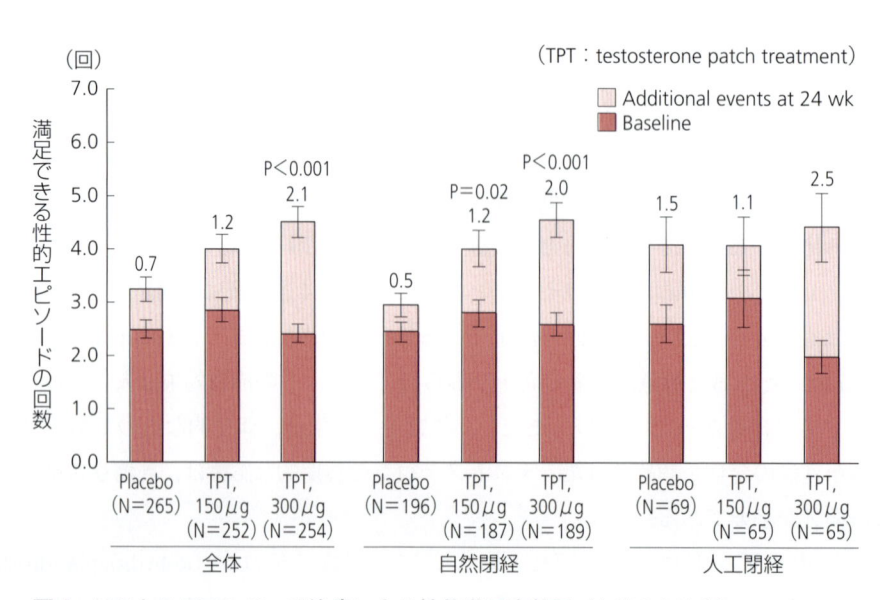

図1● テストステロンパッチ治療による性的満足度効果（文献2を改変）

9. その他のホルモン含有薬剤の効果は？（ボセルモン，イソフラボン，男性ホルモンなど）

タディデザインが不十分であり，確かなコンセンサスが得られるまでには至っていなかった[5]．しかし，2011年，北米閉経学会から，大豆イソフラボンは閉経女性の血管運動神経症状に対し有効であり，初期治療薬として妥当であるとの提言が出された．ただし，投与開始量は1日50mgで，効果発現に少なくとも12週間の投与期間が必要としている．また，ゲニステインを主成分とするサプリメントでは1日15mgでも有意にホットフラッシュを低下させるとしている．ダイゼインは腸内細菌によってエクオールに代謝され，エクオールが薬理効果を示すのだが，この腸内細菌を有しない人では効果がないかもしれないと明記した[6]．さらに，2012年3月にも大豆イソフラボンによる更年期関連症状の改善作用を検証した17報の系統的レビュー/メタ解析が報告され，大豆イソフラボンサプリメントの投与による，ほてりの頻度の有意な減少，重症度の有意な減少が確認され

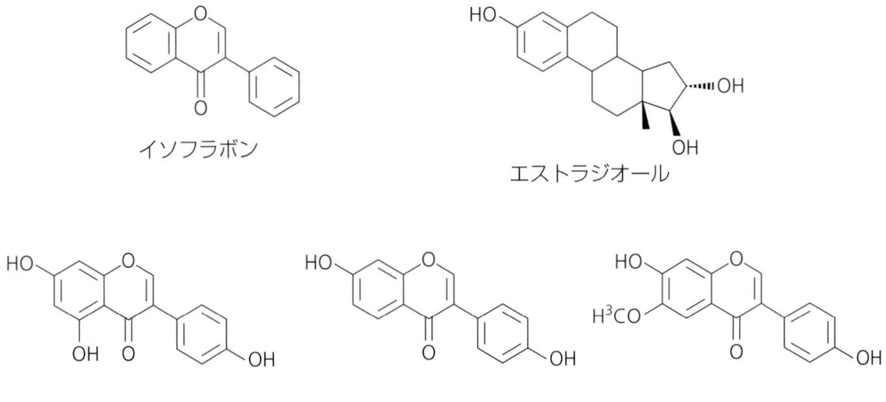

図2●

表2●イソフラボン摂取による子宮内膜過形成

	イソフラボン 150mg/日			プラセボ		
	開始時 (n=179)	30日後 (n=176)	5年後 (n=165)	開始時 (n=197)	30日後 (n=193)	5年後 (n=165)
Unassessable	48 (26.8%)	45 (25.5%)	30 (19.5%)	49 (24.8%)	48 (24.9%)	41 (24.8%)
Inactive	67 (37.4)	71 (40.3)	70 (45.4)	73 (37.0)	69 (35.7)	60 (36.3)
Atrophic	62 (34.6)	60 (34.1)	43 (27.9)	71 (36.0)	76 (39.4)	64 (38.8)
Proliferative	2 (1.1)	0	5 (3.2)*	3 (1.5)	0	0
Secretory	0	0	0	0	0	0
Pseudo-decidual change	0	0	0	0	0	0
Simple hyperplasia	0	0	5 (3.2)*	0	0	0
Complex hyperplasia	0	0	1 (0.6)	0	0	0
Atypical hyperplasia	0	0	0	0	0	0

*$p < 0.05$
（文献8を改変）

ている[7]．このように，血管運動神経症状には有効であるが，イライラ，不安といった精神神経症状や肩こり，腰痛といった筋・骨格症状に対してイソフラボンが有効であったとのエビデンスはなく，症例を選択して使用することが望まれる．

　また，HRTの禁忌症例や慎重投与が存在するように，イソフラボン摂取に関しても一定量を超えて長期間摂取することの安全性は確立していない．食品安全委員会から出されている「大豆イソフラボンを含む特定保健用食品の安全性評価の基本的な考え方」によれば，1日当たりの大豆イソフラボンの摂取目安量の上限を70～75mgとし，そのうち，サプリメントや特定保健食品などで摂取する量は1日当たり30mgまでが望ましいとしている．実際，閉経後女性を対象に，大豆イソフラボンの錠剤（150mg/日）を5年間服用すると服用30カ月ではプラセボ群と変わらないが，60カ月では子宮内膜増殖症の発症が有意に増加する（表2）[8]．各種大豆食品中の大豆イソフラボンの測定値をもとに，大豆食品中の大豆イソフラボンアグリコン含有量（換算値）を示す（表3）．

表3　各種大豆食品中の大豆イソフラボンアグリコン含有量（換算値）（大豆イソフラボンアグリコン mg/100g）

食品名（検体数）	平均含有量
大豆（11検体）	140.4
煮大豆（3検体）	72.1
炒り大豆（1検体）	200.7
黄粉（2検体）	266.2
豆腐（4検体）	20.3
凍り豆腐（1検体）	88.5
おから（1検体）	10.5
金山寺みそ（1検体）	12.8
油揚げ類（3検体）	39.2
納豆（2検体）	73.5
味噌（8検体）	49.7
醤油（8検体）	0.9
豆乳（3検体）	24.8

（食品安全委員会．大豆イソフラボンを含む特定保健用食品の安全性評価の基本的な考え方．2006より）

▶ HRT施行上のアドバイス

- デポー剤は，貼付剤，経口剤が使用できないときのみ使用する．
- アンドロゲン補充療法やDHEA療法は外国からの個人輸入でしかできない．
- HRT施行時には，イソフラボンなどを含んだサプリメントの使用の有無の確認が必要である．

9. その他のホルモン含有薬剤の効果は？（ボセルモン，イソフラボン，男性ホルモンなど）

●文献

1) 日本産科婦人科学会・日本女性医学学会, 編集/監修. ホルモン補充療法ガイドライン2012年度版. 東京; 日本産科婦人科学会: 2012.
2) Davis SR, Moreau M, Kroll R, et al. Testosterone for low libido in postmenopausal women not taking estrogen. NEJM. 2008; 359: 2005-17.
3) Yamada S, Akishita M, Fukai S, et al. Effects of dehydroepiandrosterone supplementation on cognitive function and activities of daily living in older women with mild to moderate cognitive impairment. Geriatr Gerontol Int. 2010; 10: 280-7.
4) 日本産科婦人科学会・日本産婦人科医会, 編. 産婦人科診療ガイドライン　婦人科外来編2011. 東京: 日本産科婦人科学会; 2011. p.163-4.
5) Nelson HD, Vesco KK, Haney E, et al. Nonhormonal therapies for menopausal hot flashes: systematic review and meta-analysis. JAMA. 2006; 295: 2057-71.
6) North American Menopause Society. The role of soy isoflavones in menopausal health: report of The North American Menopause Society/ Wulf H. Utian Translational Science Symposium in Chicago, IL（October 2010）. Menopause. 2011; 18: 732-53.
7) Taku K, Melby M, Kronenberg F, et al. Extracted or synthesized soybean isoflavones reduce menopausal hot flash frequency and severity: systemic review and meta-analysis of randomized controlled trials. Menopause. 2012; 19: 776-90.
8) Unfer V, Casini ML, Costabile L, et al. Endometrial effects of long-term treatment with phytoestrogens: a randomized, double-blind, placebo-controlled study. Fertil Steril. 2004; 82: 145-8.

〈望月善子〉

IV

施行前検査

Ⅳ 施行前検査

1 採血の項目は？

> **＊本節の概要＊** summaries of this section
>
> - HRT投与前の必須採血検査は，問診とともにHRT禁忌症例や慎重投与症例をスクリーニングするために重要である．
> - HRT投与中の必須採血検査は，問診とともにHRTの効果判定や副作用を早期発見するために重要である．
> - 血栓症のハイリスク群でHRTの慎重投与例では，D-dimerなどでHRT投与前・中の凝固能評価を行いながら継続する．

「ホルモン補充療法ガイドライン2012年度版」では，「投与前・中・後の管理法」として，
1) HRT投与前には，血圧・身長・体重の測定，血算・生化学検査・血糖，婦人科癌検診，乳房検査が必須である．
2) HRT投与中には，症状の問診を毎回行い，投与前検査を年1～2回繰り返す．
3) HRT投与中止後5年までは1～2年毎の婦人科癌検診と乳癌検診を推奨する．
となっている（表1）[1]．

本稿では，「投与前・中・後の管理法」のうち，特に採血の項目（血算・生化学検査・血糖）を中心に解説する．

A● HRT投与前・中の必須採血項目の意義

HRTを容易に開始しやすくするために，主に性成熟期女性を対象とした「低用量経口避妊薬の使用に関するガイドライン（改訂版）」[2]のように開始前検査の必須項目を極力絞り込み，必須の採血項目をすべて削除する考えもある．しかし，HRTはその禁忌や慎重投与となりうる肝機能異常，脂質異常，耐糖能異常などが出現しやすくなる更年期以降の女性が対象であり，HRT投与前のチェックとして最低限の採血項目が必須となっている．

ただし，2009年度版に比べ今回の改訂で大きく変更した点は，血算，生化学検査，（肝機能，脂質：ALT，AST，LDH，総コレステロールまたはLDL-コレステロール，トリグリセリド，HDL-コレステロール），血糖の検査項目については，HRT開始の約6カ月以内に特定健康診査やドックにて検査ずみの場合には代用可としたことである．すなわち，約6カ月以内の直近に検査してあり，異常がなければこれらの検査をキャンセル可能としている．

表1 ● HRT投与前・中・後の管理法

投与前	○HRTの目的の確認（治療か，予防か？） ○問診にて禁忌や慎重投与症例でないことを確認 ○HRT投与法の選択 ○投与前検査 　＜必須項目＞・血圧，身長，体重 　　　　　　・血算，生化学検査（肝機能，脂質）＊1），血糖 　　　　　　・内診および経腟超音波診断，子宮頸部細胞診（1年以内），子宮内膜癌検診＊2） 　　　　　　・乳房検査＊3） 　＜選択項目＞以下の項目はオプション検査として考慮してもよい． 　　　　　　・骨量測定，・心電図，・腹囲，・甲状腺機能検査，・凝固系検査＊4）， 　　　　　　・生化学検査（追加），・心理テスト ○Informed consent
投与中 （毎回）	○問診：症状の変化やマイナートラブル（出血，乳房腫脹，血栓症の有無など）を含めた症状の聴取
（年に1～ 2回）	○HRT継続について検討 ○投与中検査・血圧，身長，体重 　　　　　　・血算，生化学検査（肝機能，脂質）＊1），血糖
（1年毎）	○投与中検査・内診および経腟超音波診断，子宮頸部細胞診，子宮内膜癌検診＊2） 　　　　　　・乳房検査＊3）
投与終了後	○投与終了後検査（HRT中止後5年までは婦人科癌検診および乳房検査をすすめる） 　　　　　　・内診および経腟超音波診断，子宮頸部細胞診，子宮内膜癌検診 　　　　　　・乳房検査＊3）

＊1）ALT，AST，LDH，T-Chol or LDL-C，TG，HDL-C．（Ca，P，ALP，CPK，Crはオプションとする）
　　　血算，生化学検査，血糖については，約6カ月以内に特定健康診査やドックにて検査ずみの場合には代用可
＊2）原則的には子宮内膜細胞診（組織診）を行う．病理学的検索が不可能な場合には経腟超音波診断法で子宮内膜厚を測定する．
＊3）触診および画像検査（マンモグラフィーまたは超音波診断）を行う．
＊4）検査することが望ましいが，血栓症を予測できる特異的なマーカーは現在のところない．

（ホルモン補充療法ガイドライン2012年度版[1]．p.77より）

　また，HRT開始後の効果や副作用の有無をみるうえで，投与開始後年1～2回の血算，生化学検査，血糖を必要としている（ただし，これらの検査項目についても，特定健康診査やドックにて検査ずみの場合には代用可）．

B ● 肝機能検査

　生化学検査で肝機能（ALT，AST，LDH）が開始前の必須項目であり，さらに投与中の年1～2回の検査も必須である．経口エストロゲン製剤による肝臓での初回通過効果の影響で肝機能がさら

表2 ● HRTの禁忌症例と慎重投与症例は？

禁忌症例	慎重投与ないしは条件付きで投与が可能な症例
・重度の活動性肝疾患 ・現在の乳癌とその既往 ・現在の子宮内膜癌，低悪性度子宮内膜間質肉腫 ・原因不明の不正性器出血 ・妊娠が疑われる場合 ・急性血栓性静脈炎または静脈血栓塞栓症とその既往 ・心筋梗塞および冠動脈に動脈硬化性病変の既往 ・脳卒中の既往	・子宮内膜癌の既往 ・卵巣癌の既往 ・肥満 ・60歳以上または閉経後10年以上の新規投与 ・血栓症のリスクを有する場合 ・冠攣縮および微小血管狭心症の既往 ・慢性肝疾患 ・胆嚢炎および胆石症の既往 ・重症の高トリグリセリド血症 ・コントロール不良な糖尿病 ・コントロール不良な高血圧 ・子宮筋腫，子宮内膜症，子宮腺筋症の既往 ・片頭痛 ・てんかん ・急性ポルフィリン血症 ・全身性エリトマトーデス（SLE）

（ホルモン補充療法ガイドライン2012年度版[1], p.58より）

に悪化する可能性があるため，重度の活動性肝炎ではHRT禁忌である（表2）．また慢性肝疾患では慎重投与である．

また，100万人以上の閉経後女性をおよそ6年間追跡調査したMillion Women Studyでは，HRTで胆嚢疾患による入院リスクが上昇するが，経口エストロゲン（RR 1.74［1.68-1.80］）より経皮（RR 1.17［1.10-1.24］）の方がリスクが小さい[4]．経口エストロゲンが胆嚢疾患をより引き起こす理由は，門脈を経由して肝臓に高濃度に集まったエストロゲンが代謝され，胆汁中に移行するためと考えられる．胆嚢炎・胆石症の既往も慎重投与である．

C ● 脂質検査

生化学検査で脂質検査（総コレステロールまたはLDL-コレステロール，トリグリセリド，HDL-コレステロール）が必須項目である．動脈硬化性疾患予防ガイドライン2012年版の脂質異常症：スクリーニングのための診断基準（空腹時採血）（表3）[5]では，トリグリセリド値が400mg/dL未満の場合には，LDL-コレステロール値はFriedewaldの式（間接法）〔LDL-コレステロール＝（総コレステロール）－（HDL-コレステロール）－（トリグリセリド）÷5〕での計算を基本とするため，トリグリセリド，HDL-コレステロールに加え総コレステロールまたはLDL-コレステロールの3項目が必須となっている．さらに投与中の年1～2回の検査も必須である．

脂質異常症の場合には，必要に応じて心電図検査，甲状腺機能検査なども必要であり選択項目に

表 3 ● 脂質異常症：スクリーニングのための診断基準（空腹時採血＊）

LDL コレステロール	140 mg/dL 以上	高 LDL コレステロール血症
	120 〜 139 mg/dL	境界域高 LDL コレステロール血症＊＊
HDL コレステロール	40 mg/dL 未満	低 HDL コレステロール血症
トリグリセライド	150 mg/dL 以上	高トリグリセライド血症

- LDL コレステロールは Friedewald（TC−HDL−C−TG/5）の式で計算する（TG が 400 mg/dL 未満の場合）．
- TG が 400 mg/dL 以上や食後採血の場合には non HDL-C（TC−HDL−C）を使用し，その基準は LDL-C ＋ 30 mg/dL とする．
  ＊10 〜 12 時間以上の絶食を「空腹時」とする．ただし，水やお茶などカロリーのない水分の摂取は可とする．
  ＊＊スクリーニングで境界域高 LDL コレステロール血症を示した場合は，高リスク病態がないか検討し，治療の必要性を考慮する．

（日本動脈硬化学会，編．動脈硬化性疾患予防ガイドライン 2012 年版[5]．p.13，表 1 より）

入っている．また，脂質異常症などにて薬物療法をする場合を考慮し，CPK，クレアチニンが選択項目に入っている．

「ホルモン補充療法ガイドライン 2012 年度版」では，HRT に期待される脂質代謝改善効果として，

- 経口 ET は LDL コレステロール，Lp（a）を低下し，HDL コレステロールを上昇させ，レムナントを低下させる．
- 本来，経口，経皮 ET は抗酸化作用を有する．
- 経皮 ET は中性脂肪を変化させないか，もしくは低下させ，活性酸素に酸化されにくい大型の LDL 粒子を産生し，血管炎症に対し抑制的に作用する．

一方，HRT に予想される有害事象の中の動脈硬化への作用として

- 経口 ET あるいは経口 EPT は，
  ・中性脂肪を上昇させ，LDL 粒子を小型化する．
  ・血管炎症に促進的に作用する．
- MPA は，
  ・HDL コレステロールを低下させる．
  ・血管内皮機能に抑制的に作用する．

となっている．

経口エストロゲン製剤は結合型エストロゲン常用量でも中性脂肪を上昇させる作用がある[6,7]．経口エストロゲンで高トリグリセリド血症が悪化し，それが原因で急性膵炎を発症した報告があり，重症の高トリグリセリド血症は慎重投与となっている．

表 4 に 107 研究の meta-analysis による非糖尿病女性に対する HRT でのメタボリック症候群の諸因子に関する影響を示す．経口エストロゲンでは経皮に比べ有意なトリグリセリドと CRP の上昇，プロテイン S の低下を示す[8]．

表4 ● メタボリック症候群・心血管系疾患・血栓症に関与する諸因子に対する HRT の影響（107study の meta-analysis）

Outcome	全 HRT（％）	経口（％）	経皮（％）	P（経口 vs 経皮）
HOMA-R	－12.9*	－13.5*	－6.8	NS
LDL/HDL	－11.0*	－17.4*	－8.4*	0.004
TG	2.1	6.0	－6.5	0.004
Lp（a）	－25.0*	－25.1*	－22.8*	NS
Mean BP	－1.7*	－2.2*	－0.8	NS
CRP	37.7	47.0	2.0	0.02
E-selectin	－17.3*	－18.6*	－6.0	NS
Fibrinogen	－5.5*	－5.8*	－4.7*	NS
PAI-1 Ag	－25.1*	－27.0*	－3.0	0.03
Protein C	－0.8	－1.7	－1.2	NS
Protein S	－4.8	－8.6	－2.2	0.01

* Positive, beneficial effects：$p < 0.05$　　下線 Negative effects：$p < 0.05$

（文献8を改変）

D ● 血糖

　エストロゲンと糖代謝の関連について，基礎的な研究では，エストロゲンが膵臓β細胞のERを刺激しインスリン分泌を増加させる，エストロゲンが末梢のインスリン抵抗性を下げる，エストロゲンが筋肉量を増やし体脂肪量を減らすなどの報告があり，negativeな報告は少ない．WHIによれば，経口ETおよびEPTは最初の1年間に限り，血糖とインスリン値を低下させ，インスリン抵抗性を改善する．また，経口のET，EPTはいずれも糖尿病の新規発症を抑制する[9]．しかし，糖尿病の治療や発症予防を主目的とした適応はない．

　糖尿病女性はメタボリック症候群を合併していることが多く，肥満，脂質異常症，高血圧，動脈硬化などを伴う糖尿病女性に対するHRTでは，血栓症，脳卒中や心血管系疾患の高率な発症が危惧されるため，コントロール不良な糖尿病は慎重投与である．よって血糖も開始前検査の必須項目となっている．糖尿病や境界型糖尿病を有する女性への経口ETあるいはEPTは，糖代謝異常のない女性に比較して，血管造影で評価した冠動脈の動脈硬化を促進させる[10]．なお，メタボリック症候群が疑われる場合には，腹囲が選択項目に入っている．

E ● 骨代謝

　HRTによる骨粗鬆症の治療や予防効果も期待する場合には，その効果判定に骨量測定が必要で

あり，また生化学検査のカルシウム，リン，APLとともに選択項目となっている．骨量測定で異常があれば骨代謝マーカーやPTHなどのホルモン測定も必要となるが，このガイドラインには含まれていない．

F ● 血栓症の予知マーカー

HRT中の急性血栓性静脈炎・静脈血栓塞栓症（venous thromboembolism：VTE）はまれな合併症であるが，一度発症すると生命に関わることもあり対応に苦慮する．欧米のVTEの疫学報告では，閉経後女性のVTE頻度：1/10,000人年，HRT女性の非致死性VTEの頻度：2〜3/10,000人年，致死性のVTE：1/1,000,000人年といわれる．

「ホルモン補充療法ガイドライン2012年度版」では，VTEに関して，
- 経口HRTはVTEのリスクを2〜3倍に増加させる．このリスクは年齢および体脂肪率の上昇に依存し増加する，
- 経口HRTによるVTE発症リスクは，HRT開始1年以内で最も増加する，
- VTE既往者に対するHRTは再発リスクを高める，
- 経口エストロゲン剤に比較し，経皮吸収エストロゲン剤によるVTEリスクの増加は明らかでない，

となっている．

VTE既往者へのEPTのVTE二次予防効果をみるために行われたEVTET（estrogen in venous thromboembolism trial）では，VTEの既往を有する閉経後女性に経口E_2とNETAを併用するとVTEの再発が約4.7倍（HRT群10.7％，プラセボ群2.3％）増加する報告があり，HRTは急性血栓性静脈炎・VTEやその既往者には禁忌である[11]．

経口HRTとVTE発症に関するRCTのうち，HERS（heart and estrogen/progestin replacement study）によれば経口EPTでRH（Relative hazard）2.9［CI 1.5-5.6］である[12]．WHIによればETでHR（Hazard ratio）1.3［1.0-1.8］，EPTでHR 2.1［1.6-2.7］であり，さらに50〜59歳のプラセボのHRを1とすると，EPTでは50〜59歳 HR 2.3［1.2-4.3］，60〜69歳 4.3［2.4-7.7］，70〜79歳 7.5［4.3-14.4］であり，加齢とともに増加したことから[13]，特に60歳以上の高齢者に対する新規投与では慎重な投与が必要である．

エストロゲン用量・期間とVTE発症リスクの関連について，CEE（結合型エストロゲン）が低用量ほど発症が少なく，投与開始1年以内の発症が多い[14]．HRTの投与経路とVTE発症リスクを比較検討した観察研究のmeta-analysisによれば，経口エストロゲンではVTEのOR（Odds ratio）2.5［1.9-3.4］に対して，経皮エストロゲンではOR 1.2［0.9-1.7］であり，経皮エストロゲンによりVTEリスクが低下する可能性が示唆された[15]．さらにこのmeta-analysisによると，BMI＞25ではHRTなしでもVTEのOR 2.6［2.1-3.3］となり，経口エストロゲン併用でOR 5.4［2.9-10.0］，経皮エストロゲン併用でOR 3.5［2.0-6.2］と報告しており，投与経路に関わらず肥満者へのHRTは慎重な投与が必要である．

表5 ● HRT投与経路と黄体ホルモンの種類によるVTEのリスク（E3N French study）

Treatment		症例 N＝549	人−年 811,643	HR	95％CI
使用歴なし		181	291,399	1	1
過去の使用		66	100,943	1.1	0.8−1.5
現在	経口 estrogen	81	93,211	1.7	1.1−2.8
	経皮 estrogen	174	268,481	1.1	0.8−1.8
Micronized progesterone		47	87,959	0.9	0.6−1.5
Pregnane		91	125,804	1.3	0.9−2.0
Norpregnane		69	78,855	1.8	1.2−2.7
Nortestosterone		22	22,911	1.4	0.7−2.4

（文献16を改変）

表6 ● 静脈血栓塞栓症の付加的な危険因子の強度

危険因子 の強度	危険因子
弱い	肥満 エストロゲン治療 下肢静脈瘤
中等度	高齢 長期臥床 うっ血性心不全 呼吸不全 悪性疾患 中心静脈カテーテル留置 癌化学療法 重症感染症
強い	静脈血栓塞栓症の既往 血栓性素因 下肢麻痺 下肢ギプス包帯固定

血栓性素因：先天性素因としてアンチトロンビン欠乏症，プロテインC欠乏症，プロテインS欠乏症など，後天性素因として抗リン脂質抗体症候群など．（文献18より）

E3N French Study では，HRT投与経路と黄体ホルモンの種類によるVTEのリスクが報告されている（表5）．天然型黄体ホルモン（progesterone）併用ではVTEを上昇させないが，合成型黄体ホルモン（progestin），特にnorpregnane ではVTEを上昇させる可能性がある[16)]．この機序として，黄体ホルモンの種類により，プロトロンビン状態や血流速度，血管壁の変化が異なる可能性の関与が推測されている．しかし，現在までに黄体ホルモンの種類による効果の違いを証明したRCTはなく，本邦ではまだ天然型黄体ホルモンの使用ができない．

また，閉経後SLE患者に対するEPTの影響を調べたSELENA trial（Safety of Estrogens in Lupus Erythematosus, National Assessment）では，1年間のEPTにより対象の59％において病勢の軽度～中等度増悪が認められたが，重度増悪は7.5％とわずかであり，また血栓塞栓症状がHRT群で4例，プラセボ群で1例に認められた[17)]．SLE患者には慎重投与となっており，過去の血栓症既往の場合には禁忌であるが，特に抗リン脂質抗体陽性の若年SLE患者でHRTを行う場合には，十分な説明後に病態をみながらの慎重投

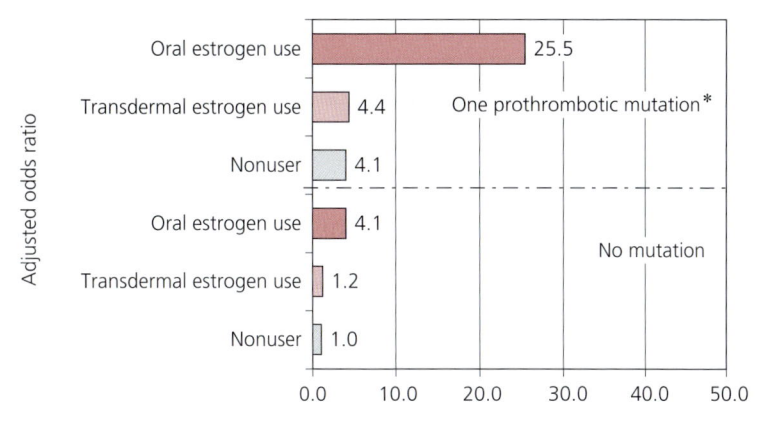

図1 • Prothrombin mutation と HRT による VTE 発症（ESTHER study）
（文献19より）

与が望ましい．

　VTEのハイリスク群として，高齢，肥満，悪性疾患，不動，既往歴，家族歴，経口エストロゲン，特殊なSERMsなどがあるが，HRT自体の危険因子としての強度は弱い（表6）[18]．またprothrombin mutation と HRT による VTE 発症率の関連を調べた ESTHER study によれば，Factor V Leiden または prothrombin G20210A のどちらかの mutation があると特に経口エストロゲン使用にて VTE の OR が有意に増加したという欧米の報告があるが，日本人には非常にまれである（図1）[19]．実際の臨床での VTE のハイリスク群のスクリーニングには，VTEの既往歴と家族歴（第1，2親等での既往歴）が現時点では最も有用であろう．

　このような HRT と VTE に関する知見を総合的に判断し，「ホルモン補充療法ガイドライン 2012年版」では，HRT 投与前や投与中に血液凝固系検査を必須としていない．血栓症を予知できる特異的なマーカーが現時点ではないため必須項目でなく，選択項目に入れてある．そのかわりに，投与前に問診にて血栓症の既往やリスク因子の有無を確認すること，投与中は毎回の診察時に血栓症の有無を含む症状の聴取を行うようになっている．もしも，禁忌項目である VTE が存在したりその既往がある場合には，原則として HRT を行うべきではない．またもしも慎重投与症例に該当する場合には，表7に示すような危険因子を調べることが理想であるが[20]，保険適応や検査手技上，多くの項目を調べることは現実的に非常に困難である．日本人に重要な危険因子で評価可能なものとして，先天的要因ではアンチトロンビン欠乏症，プロテインC欠乏症，プロテインS欠乏症，後天的要因では抗リン脂質抗体症候群（ループスアンチコアグラント，抗カルジオリピン・β_2GPI複合抗体など），肥満〔動脈硬化や静脈血栓症のリスクを示唆するバイオマーカーである plasminogen activator inhibitor-I（PAI-I）など〕があり，これらで異常の場合には原則的には HRT を行わないことが望ましい．D-dimer の上昇は VTE の発症や再発を示唆し，本邦女性で HRT 開始1年以内に D-dimer が軽度上昇することも知られている[21]．慎重投与例では，D-dimer が HRT 投与前，投与中の凝固能評価に適していると思われ，異常例に対して DVT 発症の有無について速や

表 7 ● 静脈血栓症に対する危険因子

持続性要因			一過性要因
先天的要因	後天的要因	複合的あるいは未確定要因	
・アンチトロンビン欠乏症 ・プロテインC欠乏症 ・プロテインS欠乏症 ・第V因子Leiden ・プロトロンビンG20210A	・加齢 ・抗リン脂質抗体症候群 ・肥満 ・静脈血栓症の既往 ・悪性腫瘍	・フィブリノーゲン異常症あるいは高フィブリノーゲン血症 ・高VIII因子血症 ・高IX因子血症 ・高XI因子血症 ・APCレジスタンス（第V因子Leiden非依存性） ・低TFPI血症 ・高TAFI血症 ・高ホモシステイン血症	・妊娠および産褥期 ・経口避妊薬/ホルモン療法 ・手術および外傷 ・長期臥床 ・長距離の旅行

TAFI：thrombin activatable fibrinolysis infibitor，トロンビンで活性化される線溶阻害因子
TFPI：tissue factor pathway inhibitor，外因系凝固インヒビター
APC：activated protein C，活性化プロテイン

（文献 20 を改変）

かな精査を行うことが望ましい．ただし，問診にて VTE のリスクが全くなく自覚症状がない場合にも，VTE 予知やスクリーニングのために D-dimer を全例に測定することが有用であるかは現時点では不明である．

> **HRT 投与前・中の血液検査に関するアドバイス>**
>
> ● HRT 投与前および投与中（年 1～2 回）に必須項目の血液検査を行う．
> ● ただし，6 カ月以内の特定健康診査やドックにて検査ずみの場合には代用可能．
> ● 血栓症のハイリスク群で HRT の慎重投与例では，D-dimer などで凝固能評価を行いながら継続する．

●文献

1) 日本産科婦人科学会・日本女性医学学会, 編集/監修. ホルモン補充療法ガイドライン 2012 年度版. 東京: 日本産科婦人科学会; 2012.
2) 日本産科婦人科学会, 編. 低用量経口避妊薬の使用に関するガイドライン(改訂版). 日産婦誌. 2006; 58: 894-962.
3) Updated Recommendations Group. Updated practical recommendations for hormone replacement therapy in the peri- and postmenopause. Climacteric. 2008; 11: 108-23.
4) Liu B, Beral V, Balkwill A, et al. Gallbladder disease and use of transdermal versus oral hormone replacement therapy in postmenopausal women: prospective cohort study. BMJ. 2008; 337: 386-94.
5) 日本動脈硬化学会, 編. 動脈硬化性疾患予防ガイドライン 2012 年版. 東京: 日本動脈硬化学会; 2012.
6) Effects of estrogen or estrogen/progestin regimens on heart disease risk factors in postmenopausal women. The Postmenopausal Estrogen/Progestin Interventions (PEPI) Trial. The Writing Group for the

PEPI Trial. JAMA. 1995; 273: 199-208.
7) Wakatsuki A, Okatani Y, Ikenoue N, et al. Effect of lower dose of oral conjugated equine estrogen on size and oxidative susceptibility of low-density lipoprotein particles in postmenopausal women. Circulation. 2003; 108: 808-13.
8) Salpeter SR, Walsh JME, Ormiston TM, et al. Meta-analysis: effect of hormone-replacement therapy on components of the metabolic syndrome in postmenopausal women. Diabetes Obes Metab. 2006; 8: 538-54.
9) Howard BV, Hsia J, Ouyang P, et al. Postmenopausal hormone therapy is associated with atherosclerosis progression in women with abnormal glucose tolerance. Circulation. 2004; 110: 201-6.
10) Kanaya AM, Herrington D, Vittinghoff E, et al; Heart and Estrogen/progestin Replacement Study. Glycemic effects of postmenopausal hormone therapy: the Heart and Estrogen/progestin Replacement Study. A randomized, double-blind, placebo-controlled trial. Ann Intern Med. 2003; 138: 1-9.
11) Høibraaten E, Qvigstad E, Arnesen H, et al. Increased risk of recurrent venous thromboembolism during hormone replacement therapy—results of the randomized, double-blind, placebo-controlled estrogen in venous thromboembolism trial (EVTET). Thromb Haemost. 2000; 84: 961-7.
12) Hulley S, Grady D, Bush T, et al. Randomized trial of estrogen plus progestin for secondary prevention of coronary heart disease in postmenopausal women. Heart and Estrogen/progestin Replacement Study (HERS) Research Group. JAMA. 1998; 280: 605-13.
13) Cushman M, Kuller LH, Prentice R, et al. Estrogen plus progestin and risk of venous thrombosis. JAMA. 2004; 292: 1573-80.
14) Jick H, Derby LE, Myers MW, et al. Risk of hospital admission for idiopathic venous thromboembolism among users of postmenopausal oestrogens. Lancet. 1996; 348: 981-83.
15) Canonico M, Plu-Bureau G, Lowe GD, et al. Hormone replacement therapy and risk of venous thromboembolism in postmenopausal women: systematic review and meta-analysis. BMJ. 2008; 336: 1227-31.
16) Canonico M, Fournier A, Carcaillon L, et al. Postmenopausal hormone therapy and risk of idiopathic venous thromboembolism: results from the E3N cohort study. Arterioscler Thromb Vasc Biol. 2010; 30: 340-5.
17) Buyon JP, Petri MA, Kim MY, et al. The effect of combined estrogen and progesterone hormone replacement therapy on disease activity in systemic lupus erythematosus: a randomized trial. Ann Intern Med. 2005; 143: 953-62.
18) 肺血栓塞栓症/深部静脈血栓症(静脈血栓塞栓症)予防ガイドライン作成委員会. 肺血栓塞栓症/深部静脈血栓症(静脈血栓塞栓症)予防ガイドライン. 東京: メディカルフロントインターナショナルリミテッド; 2004.
19) Straczek C, Oger E, de Jonage-Canonico MBY et al. Prothrombotic mutations, hormone therapy, and venous thromboembolism among postmenopausal women: Impact of the route of estrogen administration. Circulation. 2005; 112: 3495-500.
20) Rosendaal FR. Venous thrombosis: the role of genes, environment, and behavior. Hematology Am Soc Hematol Educ Program. 2005: 1-12.
21) 新橋成直子, 代田琢彦, 土井めぐみ, 他. 2年間のHRTが血中脂質・血液凝固系マーカーに与える影響―投与経路・投与量による相違―. 日更年医誌. 2006; 14: 218-24.

<倉林 工>

Ⅳ　施行前検査

2　婦人科検診は何をすればよいか？

> ＊本節の概要＊　summaries of this section
> - ホルモン補充療法の投与前検査としては内診および経腟超音波診断，子宮頸部細胞診および子宮内膜癌検診を行う．
> - 投与中および投与終了後にも1年ごとに上記検査を行う．なお，HRT中止後5年までは婦人科癌検診をすすめる．
> - 子宮内膜癌検診としては子宮内膜細胞診と経腟超音波検査の組み合わせが有用である．

　ホルモン補充療法（hormone replacement therapy：HRT）の施行にあたり，婦人科系疾患の有無について確認を行う必要がある．ホルモン補充療法ガイドライン[1]では，ホルモン補充療法施行前や施行中，また投与終了後5年間は定期的に婦人科検診を行うことを推奨している．
　本稿では行うべき婦人科検診について，その実際について述べる．

A●HRT施行前後に推奨される婦人科検診

　ホルモン補充療法ガイドラインでは婦人科検診について，「内診，経腟超音波診断法にて子宮筋腫，子宮内膜症，卵巣腫瘍の有無をチェックする．また子宮頸部細胞診（HRT開始前1年以内），子宮内膜細胞診または組織診を行う．病理学的検索が不可能な場合には経腟超音波診断法で子宮内膜厚を測定し，閉経後症例で5mm以上の場合は子宮内膜癌などの疑いが否定できないので精査を行う」と記載されている．
　すなわち行うべき婦人科検診は，内診，子宮頸部細胞診，子宮内膜細胞診などの子宮内腔検索，経腟超音波検査である．

B●子宮頸部細胞診

1）子宮頸部細胞診の目的
　HRTは子宮頸部扁平上皮癌の発症に影響を与えないが，ETに限ると腺癌のリスクが上昇するという報告もあること，また子宮頸癌は簡便な検査法で発見できるうえ検出率も安定しており，検診の有用性が認められている腫瘍であるということも鑑みるとHRTに伴う検診の際にも施行をすすめられる．

2) 子宮頸部細胞診の実際

産婦人科診療ガイドラインによれば，子宮頸部の細胞採取器具としては，ヘラ（プラスチック製，木製，サイトピック®など）もしくはブラシ（サイトブラシ®，HPVサンプラー®，サーベクスブラシ®など）が細胞採取量の面から不適正標本が少ないとされている[2]．検体はただちにスライドガラスに塗抹し，固定後，パパニコロウ染色の後に適切な施設で細胞診断を行う．近年，液状処理細胞診標本（LBC法：liquid-based cytology）を用いる施設も増加している．液状細胞診は従来法と比較しても感度・特異度ともに遜色なく，細胞診断のために要する時間を短縮できる，HPV検査などにも利用可能といった利点がある[3]．

3) 細胞診断

細胞診断は，従来は日母分類と呼ばれるⅠ～Ⅴのクラス分類であったが，世界的標準とされるベセスダ2001分類が2009年度から導入され始めている．現在は旧分類であるクラス分類とベセスダ分類が併記されているが，2013年以降旧分類は廃止され，ベセスダ2001準拠子宮頸部細胞診報告様式に統一されることになっているため，スクリーニングのための検診であってもベセスダ分類の理解は必要である．

ベセスダ分類の実際については，日本産婦人科医会による「ベセスダシステム2001準拠子宮頸部細胞診報告様式の実際」（日本産婦人科医会ホームページ http://www.jaog.or.jp/news/index.html にてダウンロード可能）や「産婦人科診療ガイドライン―婦人科外来編2011」が参考になる．実際の細胞診結果とその取り扱いについては表1，2に示す．NILMおよびASC-US以外の結果の場合はコルポスコピーや生検のできる施設において精密検査を行う．

C●子宮内膜癌検診

1) 子宮内膜癌検診の目的

わが国の子宮体癌の発生頻度は近年増加傾向にあり，2009年からは子宮頸癌症例を上回っている．エストロゲン投与に伴う検査として，HRT投与前後には定期的な子宮体癌検診を行う必要がある．またエストロゲン投与中止後も子宮体癌リスクは数年継続するとされていることからも[4]，投与中止後も5年間の定期検診が推奨される．

2) 子宮内膜癌検診の実際

ホルモン補充療法ガイドラインでは，子宮内膜細胞診または組織診といった病理学的検索を原則としている．

子宮内膜細胞診採取器具は吸引法と擦過法に大別されるが，閉経後症例が多いことから考えると，より多くの細胞を採取可能な擦過法がすすめられる．現在入手可能な擦過法用採取器具としては，ブラシ型（ウテロブラシ®など）や羽型（エンドサイト®，ソフトサイト®など）がある．いずれも外筒を子宮内腔に挿入した後に内筒を子宮腔内で擦過させて細胞を採取する．採取された細胞を，スライドガラス上に均等にすりつけて塗抹する．近年では液状細胞診も導入されつつある．

Ⅳ　施行前検査

表1 ● ベセスダシステム2001 細胞診結果とその取り扱い：扁平上皮系

結果	略語	推定される病理診断	従来のクラス分類	英語表記	運用
1) 陰性	NILM	非腫瘍性所見，炎症	I, II	Negative for intraepitherial lesion or malignancy	異常なし（検診結果なら定期健診）
2) 意義不明な異型扁平上皮細胞	ASC-US	軽度扁平上皮内病変疑い	II-IIIa	Atypical squamous cells of undetermined significance（ASC-US）	要精密検査（以下の選択肢が可能） ① ただちにハイリスク（HPV）検査を施行し 陰性：1年後に細胞診検査 陽性：コルポ・生検 ② HPV検査施行せず，6カ月目と12カ月目に細胞診再検．どちらか一方でもASC-US以上のときコルポ・生検する ③ HPV検査施行せず，ただちにコルポ・生検することも容認される
3) HSILを除外できない異型扁平上皮細胞	ASC-H	高度扁平上皮内病変疑い	IIIa-IIIb	Atypical squamous cells cannot exclude HSIL（ASC-H）	要精密検査：ただちにコルポ・生検
4) 軽度扁平上皮内病変	LSIL	HPV感染 軽度異形成	IIIa	Low grade squamous intraepithelial lesion	
5) 高度扁平上皮内病変	HSIL	中等度異形成 高度異形成 上皮内癌	IIIa IIIb IV	High grade squamous intraepithelial lesion	
6) 扁平上皮癌	SCC	扁平上皮癌	V	Squamous cell carcinoma	

表2 ● ベセスダシステム2001 細胞診結果とその取り扱い：腺系

結果	略語	推定される病理診断	従来のクラス分類	英語表記	運用
7) 異型腺細胞	AGC	腺異形または腺癌疑い	III	Atypical glandular cells	要精密検査：コルポ・生検，頸管および内膜細胞診または組織診
8) 上皮内腺癌	AIS	上皮内腺癌	IV	Adenocarcinoma in situ	
9) 腺癌	Adeno-carcinoma	腺癌	V	Adenocarcinoma	
10) その他の悪性腫瘍	Other malig.	その他の悪性腫瘍	V	Other malignant neoplasms	要精密検査：病変検索

（表1，2は日本産科婦人科学会・日本産婦人科医会，編集・監修．産婦人科診療ガイドライン―婦人科外来編 2011．東京：日本産科婦人科学会; 2011．p.34-p.35）[2]

子宮内膜細胞診の判定としては，現在日本臨床細胞学会と日本産科婦人科学会では，陰性，疑陽性，陽性の3段階を用いている．疑陽性には内膜増殖症のみでなく「癌を疑うが確証が得られない」場合も含まれるため，疑陽性以上の場合は子宮内膜組織診や内膜全面掻爬などで診断を確定する．なお，日本における子宮内膜細胞診の正診率は他国より高く90％前後とされるが[5,6]，出血持続などの臨床症状があれば内膜細胞診が陰性であってもやはり子宮内膜組織診を行うべきである．

D● 超音波検査

内膜細胞診にあわせて経腟超音波を行うことで，子宮体癌の正診率を向上させることができる．超音波断層法による閉経後女性の子宮内膜厚のカットオフ値は4mmあるいは5mmに設定されていることが多い[7-9]．経腟超音波と子宮内膜細胞診の組み合わせは侵襲，正診率のいずれの点においても優れている[10,11]．ホルモン補充療法ガイドラインでは，病理学的検索が不可能な場合にも子宮内膜厚が5mm以上の場合は精査をすすめている．HRT中の子宮内膜厚には一定の基準がないため，経腟超音波のみのスクリーニングはすすめられない．

また，子宮内膜厚の計測とともに，子宮筋腫や卵巣腫瘍の有無を確認する．子宮筋腫や子宮内膜症，子宮腺筋症についてはHRTの慎重投与例となることもあり，超音波検査によりそれらが発見された場合にはHRTのリスクとベネフィットを考慮し，患者説明を行う必要がある．

おわりに

HRTに伴う婦人科検診の実際について述べた．いずれも普段婦人科外来において日常的に行われている検査であるが，更年期障害を主訴として来院する患者に対しては二の次になりがちでもある．HRTを行うにあたり，他の婦人科疾患を除外する必要性を再確認しておきたい．

▶ HRT施行上のアドバイス

- HRT施行前に婦人科検診を行うことで禁忌例や慎重に施行しなければならない症例を見出す．
- HRT中止後も少なくとも5年間は婦人科検診を行うように説明する．

●文献

1) 日本産科婦人科学会・日本女性医学学会, 編集/監修. ホルモン補充療法ガイドライン 2012 年版. 東京: 日本産科婦人科学会; 2012.
2) 日本産科婦人科学会・日本産婦人科医会, 編集・監修. 産婦人科診療ガイドライン―婦人科外来編 2011. 東京: 日本産科婦人科学会; 2011.
3) 青木大輔, 齊藤英子, 冨永英一郎. がん検診のあり方―現状と展望―子宮頸がん検診. 癌と化学療法. 2012; 39: 23-6.
4) North American Menopause Society. The 2012 hormone therapy position statement of: The North American Menopause Society. Menopause. 2012; 19: 257-71.
5) 上坊敏子. 細胞診と組織診からみた子宮体癌の診断. 子宮体癌の診断における内膜細胞診と組織診 利点と弱点. 日本臨床細胞学会雑誌. 2008; 47: 330-6.
6) Kondo E, Tabata T, Koduka Y, et al. What is the best method of detecting endometrial cancer in outpatients? -endometrial sampling, suction curettage, endometrial cytology. Cytopathology. 2008; 19: 28-33.
7) Bruchim I, Biron-Shental T, Altaras MM, et al. Combination of endometrial thickness and time since menopause in predicting endometrial cancer in women with postmenopausal bleeding. J Clin Ultrasound. 2004; 32: 219-24.
8) Jacobs I, Gentry-Maharaj A, Burnell M, et al. Sensitivity of transvaginal ultrasound screening for endometrial cancer in postmenopausal women: a case-control study within the UKCTOCS cohort. Lancet Oncol. 2011; 12: 38-48.
9) Dubbins PA, Subba B. Screening for gynecological malignancy. Semin Ultrasound CT MR. 1999; 20: 231-8.
10) Buccoliero AM, Castiglione F, Gheri CF, et al. Liquid-based endometrial cytology: its possible value in postmenopausal asymptomatic women. Int J Gynecol Cancer. 2007; 17: 182-7.
11) Minagawa Y, Sato S, Ito M, et al. Transvaginal ultrasonography and endometrial cytology as a diagnostic schema for endometrial cancer. Gynecol Obstet Invest. 2005; 59: 149-54.

<小川真里子　髙松　潔>

V

施行中の検査とトラブルの対応

V 施行中の検査とトラブルの対応

1 どれくらいの間隔で外来受診していただくか？

＊本節の概要＊ summaries of this section

- HRT 開始当初数カ月は，有効性と有害事象および指導した投与法が正しく守れているかの確認のため，2週～4週間隔で受診させる．
- 患者が HRT に慣れてくれば1～3カ月毎の受診でよい．
- 安全のため最低でも1年毎の子宮内膜のチェックおよび乳癌検診を行う．また QOL 向上のため血液生化学検査や骨密度測定を推奨する．

　外来受診の間隔は，患者各個人の重症度，治療内容や社会的事情により決まるものであり，一律に論じるのは困難である．本節では更年期障害と診断され HRT を施される症例と仮定し，当科における対処を示す．外来受診の主な目的は，定期的に有効性と有害事象および指導した投与法が正しく守れているかを確認することである．特に HRT には種々の投与法があり，慣れない患者にとっては正しく行うことが困難であることに留意すべきである．有効性と有害事象の確認のため定期的な受診を要するが，患者各個人に適応して受診間隔を決める（図1）．

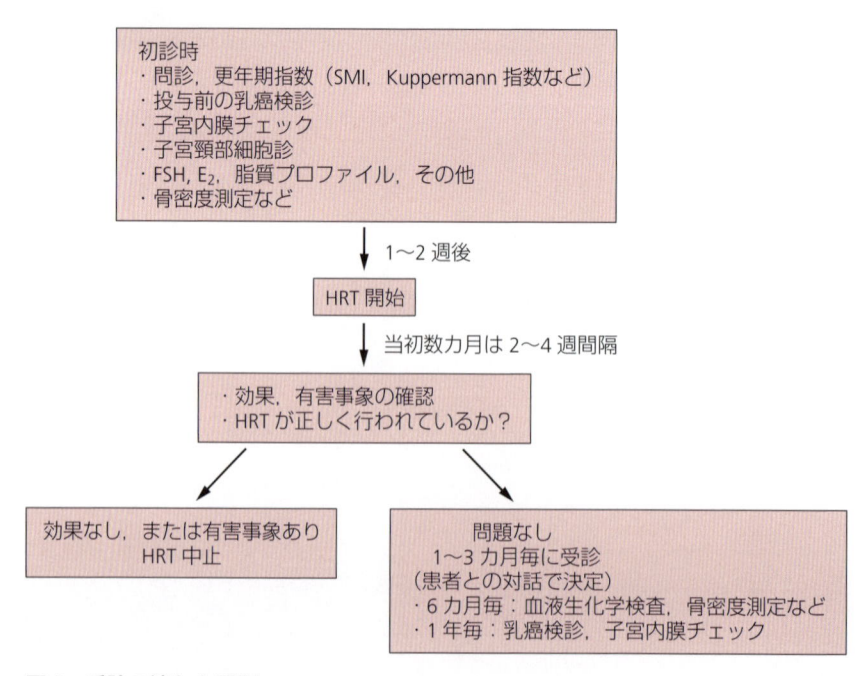

```
初診時
・問診，更年期指数（SMI, Kuppermann 指数など）
・投与前の乳癌検診
・子宮内膜チェック
・子宮頸部細胞診
・FSH, E₂, 脂質プロファイル，その他
・骨密度測定など
       ↓ 1～2 週後
   HRT 開始
       ↓ 当初数カ月は 2～4 週間隔
・効果，有害事象の確認
・HRT が正しく行われているか？
    ↙              ↘
効果なし，または有害事象あり    問題なし
   HRT 中止               1～3 カ月毎に受診
                         （患者との対話で決定）
                         ・6カ月毎：血液生化学検査，骨密度測定など
                         ・1年毎：乳癌検診，子宮内膜チェック
```

図1 ● 受診の流れと間隔

A ● HRT開始時の検査

　HRTはエストロゲン欠乏に伴う諸症状や疾患の予防ないし治療を目的に考案された療法で，エストロゲン製剤を投与する治療の総称である[1]．現在HRTは，エストロゲン欠落に起因するホットフラッシュをはじめとする不定愁訴の改善，および骨粗鬆症の予防，治療に用いられている．その他，動脈硬化，アルツハイマー病，皮膚の老化の予防にも効果が期待される．

　当科では初診時に簡略更年期指数（SMI）を行う．精神症状の強い患者にはSelf-rating Depression Scale（SDS）も併せて行う．初診時には，乳癌，子宮内膜癌や静脈塞栓症などHRTの禁忌症例を除外する必要がある．乳癌の既往や家族歴を聴取するとともに，乳癌検診をしておくことが望ましい．子宮内膜の状態を経腟超音波，または子宮内膜擦過細胞診を行いチェックする．DXA法による骨密度の計測，血液生化学検査としてFSH，E_2の血清ホルモン値，脂質プロファイルとしてLDL-C，HDL-C，TG，骨代謝マーカーとして血清NTxの測定をすすめる．肥満，喫煙者など血栓のリスクのある場合は，D-dimerも測定している．1～2週間後に来院させ検査結果を確認したうえで治療を開始する．周閉経期，特に閉経前にはE_2の変動が大きく，過剰な卵胞刺激に伴い血清E_2レベルがかなりの高値を示すこともある．当科では閉経前の不定愁訴には漢方薬や抗不安薬などで対処し，閉経（少なくとも3カ月以上性器出血なく，FSH 30IU/L以上，E_2 10pg/mL以下を目安としている）を確認しHRTを開始している．周閉経期の不定愁訴により来院した患者の中には，婦人科的診察や血液検査などを望まず，症状を軽快させる投薬治療のみを目的に来院される方も多い．このような場合は投薬治療を優先させ，患者とある程度の信頼関係を築いてから検査を行うなどの臨機応変な対処を要する．

B ● HRTが有効な症状

　定期的な効果の確認のために，HRTがどのような症状に対して有効であるか，また効果の発現時期，継続期間についても知る必要がある．更年期障害における多彩な症状は，①エストロゲン欠落が主因である症状，②エストロゲン欠落がほとんど関与してない症状，③エストロゲン欠落の関与が考えられる症状に大別できる[2]（表1）．①に属する症状はHRTがかなり奏功すると考えられる．ホットフラッシュおよび腟粘膜萎縮に起因する性交痛などである．経口もしくは経皮投与されたエストロゲン製剤はホットフラッシュを緩和する[3-5]．その効果が発現する時期について，経皮E_2製剤投与開始1週間で有意な改善を認め，12カ月間の投与で効果が継続されたと報告されている[4]．②に属する症状にHRTが有効であるとは考えられない．日本人女性の多くにみられる易疲労感，肩こりの他，吐き気，食欲不振などの消化器症状や頭重感などがあげられる．気分障害，適応障害，不安障害などの精神疾患と診断されるような重度の抑うつや不安は，個人の気質や社会的環境が主因である．③に属する症状に対して，E_2が奏功することもある．周閉経期のうつ病性障害に対して経皮E_2投与が有効であったなどの報告もあり[6,7]，うつ症状を改善する可能性も示唆される．また睡眠障害，関節痛，四肢痛改善効果を示し，投与開始後36週時に有意な症状の改善

V 施行中の検査とトラブルの対応

表 1 ● 不定愁訴と HRT の有効性

	症状	有効性
① エストロゲン欠落が主因	・血管運動神経症状（ホットフラッシュ） ・腟粘膜萎縮に起因する性交痛など	有効
② エストロゲン欠落との関連なし	・易疲労感，肩こり ・吐き気，食欲不振などの消化器症状 ・頭痛 ・精神疾患による重度の精神症状 ・尿失禁	無効
③ エストロゲン欠落の関与	・イライラ，軽度の抑うつ症状，睡眠障害 ・関節痛，四肢痛 ・記憶力低下 ・過活動膀胱の症状（頻尿，尿意切迫感） ・めまい，耳鳴り？	有効なこともある

＊①～③の厳密な分類は困難

を認めたと報告されている[5]．その他，記憶力低下，頻尿，精神症状（イライラ，不安）にも有効であったと報告されている．

　現実には不定愁訴を上記の①～③の症状に厳密に分類することは困難である．臨床上，片側の耳鳴り，三叉神経痛や味覚鈍麻などの症状に HRT が奏功することがあり，どのような機序で奏功したのかわからないような症例に出会うこともしばしばある．③の可能性を念頭において HRT を行うことは間違いではない．ただし，HRT 開始後 4～8 週間ほどで効果が認められないときは，②と考えて別の治療法に切り替えるべきである．

　通常エストロゲンによる症状の改善の自覚には 1～2 週間を要し，投与継続中は効果も維持されると考えられる．効果の確認は，主に患者への問診によるが，より客観的に判断するために Kuppermann Index や SMI など点数化できるものを活用するのもよい．

C ● HRT による有害事象

　HRT 開始当初に予想される有害事象として，乳房痛，乳頭痛の他，予測された期日に起こる消退出血以外の不正性器出血である．乳房痛，乳頭痛などの乳房のマイナートラブルの発現は，効果の発現同様 HRT 開始後 1～2 週間で起こると考えられる．本邦におけるエストロゲン製剤による乳房痛の頻度は 5％未満とされている．乳房痛に対してエストロゲンの減量以外に適切な対処法は現在ない．不正性器出血は周期的投与法における黄体ホルモン併用時に起こりうる．黄体ホルモンによる子宮内膜の脱落膜化が出血の原因と考えられる．HRT 開始当初に比較的頻度が高いが，長期に行うことで予測された期日通りに消退出血が起こるようになってくる．不正性器出血は HRT のコンプライアンスを下げる主因となる[8]ので，周期的投与により HRT を施行する場合は，あら

かじめ患者に説明しておく必要がある．その他，HRTは片頭痛を増悪させる可能性がある[9]．片頭痛の最も有力なトリガーは月経であることから，エストロゲンの変動との関連が示唆される．片頭痛の既往のある患者には，HRT開始時および消退出血時に片頭痛がみられないか留意する必要がある．

D ● HRTのレジメン

　HRTのレジメン，特に，周期的投与はエストロゲン製剤およびエストロゲン・黄体ホルモン合剤の2種を組み合わせて使うため慣れない患者には方法が難しく正しく行われていない可能性がある．当科で行っているレジメンを図2に示す．HRT当初は具体的にエストラーナ®，メノエイドコンビパッチ®の貼付期間を携帯カレンダーに記して渡している．

　以上の理由により，HRT開始当初数カ月は，2週〜4週間隔で受診させる．HRTのコンプライアンスを決定するのはHRT開始数カ月である．この間に無効例や有害事象発生例はHRTを中止する．当科独自の調査であるが更年期外来新患患者の2割が経過観察，4割がHRT，4割が漢方薬などHRT以外の治療を選択する．4割のHRT施行者のうち3カ月以内に5割がやめ，当初の2割にまで減少し，1年以内にさらに残りの約5割がやめてしまうので，1年以上HRTを継続するのは初診時の1割ほどである．1年以上継続している症例は長期に継続する傾向にある．

おわりに

　HRTの有効性および有害事象がないことを確認し，さらに正しくHRTが行われていることが確認できれば2〜3カ月毎に受診させる．HRTのコンプライアンスをあげるために，性器出血の起こりにくい持続的併用投与法を選択することも考えられるが，周期的併用投与法・間欠法に比べエストロゲンの効果が減弱し，乳癌や血栓などのリスクが増加する可能性が指摘されているため当科では行っていない．周期的投与であっても，5年あるいは6年以上の長期使用で子宮内膜癌のリス

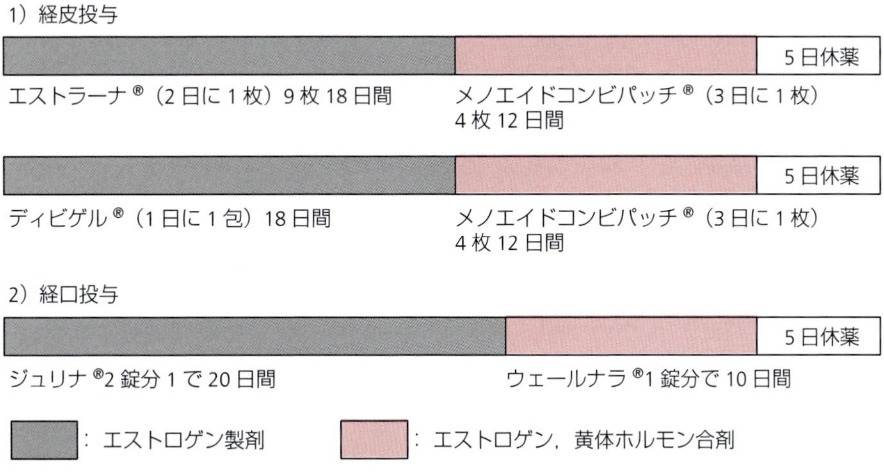

1）経皮投与

エストラーナ®（2日に1枚）9枚18日間　　メノエイドコンビパッチ®（3日に1枚）4枚12日間　　5日休薬

ディビゲル®（1日に1包）18日間　　メノエイドコンビパッチ®（3日に1枚）4枚12日間　　5日休薬

2）経口投与

ジュリナ®2錠分1で20日間　　ウェールナラ®1錠分で10日間　　5日休薬

■：エストロゲン製剤　　■：エストロゲン，黄体ホルモン合剤

図2 ● 当科におけるHRTレジメン

クが上昇するとの報告もあるので，注意を要する．この間に行うことは有効性および有害事象の確認であるが，問診で十分である．安全のため最低でも1年毎の子宮内膜のチェックおよび乳癌検診を行う．HRTをQOL向上のため行っていることを意識づけるためにも血清脂質プロファイルや骨密度の測定を推奨する．HRT投与中止後も5年までは，1～2年ごとの婦人科癌検診と乳癌検診を推奨することが望ましい．

更年期障害の治療において，HRTや漢方療法などの薬物療法は治療の一手段にすぎない．患者との対話により抱えているストレスを吐き出させることや，ストレスフルな生活環境を改善するよう指導することのほうがむしろ重要との考えもある．特に，精神神経症状が強い症例では，外来受診間隔を短くして患者との対話の頻度を増やしたほうがより高い治療効果を得られる．一方，自律神経症状が主でHRTにより奏功しているときは，外来受診間隔を長くしたほうが，患者の負担を減らしより高いコンプライアンスを得られる．

▶ 受診間隔を決める上でのアドバイス

- HRTのコンプライアンスは開始後数カ月で決まるので，効果，有害事象，正しく行われているか最も注意を要すべきである．
- その後の2～3カ月の受診間隔は一つの目安である．患者との対話により受診間隔を決めるほうがより効果的である．

● 文献

1) 日本産科婦人科学会・日本女性医学学会，編集/監修．ホルモン補充療法ガイドライン2012年度版．東京: 日本産科婦人科学会; 2012.
2) 日本産科婦人科学会/日本産婦人科医会，編集・監修．産婦人科診療ガイドライン―婦人科外来編2011．東京: 日本産科婦人科学会; 2011.
3) Nelson HD. Commnonly used types of postmenopausal estrogen for treatment of hot flashes. JAMA. 2004; 291; 1610-20.
4) Mattsson LA, Bohnet HG, Gredmark T, et al. Continuous, combined hormone replacement: randomized comparison of transdermal and oral preparations. Obstet Gynecol. 1999; 94; 61-5.
5) Hirvone E, Cacciatore B, Wahistrom T, et al. Effects of transdermal oestrogen therapy in postmenopausal women; A comparative study of an oestradiol gel and oestradiol delivering patch. Br J Obstet Gynecol. 1997; 104(Suppl 16): 26-31.
6) Schmidt PJ, Nieman L, Danaseau MA, et al. Estrogen replacement in perimenopause-related depression: a preliminary report. Am J Obstet Gynecol. 2000; 183: 414-20.
7) Soares CN, Almedia OP, Joffe H, et al. Efficacy of estradiol for the treatment of depressive disorders in perimenopausal women. Arch Gen Psychiatry. 2001; 58; 529-34.
8) Ettnger B, Pressman A, Silver P. Effect of age on reasons of initiation and discontinuation of hormone replacement therapy. Menopause. 1999; 6; 282-9.
9) Misakian AL, Langer R, Bensenor IM, et al. Postmenopausal hormonetherapyand migraine headache. J Women's Health. 2003; 12; 1027-36.

<岩佐弘一　北脇　城>

2 出血時の対応

本節の概要 summaries of this section

- HRTを行う上で子宮出血は頻度の高い副作用であるため,開始前にリスクも含めて十分なインフォームドコンセントを行う.
- 通常は経過観察,継続投与で軽快することが多いが,必ず出血の原因となりうる器質的疾患の検索を行う.
- 更年期症状の推移をみながらエストロゲンの量を減らし,黄体ホルモンの量を増やす.隔日投与法も有用である.投与方法を持続併用法から周期的投与法に変更することも考慮しうる.

ホルモン補充療法(hormone replacement therapy:HRT)は,周閉経期以降のエストロゲン減少による更年期症状や萎縮性腟炎の治療,または低エストロゲン状態による骨粗鬆症などの疾患の予防あるいは治療に有効である.WHI報告以降,5年以上の投与は控えられるようになったものの,HRTの効果発現あるいは維持を考慮すると年単位での継続が望まれる[1].しかし,乳房緊満,消化器症状,頭痛,下腿浮腫などのトラブル以外に,子宮を有する女性では不正性器出血が副作用としてあげられ,HRT中止の動機となりうる(図1)[2].実際,ホルモン補充療法を継続する上で,子

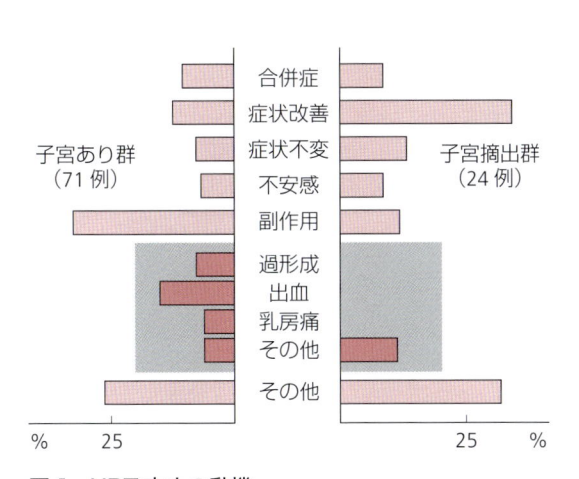

図1 ● HRT中止の動機
子宮のある群では子宮出血が中止の動機として最も大きなものである.
(曽田雅之.In:麻生武志,編.更年期医療のコツと落とし穴.東京:中山書店;2005. p.120-1[2])

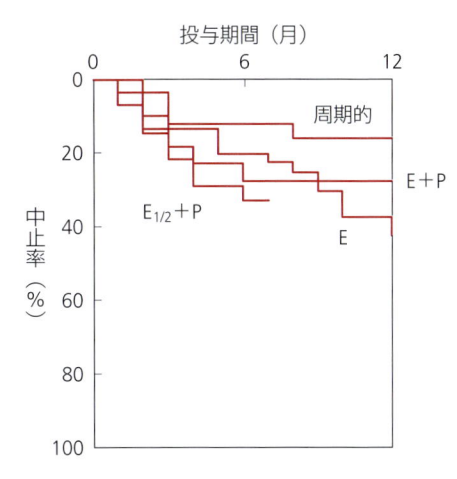

図2 ● HRTの投与法とコンプライアンス
EP持続併用法よりも周期的投与法の方がよい継続率を示している.
(曽田雅之.In:麻生武志,編.更年期医療のコツと落とし穴.東京:中山書店;2005. p.120-1[2])

宮出血や癌への不安などから開始後短期間で脱落してしまう患者が多い（図2）．その原因として子宮体癌予防のための黄体ホルモンにより子宮からの出血をきたすといわれている．HRTを行う以上出血は避けがたい副作用であるため，コンプライアンスを向上させ継続率をあげる目的から子宮出血に対する適切な対応が必要である．

A● 出血の頻度

　子宮を有する閉経後女性にCEE（結合型エストロゲン：プレマリン®）0.625 mgとMPA（メドロキシ酢酸プロゲステロン：プロベラ®）2.5 mgを連続的に併用する方法（EPT：エストロゲンと黄体ホルモン剤の併用療法）では，50歳以下で90％あった出血は加齢とともに減少し，60歳以上では25％となる（図3）．閉経後1〜2年では92％あった出血は閉経後年数を経るに従い減少し，閉経後11年以降では27％であるとの報告がある[3]．EP持続併用法では黄体ホルモン剤を継続して使用することにより，黄体ホルモン剤の抗エストロゲン作用で子宮内膜の萎縮が期待されるものの，予期しないときに出血するという欠点がある．とくに服用初期は破綻出血を起こすことが多い．また周期的投与であっても2〜3周期後に破綻出血を起こすこともある．

　EPT開始前の諸検査で異常を認めない症例でも，年齢および閉経後年数により出血の頻度が変化することを認識すべきである．

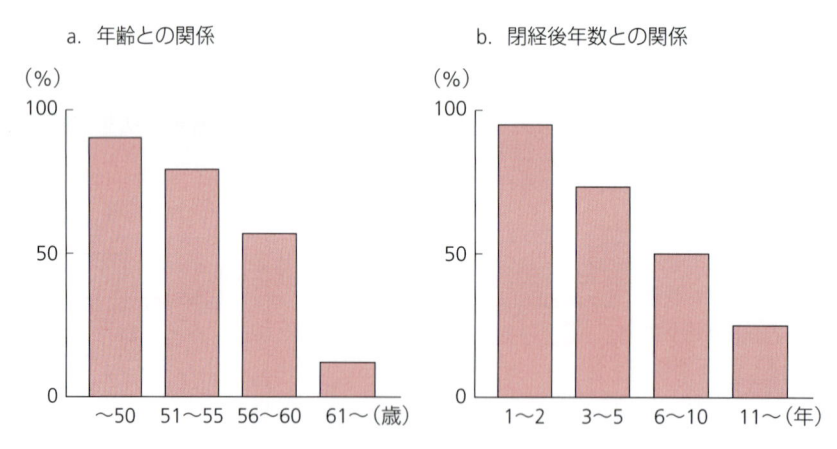

図3● CEE/MPA 連続併用療法と子宮出血の頻度
CEE 0.625 mg/日，MPA 2.5 mg/日で連日投与
（野崎雅裕．産科と婦人科．1994；61：775[3]）

B● HRTの方法と子宮出血のパターン

　HRTは子宮を有する女性に対してはエストロゲン（E）と黄体ホルモン剤（P）を与える方法（EPT）を行い，子宮摘出後の女性にはエストロゲンのみを与える方法（ET）を行う．1960年代に子宮を有する女性にETを行い子宮体癌のリスクが上昇したという報告[4,5]とEPTにより子宮体癌が減少

した[1,6]との報告から，子宮を有する女性に対しては必ず黄体ホルモンを併用することが原則である．EPTでは子宮内膜保護と子宮出血をコントロールする目的でさまざまな方法が提示されている[7]．基本的には休薬期間を入れて周期的に投与するのか，持続的に投与するのかの2パターンに分かれる（図4）．

1）周期的順次投与（cyclic sequential）法

正常月経周期に近いホルモン動態を再現し，黄体ホルモン投与終了後の休薬期間に月経様消退出血を起こしていく方法である．この方法は不規則ながらも月経があり閉経前に更年期症状を呈している症例や，併用持続投与法で子宮出血のコントロールが難しい症例が対象となる．周期的な消退出血に抵抗の少ない比較的若い閉経周辺期の患者に行うのが望ましい．閉経後年数を経た症例ではまれに消退出血をみないこともある．結合型エストロゲン（CEE）またはエストラジオール（E_2）錠または経皮剤を21〜25日間使用し，使用開始10〜14日目から黄体ホルモンを併用する．その後5〜7日間は休薬する．黄体ホルモンの併用投与は12日間で子宮内膜増殖症の発生がみられなかったことを根拠に（図5）MPA 5〜10 mg（プロベラ® 2.5 mg錠，2〜4錠/日）併用とする[8]．休薬中に血中E_2濃度は閉経レベルとなり更年期症状が再燃しうることがあるのが欠点である．

2）周期的併用投与（cyclic combined）法

上記の1）と後述4）を組み合わせた方法である．MPA内服後に消退出血が少量みられるこ

① 周期的逐次投与法（cyclic sequential）

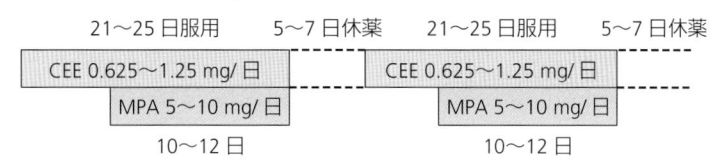

| 21〜25日服用 | 5〜7日休薬 | 21〜25日服用 | 5〜7日休薬 |

CEE 0.625〜1.25 mg/日
MPA 5〜10 mg/日　10〜12日
CEE 0.625〜1.25 mg/日
MPA 5〜10 mg/日　10〜12日

② 周期的併用投与法（cyclic combined）

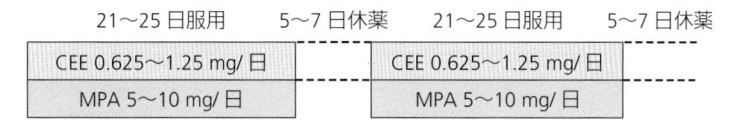

21〜25日服用　5〜7日休薬　21〜25日服用　5〜7日休薬
CEE 0.625〜1.25 mg/日
MPA 5〜10 mg/日
CEE 0.625〜1.25 mg/日
MPA 5〜10 mg/日

③ 持続的逐次投与法（continuous sequential）

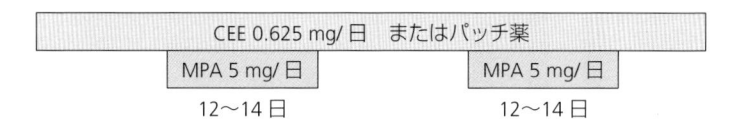

CEE 0.625 mg/日　またはパッチ薬
MPA 5 mg/日　12〜14日
MPA 5 mg/日　12〜14日

④ 持続的併用投与法（continuous combined）

CEE 0.625 mg/日　またはパッチ薬
MPA 2.5 mg/日

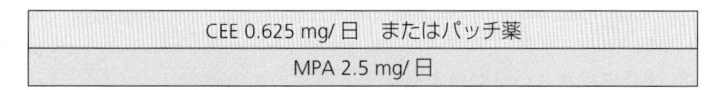

図4 • HRTの投与方法

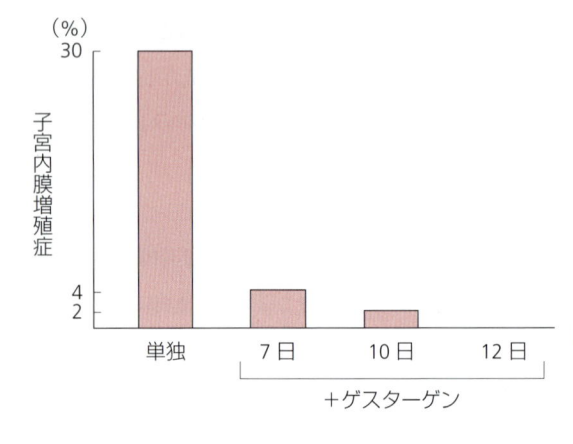

Ⅴ 施行中の検査とトラブルの対応

図5 ● エストロゲン単独および黄体ホルモン併用療法での子宮内膜増殖症の発生頻度
(文献8より)

とがあるがごく少量である．CEE 0.625 mg に MPA 2.5 mg を 25 日間併用して 5 日間休薬した場合投与 4 カ月後までに 75 ％が無月経となるとの報告がある[7]．

3）持続的逐次投与（continuous sequential method）法

エストロゲンを毎日使用し続け，MPA を毎月 1 日か月の半ばから 12 〜 14 日間服用する．黄体ホルモン併用の頻度は，毎月，隔月，3 カ月毎と消退出血の頻度や症例に応じて使い分ける．MPA 内服後に大抵消退出血を認めるが，なくなる場合もある．黄体ホルモンを 3 カ月に 1 回 14 日間併用する方法では，併用後に 1 週間の休薬をおいているものの子宮内膜増殖症の増加はなかったとの報告がある[9]．

4）持続的併用投与（continuous combined）法

E と P を毎日服用し続ける方法である．CEE 0.625 mg/日と MPA 2.5 mg/日を持続投与しているとやがて子宮内膜は萎縮して消退出血はなくなる．患者にとっては大変受け入れやすい方法であり，2002 年の WHI 報告でも実際この方法が採用されていた．この方法の欠点として予期せぬ子宮出血が起こりうることがあげられる．出血の頻度は年齢，閉経後年数，ホルモン剤の種類または量に関連する．開始後 1 〜 2 カ月で約 50 ％の不正性器出血がみられるが，経過と

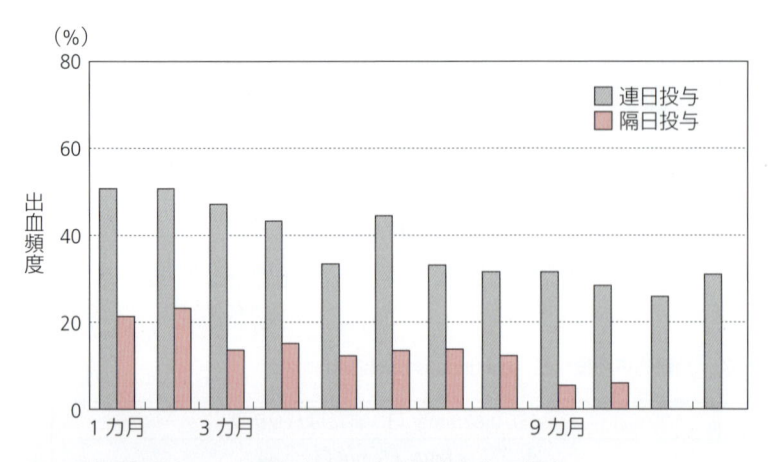

図6 ● 連日投与あるいは隔日投与による子宮出血の頻度
(米田直人，他．日本更年期医学会雑誌．1996；4：65-71[10])

ともにその頻度は減少し，12カ月後には約25％になる．この頻度は経皮エストロゲンと経口の黄体ホルモンを併用した場合でも同様である．ただしCEEとMPAを隔日投与した場合には，開始後1～2カ月で約23％，12カ月後には不正性器出血はほとんどみられない（図6）[10]．HRT開始前に患者に十分出血に関する説明を行っておくことが重要である．

C ● 子宮出血に対する対応

1）経過観察

周期的に投与を行っている場合はP併用後に消退出血が予想可能な時期に起こるので患者の納得が得られやすく対応も可能である．

一方で持続併用投与を行っている場合，消退出血はないものの予期せぬ点状出血，破綻出血といった不正性器出血が起こりうる．出血の時期に関しては投与開始直後（最初の3カ月）に多く，次第に頻度は減少していき，半年から1年で子宮内膜は萎縮し子宮出血は消失する．出血量と頻度にもよるが，患者の同意が得られるようであれば投与を継続する．

2）中止および方法の変更

更年期障害に対してHRTが必要であるものの持続投与法の継続が難しい場合，周期的投与法に移行することも可能である．Eはそのまま継続しPを中止し消退出血はいったん増加するもののその後止血するので2週間後からP投与し周期的投与法に移行する．

閉経後年数を経ている女性では消退出血は歓迎されないので，Eの量を減らすかPの量を増やして治療を継続する．出血の頻度はEの投与量に相関するため，低用量HRTに移行することで性器出血の頻度は減少する．エストロゲンの減量により出血は止まったものの更年期症状が再燃することがあるため，更年期症状の推移をみながら増減することが重要である．

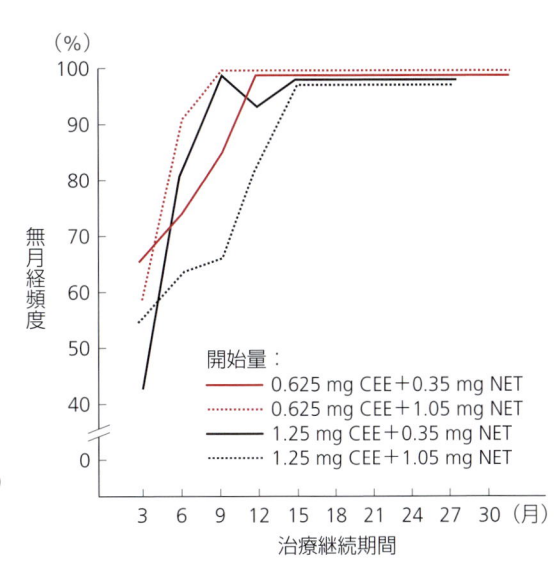

図7 ● 持続的併用投与法（CEE/NET）により無月経に至る頻度
（文献11より）

Pの増減に関しては，CEEにプロゲステロン製剤としてノルエチステロン（NET）を持続併用法で用いた場合に，65％が3カ月以内，全例が1年以内に無月経となり，高用量のNETを投与した場合に無月経への移行が速やかとなるとの報告がある（図7）[11]．Pの投与量が多い方が子宮出血は少なくなるが，一方でPの投与量，投与期間をできる限り短くすることがHRTの合併症を減らす上で勘案する必要がある．

また，Pの量を増やすことにより消化器症状やうつ症状が出現することもあり，Eの効果が相殺されることがあるので注意が必要である．

E_3製剤を用いている場合，エストロゲン活性が低いため子宮内膜保護のための黄体ホルモンの併用は不要とされているが，E_3投与中に不正出血を認めることがあり5年以上の長期投与で子宮内膜癌のリスクが上昇するとの報告もある[12]．E_3製剤は高齢者に対して使用することが多いが，漫然と長期投与せず子宮内膜厚の定期的な確認が望ましい．必要であればMPAの併用も考慮すべきである．

3）器質的疾患の除外診断

EPT開始後の子宮出血が持続反復し減少傾向にない場合，子宮内膜ポリープや子宮内膜癌など器質的疾患の存在を念頭に置き，子宮内膜細胞診を行う必要がある．経腟超音波検査で子宮内膜厚が6mm以内であれば内膜の異常を否定できるとされており，内膜細胞診の困難な症例では診断の助けとなる[13]．日本産科婦人科学会ではHRT開始前と開始後6カ月〜1年ごとの子宮内膜細胞診または組織診を行うよう指導している．また米国のHRTガイドラインではEPTでは子宮内膜細胞診はHRT開始前・施行中ともに不要としているが，出血量が多いときや10日以上持続するとき，開始後10カ月以上経ても出血が続く場合は子宮内膜検査が必要であるとされている[14]．

●文献

1) Rossouw JE, Anderson GL, Prentice RL; Writing Group for the Women's Health Initiative investigators. Risks and benefits of estrogen plus progestin in healthy postmenopausal women: principal results from the Women's Health Initiative randomized control trial. JAMA. 2002; 288: 321-33.
2) 曽田雅之．HRTのコンプライアンス向上のために必要なこと．In: 麻生武志, 編．更年期医療のコツと落とし穴．東京: 中山書店; 2005. p.121-2.
3) 野崎雅裕．ホルモン補充療法における子宮出血とその処置．産科と婦人科．1994; 61: 771-7.
4) Ziel HK, Finkle WD. Increased risk of endometrial carcinoma among users of conjugated estrogens. N Engl J Med. 1975; 293: 1167-70.
5) Greenwald P, Caputo TA, Wolfgang PE. Endometrial cancer and menopausal use of estrogens. Obstet Gynecol. 1977; 50: 239-43.
6) Persson I, Adami H-O, Bergkvist L, et al. Risk of endometrial cancer after treatment with oestrogens alone or in conjunction with progestogens: results of a prospective study. BMJ. 1989; 298: 147-51.
7) Gambrell RD Jr. Management of hormone replacement therapy side effects. Menopause. 1994; 1: 67-72.
8) Whitehead M, Godfree V. Hormone Replacement Therapy Your Question Answered. Churchill Livingstone; 1992. p.114.
9) Hirvonen EE, Salmi TT, Puolakka JJ, et al. Can progestin be limited to every third month only in postmenopausal women taking estrogen? Maturitas. 1995; 21: 39-44.
10) 米田直人, 上村浩一, 安井敏之, 他．更年期障害に対する女医ホルモン補充療法におけるエストロゲンおよびプロゲスチンの隔日投与法の有効性とコンプライアンスに関する検討．日本更年期医学会雑誌．1996;

4: 65-71.
11) Magos AL, Brincat M, Studd WW, et al. Amenorrhea and endometrial atrophy with continuous oral estrogen and progesterone therapy in postmenopausal women. Obstet Gynecol. 1985; 65: 496-9.
12) Weiderpass E, Baron JA, Adami HO, et al. Low potency oestrogen and risk of endometrial cancer: a case-control study. Lancet. 1999; 353: 1824-8.
13) Goldstein SR, Nachtingall M, Snyder JR, et al. Endometrial assessment by vaginal ultrasonography before endometrial sampling in patients with postmenopausal bleeding. Am J Obstet Gynecol. 1990; 163: 119-23.
14) American College of Physicians. Guidelines for counseling postmenopausal women about preventive hormone therapy. Ann Inter Med. 1992; 117: 1038-41.

<大石 元　矢野 哲>

3 マイナートラブルとその対応

> **＊本節の概要＊** summaries of this section
> - 比較的多いマイナートラブルには乳房痛，乳房緊満感，帯下異常，かぶれや発赤などの皮膚症状がある．
> - ほとんどは経過観察で軽減していくが，時に薬剤の減量，変更や中止も考慮することがある．
> - 安易に副作用と考えずに鑑別診断の除外も常に考慮してフォローアップしなければならない．

　HRTにおけるマイナートラブルには，表1に示すように乳房緊満感，乳房痛や乳頭痛などの乳房症状，不正出血，帯下異常や子宮頸部ポリープなどの生殖器症状，吐き気，悪心，腹部膨満感，便秘，下痢などの消化器症状，頭痛，片頭痛，めまいやしびれなどの精神神経症状，瘙痒，湿疹や発赤などの皮膚症状，その他として肝機能障害，下腹部痛や腰痛，貧血や白血球減少などが知られている．これらのマイナートラブルは，投与し続けていくうちに改善していくことが多いが，それでも改善しなければ，薬剤の減量や投与経路の変

表1●HRTに伴うマイナートラブル

1) 乳房緊満感，乳房痛，乳頭痛
2) 不正出血，帯下異常，子宮頸部ポリープ
3) 吐き気，悪心，腹部膨満感，便秘，下痢
4) 頭痛，片頭痛，めまい，しびれ
5) 皮膚の瘙痒，湿疹，発赤
6) 肝機能障害
7) 貧血，白血球減少

表2●本邦での使用可能なエストロゲン製剤

分類	製品名	剤型	含量	投与経路
CEE	プレマリン®	錠剤	0.625 mg	経口
17β-estradiol	ジュリナ®	錠剤	0.5 mg	経口
	エストラーナ®テープ	パッチ剤	0.72 mg	経皮吸収
	ディビゲル®	ゲル剤	1.0 mg	経皮吸収
	ル・エストジェル®	ゲル剤	1.08 mg	経皮吸収
17β-estradiol・Progestin 合剤	メノエイド®コンビパッチ	パッチ剤	0.62 mg	経皮吸収
	ウェールナラ®	錠剤	1.0 mg	経口
Estriol	エストリオール錠®	錠剤	1.0 mg	経口
	ホーリン®	錠剤	1.0 mg	経口
	エストリール腟錠®	錠剤	1.0 mg	経腟
	ホーリンⅤ腟錠®	錠剤	1.0 mg	経腟

表3 ● 経口剤と経皮吸収剤の比較

	経口剤（E1）	経皮吸収剤（E2）
メリット	・TC, LDL-C 減少, HDL-C 増加 ・骨密度増加作用 ・薬価が安い	・脂質代謝，凝固系への影響が少ない ・血中濃度が一定 ・心血管疾患への影響が少ない可能性あり ・肝代謝酵素に影響を与える薬剤と併用可能
デメリット	・TG 増加, AT-III 低下 ・肝代謝による悪影響 ・血糖降下剤の作用を減弱 ・血中濃度が一定しない ・高感度 CRP 上昇 ・子宮体癌，乳癌，心血管疾患への影響	・貼付，塗布部位への皮膚刺激作用 ・夏季ははがれやすい ・経口剤（黄体ホルモン）との併用が煩雑 ・薬価が高い ・TC 低下作用は弱い

表4 ● ホルモン補充療法の禁忌例と慎重投与例

禁忌症例	慎重投与ないしは条件付きで投与が可能な症例
・重度の活動性肝疾患 ・現在の乳癌とその既往 ・現在の子宮内膜癌，低悪性度子宮内膜間質肉腫 ・原因不明の不正性器出血 ・妊娠が疑われる場合 ・急性血栓性静脈炎または静脈血栓塞栓症とその既往 ・心筋梗塞および冠動脈に動脈硬化性病変の既往 ・脳卒中の既往	・子宮内膜癌の既往 ・卵巣癌の既往者 ・肥満 ・60 歳以上または閉経後 10 年以上の新規投与 ・血栓症のリスクを有する場合 ・冠攣縮および微小血管狭心症の既往 ・慢性肝疾患 ・胆嚢炎および胆石症の既往 ・重症の高トリグリセリド血症 ・コントロール不良な糖尿病，高血圧 ・子宮筋腫，子宮内膜症，子宮腺筋症の既往 ・片頭痛 ・てんかん ・急性ポルフィリン血症 ・全身性エリテマトーデス（SLE）

（ホルモン補充療法ガイドライン 2012 年度版[1]．p.58 より）

更などを考慮し，場合によっては HRT を中止しなければならないこともある．また同時にこれらのマイナートラブルに対応するには，使用する薬剤の種類や特徴を熟知していなければならない．表2 に現在使用可能なエストロゲン製剤を示す．また経口剤と経皮吸収剤の特徴（メリットやデメリット）を知っておくことも重要である．それぞれの特徴を表3に示す．当然ながら「ホルモン補充療法ガイドライン 2012 年度版」に記載されている，禁忌症例や慎重投与例も熟知しておくべきである（表4）．

A● 消化器症状（悪心，嘔吐，下腹部痛など）

　ホルモン製剤は一般に悪心，嘔吐などの消化器症状の副作用が起こりやすい．添付文書や文献[2]によれば結合型エストロゲン製剤の場合は，悪心，嘔吐の頻度は 0.67％，エストラジオール錠剤や経口エストラジオール・黄体ホルモン配合剤の場合は腹部膨満や悪心は 1〜5％未満と報告されている．一方，経皮吸収剤ではエストラジオールゲル剤やエストラジオール・黄体ホルモン製剤の場合は悪心，下腹部痛は 1〜5％未満，エストラジオール製剤は 0.1〜5％未満と報告されている．一般に消化器症状は，経皮吸収剤の方が経口剤より頻度は少ないようである．

対策

　経口剤であれば空腹時での内服は避け，食後投与とする．それでも改善しなければ，減量するか経皮吸収剤に変更する．また胃炎や胃潰瘍などの消化器疾患が合併していれば，当然それらの治療薬の投与も行う．下腹部痛の原因は表5のように多岐にわたるため，鑑別診断を行って他科疾患を除外しておくことも大事である．

表5●下腹部痛の原因疾患

1）婦人科系疾患 月経困難症，子宮内膜症，骨盤腹膜炎，卵巣腫瘍茎捻転，クラミジア感染症，付属器炎，各種悪性腫瘍（子宮頸癌など），子宮外妊娠
2）消化器系疾患 虫垂炎，腸閉塞，炎症性腸疾患（クローン病，潰瘍性大腸炎），消化管穿孔，各種悪性腫瘍（大腸癌など），膵炎，便秘
3）その他 尿管結石，血栓症，動脈瘤，糖尿病性ケトアシドーシスなど

B● 皮膚症状（かぶれ，発赤，湿疹など）

　経口剤より経皮吸収剤で問題となる．添付文書によれば経皮吸収剤は，貼付剤でもゲル剤でも 5％

表6●貼付剤の注意点

1）下腹部あるいは臀部に貼付すること． 2）創傷面，湿疹，皮膚炎などがみられる部位には貼付しないこと． 3）衣服との摩擦で剥がれる恐れがあるため，ベルトラインを避けて下腹部の滑らかな部分に貼付すること． 4）皮膚刺激を避けるため，毎回貼付部位を変えること． 5）貼付部位を清潔にして，水分を十分取り除いて貼付すること． 6）光や湿度の影響で放出の遅延を認めるため，開封後は速やかに貼付すること． 7）貼付後に剥がれた場合，再貼付または必要に応じて新しいものを貼付すること． 8）半分などに切って使用しないこと．

表 7 ● ゲル剤の注意点

1) 毎日塗布部位を変えて塗布すること．
2) 大腿部あるいは下腹部に塗布する，顔面，胸部，外陰部および粘膜には塗布しないこと．
3) 創傷面，湿疹，皮膚炎などがみられる部位には塗布しないこと．
4) 塗布後，60 分以内の塗布部位の洗浄を行わないこと．また塗布後は手を洗うこと．
5) 患者自身の手で塗り，眼に入らないように注意すること．
6) 飲用しないこと．
7) アルコール過敏症の人は注意すること．
8) 保湿クリーム，日焼け止めクリームなどの同時使用は避けること．

以上に起こるとされ，実際臨床の場でもときに遭遇する．一方，経口剤では湿疹なども含め皮膚症状は 1％未満が多い．

対策

経皮吸収剤の使用後にかぶれ，発赤などが出てきた場合は，薬剤の変更を考慮する．毎回部位を変更しても同様であれば薬剤を変更する．経皮吸収剤を使用する場合，いくつかの注意点がある．貼付剤であれば表 6 のごとく，またゲル剤であれば表 7 のごとく注意点がある．まずこれらの注意点を患者に薬剤使用前に説明し，適切に使用されているかを確認する．問題なく適切に使用されているならば薬剤を他の経皮吸収剤である貼付剤かまたはゲル剤に変更するか，経口剤に変更する．かぶれや発赤などに対しては，軟膏や場合によっては抗アレルギー剤など，適切な処置を行う．

C ● 乳房症状（乳房痛・乳房緊満感など）

乳房緊満感はほとんどの製剤で 5％以上に起こるが，乳房痛はエストロゲン・黄体ホルモン製剤（経口，経皮吸収剤）では 5％以上で，それ以外はほとんど 5％未満と報告されている．また経口投与と経皮投与では出現頻度には有意差がないとの報告がある[3]．

対策

ほとんどの場合は，投与し続けていれば軽快してくるため経過観察でよいが，患者が不快を訴えている場合は，薬剤の減量（エストロゲンの減量）[4,5]や増量（黄体ホルモンの増量）を考慮する[4]．また薬剤の dose-up をゆっくり行うことも考慮する[5]．結合型エストロゲンと酢酸メドロキシプロゲステロン製剤の隔日投与は連日投与に比べて乳房緊満感の程度は減少することも報告されており，選択肢の一つと考えられる[6]．2009 年度版のホルモン補充療法ガイドラインにも示されているが，カナダ産科婦人科学会は乳房痛に対しては，投与量・投与薬剤・投与経路・投与スケジュールの変更，あるいは可能であれば中止を考慮することを推奨しているとある[5]．

D ● 精神神経系（頭痛，片頭痛，めまい）

ほとんどの製剤で精神神経系の副作用は5％未満と報告されている．片頭痛を有する女性はHRT施行者の方が，HRT未施行者より片頭痛の増悪リスクが高いと報告されている[7]．2012年度版のホルモン補充療法ガイドラインでの片頭痛を有する人は慎重投与ないしは条件付きで投与が可能となっている．ETとEPTでは，片頭痛の増悪リスクに差はないとされ[8]，またEPTの投与方法では持続投与法が周期的投与より片頭痛のリスクは少ないと報告されているが[9]，差はないとする報告もある[8]．またエストロゲン製剤では経皮吸収剤より経口剤の方が片頭痛の増悪リスクが高いと報告されている[9]．ただしガイドラインにも記載されているように片頭痛とHRTとの関連に関してのRCTが存在しないため詳細は不明である[1]．めまいは更年期症状の中では珍しくなく，HRT投与中にめまいが出てきた場合は，副作用と即断せずに図1のごとく鑑別診断のチェックも必要である[10]．

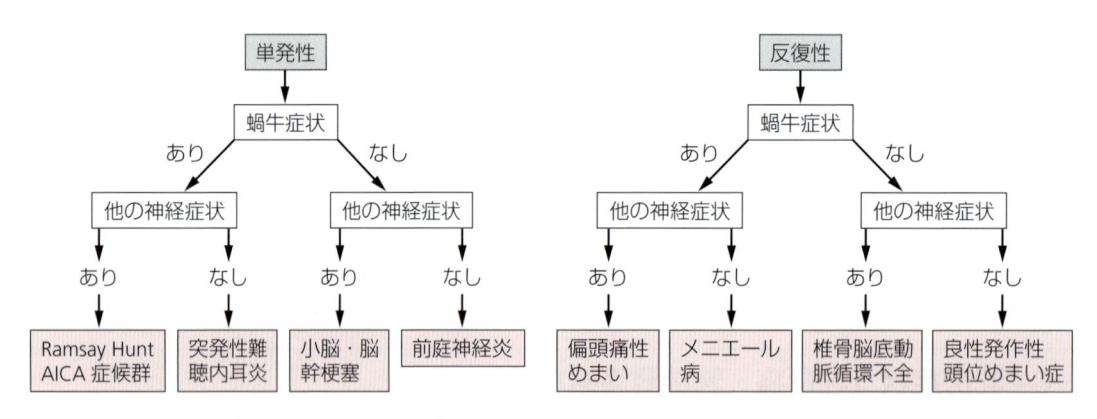

図1 ● 発作性めまいの診断の流れ

対策

鎮痛剤や抗めまい剤などの対症療法で改善しなければ，エストロゲンの量を減らすか，重症であれば投与を一時中止してみる．

E ● 生殖器の異常

不正出血や帯下異常はほとんどの製剤で5％以上と報告されている．不正出血が多いが，それ以外では腟分泌物出現の増加など帯下異常が多い．その他には外陰部瘙痒感，外陰部違和感，子宮内膜肥厚，腟炎が報告されているがほとんどの製剤で5％未満である．

対策

帯下異常では単にエストロゲンの影響と考えるのではなく，感染症や腫瘍などの他の原因も

表8 ● 腟炎と帯下の特徴

カンジダ腟炎：白色でチーズ状，酒粕状帯下 　　　　　　外陰部に瘙痒感や発赤あり
トリコモナス腟炎：悪臭のある黄色，泡沫状帯下 　　　　　　　　外陰部に瘙痒感や発赤あり
淋菌性腟炎：黄色または黄緑色の帯下 　　　　　　腟の発赤，腫脹あり
萎縮性腟炎：茶褐色帯下，出血あり 　　　　　　腟壁の点状出血
細菌性腟症：白～灰色，泡状帯下，魚臭（アミン臭）
悪性腫瘍：不正出血，水様性帯下 　　　　　潰瘍や性器の異常（腫大など）

考えられるため表8に示すように原因検索を行って除外しておくべきである．不正出血は詳細は他稿に譲るが，悪性疾患や炎症を除外しなければならない．明らかな疾患がなければ，しばらく経過観察し，それでも改善しなければエストロゲン量を減らしてみる．

F ● 臨床検査の異常（血液，肝機能障害，凝固異常など）

添付文書によれば，ほとんどの製剤で貧血，白血球減少，肝機能障害は1％未満と報告されているが，エストラジオール・黄体ホルモン製剤では貧血は5％未満と報告されている．

対策

定期的に血液検査を行いチェックすることで発見できる．発見した場合は，他の副作用として貧血，白血球減少，肝機能障害をきたす薬剤の内服の有無など，詳しくきくことも大事である．他に原因がなければ定期的に検査を行い，改善しないようなら他のホルモン製剤にかえるか，重症化するなら中止とし経過観察か内科へ紹介する．肝機能障害が出てきた場合は，表4に記載されているように重度の活動性肝疾患はHRTは禁忌であり，また慢性肝疾患は慎重投与であるため再度そのチェックを行う．慢性肝疾患の症例であれば，必ず肝臓専門医に紹介すべきである．また表3に示すように経口エストロゲン製剤は肝臓での初回通過効果の影響を受けるため，経口エストロゲン使用であれば，経皮吸収剤への変更を行う．

●文献

1) 日本産科婦人科学会・日本女性医学学会, 編集/監修. ホルモン補充療法ガイドライン2012年度版. 東京: 日本産科婦人科学会; 2012.
2) 苛原 稔. HRTの副作用と対策. In: 青野敏博, 編. 臨床医のための女性ホルモン補充療法マニュアル. 東京: 医学書院; 1999. p.181-8.
3) Akhila V, Pratapkumar. A comparison of transdermal and oral HRT for menopausal symptom control. Int J Fertil Womens Med. 2006; 51: 64-9.

4) Prance SE, Pass HA. Etiology and management of breast pain. In: Singletary SE, Robb GL, Hortobagyi GN, editors. Advanced therapy of breast disease. 2nd ed. Ontario, Canada: BC Decker Inc; 2004. p.25-36.
5) Rosolowich V, Saettler E, Szuck B, et al. Society of Obstetricians and Gynecologists of Canada (SOGC). Mastalgia. J Obstet Gynaecol Can. 2006; 28: 49-71.
6) 米田直人, 上村浩一, 安井敏之, 他. 更年期障害に対する女性ホルモン補充療法におけるエストロゲンおよびプロゲスチンの隔日投与法の有効性とコンプライアンスに関する検討. 日本更年期医学会雑誌. 1996; 4: 65-71.
7) Moorhead T, Hannaford P, Warskyj M. Prevalence and characteristics associated with use of hormone replacement therapy in Britain. Br J Obstet Gynaecol. 1997; 104: 290-7.
8) Misakian AL, Langer R, Bensenor IM, et al. Postmenopausal hormone therapy and migraine headache. J Women's Health. 2003; 12: 1027-36.
9) MacGregor A. Estrogen replacement and migraine aura. Headache. 1999; 39: 674-8.
10) 室伏利久. めまい. 産婦人科治療. 2007; 94: 309-13.

<岩元一朗>

VI

施行継続と中止に関する諸問題

Ⅵ 施行継続と中止に関する諸問題

1 長期間HRTを行う上での留意点

＊本節の概要＊ summaries of this section

- HRTの開始にあたっては，目的を認識する必要がある．
- 漫然とした投与を行わず，常にその目的に対する効果の評価を行いながら施行する．
- マイナートラブル（出血，乳房痛など）は投与の中止により症状は消失する．
- 発生頻度は少ないものの，発症すれば重大な結果を招くことがあるので，投与前，投与後の管理をきちんと行う．
- HRT開始時に充分なインフォームド・コンセントを行うことが長期継続治療に結びつく．

　あらゆる疾患において，その治療には目的が設定されるべきであり，治療の継続の判断の第一はその治療効果でなされる．同時に治療行為にはベネフィットとリスクが存在し，リスクがベネフィットを上回ると考えられる場合，治療は中断ないしは終了となる．ホルモン補充療法（HRT）においても同様に考えることが治療継続の上で重要である．

　HRTはエストロゲン欠乏に起因する症状の緩和や疾患の治療を目的とするもの，あるいは無症状の閉経後女性においてエストロゲン欠乏に伴う諸疾患のリスク低下やヘルスケアを目的として行うものの2つの側面をもつ．HRTの開始にあたっては，目的を認識する必要がある．ガイドライン[1]ではHRTに期待される作用・効果（表1）が示されており，実臨床においてHRTを施行する際に充分に検討することが大切である．一方でHRT施行のリスクに関してもガイドラインでは「HRTに予想される有害事象」ならびに「HRTの禁忌症例と慎重投与例」（表2～4）が提示されて

表1●HRTに期待される作用・効果

1）更年期症状緩和
2）骨吸収抑制・骨折予防
3）糖・脂質代謝改善
4）血管機能改善
5）中枢神経機能維持
6）皮膚萎縮予防
7）泌尿生殖器症状改善
8）大腸癌のリスク減少

（ホルモン補充療法ガイドライン2012年度版[1]より）

表2●HRTに予想される有害事象

1）不正性器出血
2）乳房痛
3）片頭痛
4）乳癌
5）動脈硬化・冠動脈疾患
6）静脈血栓塞栓症
7）子宮内膜癌
8）卵巣癌
9）その他の癌，腫瘍，類腫瘍

（ホルモン補充療法ガイドライン2012年度版[1]より）

表3 ● HRT の禁忌例

重度の活動性肝障害
現在の乳癌とその既往
現在の子宮内膜癌，低悪性度子宮内膜間質肉腫
原因不明の不正性器出血
妊娠が疑われる場合
急性血栓性静脈炎または静脈血栓塞栓症とその既往
冠動脈疾患既往者
脳卒中の既往

（ホルモン補充療法ガイドライン 2012 年度版[1]より）

表4 ● HRT の慎重投与例

• 子宮内膜癌の既往	• 重度の家族性高トリグリセリド血症
• 卵巣癌の既往者	• コントロール不良な糖尿病
• 肥満者	• コントロール不良な高血圧
• 60 歳以上の新規投与または閉経後 10 年以上の新規投与	• 子宮筋腫，子宮内膜症，子宮腺筋症の既往者
	• 片頭痛
• 血栓症のリスクを有する場合	• てんかん
• 冠攣縮および微小血管狭心症の既往	• 急性ポルフィリン症
• 慢性肝疾患	• 全身性エリテマトーデス（SLE）
• 胆嚢炎および胆石症の既往者	

（ホルモン補充療法ガイドライン 2012 年度版[1]より改変）

表5 ● HRT 投与前の管理法

• HRT の目的の確認 • 問診にて禁忌のないことを確認 • HRT 投与法の選択 • 投与前検査 • インフォームド・コンセント	**投与前検査** ＜必須項目＞ • 血圧，身長，体重 • 血算，生化学検査（肝機能，脂質） • ALT，AST，LDH，T-Chol，TG，HDL-C，LDL-C • 内診および経腟超音波診断，子宮頸部細胞診（1年以内の），子宮内膜癌検診 • 乳房検査 ＜選択項目＞ • 骨量測定 • 心電図 • 凝固系検査 • 心理テスト

（ホルモン補充療法ガイドライン 2012 年度版[1]より改変）

いる．リスクとベネフィットを考慮した HRT 施行前，施行中の管理法を表5，6に示す．

　長期間 HRT を行う上での留意点を治療の目的とリスク・ベネフィットの2点から解説する．

VI 施行継続と中止に関する諸問題

表6 ● HRT投与中の管理法

- 毎回
  - 問診：マイナートラブルを含めた症状の聴取
  - 出血の状態（長期間，もしくは多量の出血を認めた場合は適宜子宮内腔検査
- 年に1～2回
  - HRT継続について検討
  - 投与中検査
    - 血圧，身長，体重
    - 血算，生化学検査（肝機能，脂質）：ALT, AST, LDH, T-Chol, TG, HDL-C, LDL-C
- 1年毎
  - 投与中検査
    - 内診および経腟超音波診断，子宮頸部細胞診，子宮内膜癌検診
    - 乳房検査
      触診および画像検査（マンモグラフィーまたは超音波診断）

（ホルモン補充療法ガイドライン 2012 年度版[1]より改変）

A ● HRTの目的からみた長期投与

　更年期症状の緩和を目的とした場合，HRTは比較的短期の施行になることが多い．これは更年期症状に対しHRTはきわめて有効な治療法であり，その効果が早くに実感できることによる．一般にほてりや発汗に関しては数カ月で効果が出現し，1～3年ほどの治療期間で終了することが多い．HRTにも当然のことながら副作用や有害事象が存在するため，更年期症状の緩和が目的の場合には比較的早期に治療継続の必要性を判断することが重要である．HRT終了後に再度症状が出現する場合には継続が望ましいと判断できるが，その場合でも投与されるホルモン量を減量することを考慮する．その上でHRTの施行中の管理を参考に有害事象の有無や治療継続の必要性を検討する．

　一方，HRTは更年期以降にリスクの高まる骨粗鬆症や血管系疾患などの予防にもつながる．すなわち，無症状の閉経後女性においてエストロゲン欠乏に伴う諸疾患のリスク低下やヘルスケアを目的として行うものである．この場合，期待される効果が出現するまでにはある程度期間が必要とされ，また治療の中止によりリスク低下作用は消失すると考えられている．無症状である疾患の予防が目的であるため，患者にHRTの効果を自覚させることが難しいことが多い．当然のことながらHRT開始時に充分なインフォームド・コンセントを行うことが長期継続治療に結びつく．

B ● HRTの有害事象・リスクからみた長期投与

1）乳　癌

　HRTの場合，副作用を過度に心配する患者は多い．特に訴えの多いものに乳癌があげられる．WHIの報告では，乳癌発症はプラセボでは1万人あたり年間30人からHRT施行により38人

に増加する．しかしこれは閉経の遅れた人と同程度であり，またエストロゲン単独では増加しないことも報告されている[3,4]．また少なくとも5年未満のHRTでは乳癌のリスクは増加せず，施行期間が長くなるとともに上昇するものの，HRTの中止により3〜5年で消失する[5-7]．HRTを長期に施行する場合にはあらかじめ乳癌のリスクにつき説明することが重要であるとともに，1年ごとに乳房検査を行う．また，5年をめどに再度乳癌のリスクについてインフォームド・コンセントを行い，HRT継続は症例ごとに適宜判断する．

2）子宮内膜癌

有子宮者に対しては，子宮内膜増殖症や子宮内膜癌のリスクを上昇させないために，黄体ホルモンの併用が必要である．WHIの報告ではEPTにより子宮内膜癌のリスクはRR 0.81と有意な変化ではなかったが[8]，MWSでは持続併用投与法ではRR 0.71と有意に低下，周期的投与法でもRR 1.05とリスクに変化は認めていない[9]．しかし長期にHRTを施行する場合には，子宮内膜癌の発生が皆無になるわけではなく，最近では周期的併用投与，持続的併用投与法においても，長期のHRTでは子宮内膜癌のリスクが上昇するという報告もあるため[10,11]，1年毎の内診および経腟超音波検査，子宮頸部細胞診，子宮内膜癌検診を行うことがガイドラインにも記載されている．

3）血栓塞栓症

WHI研究によると，EPTによる静脈血栓塞栓症（venous thromboembolism：VTE）のリスクはプラセボ群に比べHR 2.06（95％CI 1.57-2.70），深部静脈血栓症（deep vein thrombosis：DVT）のリスクはHR 1.95（95％CI 1.43-2.67），肺塞栓症（pulmonary embolism：PE）のリスクはHR 2.13（95％CI 1.45-3.11）でいずれも有意に増加する．またこのリスクは加齢とともに高まることや肥満度に依存することも示されている[12]．治療期間における検討では，HRT開始後2年以内のDVTのHRは2.79（95％CI 1.24-6.27）であったが，治療開始後2〜5年では1.18（95％CI 0.69-2.01），5年以上では1.35（95％CI 0.81-2.25）で，治療開始後早期のDVTのリスクは有意に増加した[13]．HRTによるVTEのリスク上昇は開始1年以内が最も増加し，以後漸減すると考えられるが，ガイドラインによれば血栓症を予測できる特異的なマーカーは現在のところないとされ，HRTを継続して施行していくためには，問診や必要に応じて凝固系検査をすることが望ましいとされている．

4）冠動脈疾患

従来，HRTは冠動脈疾患リスクを低下させることが多くの観察試験で報告されてきたが，WHI研究で経口のEPTは心筋梗塞を29％増加させることが示された[2]．WHI研究のサブ解析や他のメタアナリシスでは，60歳未満の女性に投与される経口のETは心筋梗塞の発症リスクを増加させないが[14]，年齢とともにそのリスクは上昇する[15]．閉経早期から開始したHRTは冠動脈疾患のリスクをそれほど上昇させないといえるが，長期にわたりHRTを施行した場合には注意が必要である．経皮吸収のエストロゲン製剤や低用量の経口薬ではリスクが増加しないとの報告もあり，一般的にエストロゲンは経皮投与，低用量化が望ましいとされている．

5) 不正性器出血，その他の副作用

　HRT施行時の最も頻度の高い副作用は不正性器出血である．HRTを中途中断に至らしめる主たる要因となる[16]．悪性腫瘍ないし良性の器質性疾患が存在しないことが確認されれば，HRT開始後に生じる性器出血は，基本的には子宮内膜の女性ホルモンに対する反応と考えることができる．多くは数カ月以内に消失するとされるがHRT施行の初期の段階で不正性器出血をコントロールすることが，HRT長期継続に大きく影響する．HRT施行前には必ず子宮内膜癌の存在を否定すること，子宮筋腫や子宮腺筋症，子宮頸管ないし内膜ポリープなど良性の器質性疾患の有無を確認する必要がある．またあらかじめ患者に対し，不正性器出血が出現する可能性を説明することも重要である．

　不正性器出血が持続する場合には，再度悪性腫瘍を否定するための検査を検討する．器質的異常が否定されれば，ホルモン投与量の減量や連日投与を隔日投与に切り替える，持続併用からいったん周期投与に切り替えるなどで対応する．

　乳房痛もHRT施行開始の比較的早期に出現する副作用である．乳腺はエストロゲンの標的組織であるため，HRTを施行すれば当然影響を受けると考えられ，実際，5年以上の継続により乳癌のリスクは上昇する．乳房痛は必ずしも乳癌に結びつくものではないが，患者としては乳癌を恐れるためにHRT中断に至るケースが存在する．患者の心配を軽減させるためにもHRT開始時の問診や説明，定期的な乳房検診がHRTの長期継続につながると考えられる．

　ガイドラインでは，HRTは片頭痛を増悪させる可能性があるが，必ずしも禁忌ではないとされている．片頭痛とHRTの関係はRCTが存在せず明らかではない．しかし，片頭痛を有する中高年女性に対しHRTを行う場合には，施行前に症状を増悪させる可能性につき充分な説明を行い，施行開始後も症状の変化に留意しながら慎重に行うべきである．

おわりに

　平均寿命の延長により，現在日本人女性の多くは人生の1/3以上を閉経後として過ごすこととなる．中高年以降に増加する疾患にはエストロゲンの減少が少なからず関わっていることが多く，更年期医療においてHRTにより女性の健康を維持することは単に更年期障害の治療だけでなく，更年期以降にリスクの高まる骨粗鬆症や血管系疾患などの予防にもつながる．HRTには禁忌やHRTにより増加する疾患もあるためその適応と実践にはガイドラインを参考とし，目的と限界をはっきりとさせた上で，長期投与を考慮する必要がある．

●文献

1) 日本産科婦人科学会・日本女性医学学会, 編集/監修. ホルモン補充療法ガイドライン2012年度版. 東京: 日本産科婦人科学会; 2012.
2) Rossouw JE, Anderson GL, Prentice RL, et al; Writing Group for the Women's Health Initiative Investigators. Risks and benefits of estrogen plus progestin in healthy postmenopausal women: principal results From the Women's Health Initiative randomized control trial. JAMA. 2002; 288: 321-33.
3) Anderson GL, Limacher M, Assaf AR, et al; Women's Health Initiative Steering Committee. Effects of conjugated equine estrogen in postmenopausal women with hysterectomy: the Women's Health Initiative

randomized controlled trial. JAMA. 2004; 291: 1701-2.
4) Vickers MR, MacLennan AH, Lawton B, et al; WISDOM group. Main morbidities recorded in the women's international study of long duration oestrogen after menopause (WISDOM): a randomized controlled trial of hormone replacement therapy in postmenopausal women. BMJ. 2007; 335; 239-48.
5) Heiss G, Wallace R, Anderson GL, et al; WHI Investigators. Health risks and benefits 3 years after stopping randomized treatment with estrogen and progestin. JAMA. 2008; 299; 1036-45.
6) Beral V, Reeves G, Bull D, et al; Million Women Study Collaborators. Breast cancer risk in relation to the interval between menopause and starting hormone therapy. J Natl Cancer Inst. 2011; 103; 296-305.
7) Beral V; Million Women Study Collabortors. Breast cancer and hormone-replacement therapy in the Million Women Study. Lancet. 2003; 362; 419-27.
8) Anderson GL, Judd HL, Kaunitz AM, et al; Women's Health Initiative Investigators. Effects of estrogen plus progestin on gynecologic cancers and associated diagnostic procedures: the Women's Health Initiative randomized trial. JAMA. 2003; 290: 1739-48.
9) Beral V, Bull D, Reeves G; Million Women Study Collaborators. Endometrial cancer and hormone-replacement therapy in the Million Women Study. Lancet. 2005; 365: 1543-51.
10) Jaakkola S, Lyytinen H, Pukkala E, et al. Endometrial cancer in postmenopausal women using estradiol-progestin therapy. Obstet Gynecol. 2009; 114: 1197-204.
11) Razavi P, Pike MC, Horn-Ross PL, et al. Long-term postmenopausal hormone therapy and endometrial cancer. Cancer Epidemiol Biomarkers Prev. 2010; 19: 475-83.
12) Cushman M, Kuller LH, Prentice R, et al; Women's Health Initiative Investigators. Estrogen plus progestin and risk of venous thrombosis. JAMA. 2004; 292; 1573-80.
13) Curb JD, Prentice R, Bray PF, et al. Venous thrombosis and conjugated equine estrogen in women without a uterus. Arch Intern Med. 2006; 166: 772-80.
14) Hsia J, Langer RD, Manson JE, et al; Women's Health Initiative investigators. Conjugated equine estrogens and coronary heart disease: the Women's Health Initiative. Arch Intern Med. 2006; 166: 357-65.
15) Salpeter SR, Walsh JM, Greyber E, et al. Brief report: Coronary heart disease events associated with hormone therapy in younger and older women. A meta-analysis. J Gen Intern Med. 2006; 21: 363-6.
16) Ettinger B, Pressman A, Silver P. Effect of age on reasons of initiation and discontinuation of hormone replacement therapy. Menopause. 1999; 6: 282-9.

〈茶木 修〉

VI 施行継続と中止に関する諸問題

2 HRTは何歳まで施行可能か？

＊本節の概要＊ summaries of this section

- 基本的には年齢の上限はない．

　ホルモン補充療法（HRT）とはエストロゲン欠乏に伴う諸症状や疾患の予防ないし治療を目的に考案された療法で，エストロゲン製剤を投与する治療の総称である．HRTは欧米では1970年代の中頃から行われ始め，20世紀の後半には閉経後女性の健康維持や改善に有効かつ有用な療法として高い期待が寄せられていた．しかし，2002年のWomen's Health Initiative（WHI）の中間報告以降，有害事象のみに関心が寄せられ，HRTの普及は後退を余儀なくされた．しかしその後のサブ解析や他のメタアナライシスにより，

　HRTは，1）患者の年齢，2）閉経後期間，3）薬剤の投与ルート，4）薬剤の種類，5）薬剤の投与量によってはWHI（2002）の中間報告とは異なる結果が出てきており，ここにきて見直されようとしている．

　本稿では，HRTは何歳まで施行可能かについて概説する．

A ● HRTの禁忌症例と慎重投与症例

　日本産科婦人科学会・日本女性医学学会の「ホルモン補充療法ガイドライン2012年度版」によると，HRTの禁忌症例および慎重投与例は表1の通りである．年齢については「60歳以上または閉経後10年以上の新規投与例では，慎重投与または条件付きで投与可能」となっている．HRTは何歳まで投与可能か？　の命題に答えるには，HRTの有害事象が投与開始後何年くらいして，何歳くらいから，閉経後何年くらいしてから出現するかを議論する必要がある．HRTの有害事象の中で最もHRT継続の可否に影響を与えるのは，循環器系の有害事象と発癌リスク（特に乳癌と卵巣癌）であろう．

　また，HRTは何歳まで施行可能か？　については，
　1）新規にHRTを開始する場合
　2）以前（周閉経期）からHRTを投与していた患者の継続の場合
に分けて考える必要があると思われる[1]．

表1 • HRTの禁忌症例と慎重投与症例は？

禁忌症例	
・重度の活動性肝疾患 ・現在の乳癌とその既往 ・現在の子宮内膜癌，低悪性度子宮内膜間質肉腫 ・原因不明の不正性器出血 ・妊娠が疑われる場合 ・急性血栓性静脈炎または静脈血栓塞栓症とその既往 ・心筋梗塞および冠動脈に動脈硬化性病変の既往	・60歳以上または閉経後10年以上の新規投与 ・血栓症のリスクを有する場合 ・冠攣縮および微小血管狭心症の既往 ・慢性肝疾患 ・胆嚢炎および胆石症の既往 ・重症の高トリグリセリド血症 ・コントロール不良な糖尿病 ・コントロール不良な高血圧 ・子宮筋腫，子宮内膜症，子宮腺筋症の既往 ・片頭痛 ・てんかん ・急性ポルフィリン血症 ・全身性エリテマトーデス（SLE）
慎重投与ないしは条件付きで投与が可能な症例	
・子宮内膜癌の既往 ・卵巣癌の既往 ・肥満	

（ホルモン補充療法ガイドライン2012年度版. p.58より）

B • 新規にHRTを開始する場合，何歳まで施行可能か？

1）WHIの報告（2002）とは

　Framingham Studyによれば，心血管疾患の発生は男女とも経年的に増加する．50歳以前では男性が女性の3〜4倍高率であるが，それ以降女性の頻度が急激に増加し，70歳代ではほとんど差がなくなる[2]．女性における発生頻度の急激な増加は加齢よりも閉経（低エストロゲン）によるところが大きく，HRTは脂質代謝改善作用をはじめ多くの抗動脈作用を有し，心血管疾患リスクを低下させると信じられてきた．ところが，2002年に報告されたWomen's Health Initiative（WHI）の中間報告によりこの考え方には変化が生じてきた．WHIの報告とは，閉経後の女性における疾患の発症予防対策を総合的に評価することを目的に，米国の50〜79歳（平均年齢63.6歳）の健康な一般女性を対象とした大規模前向き臨床試験である．そのうち，2002年に報告されたものはestrogen/progestogen therapy（EPT）のデータであり，EPTでは冠動脈疾患（CHD），浸潤性乳癌，脳卒中，肺塞栓症のリスクを有意に増加させることが判明した（図1）．その結果，HRTはCHDの一次予防を目的として開始すべきではなく，これのみを主たる目的でHRTを行っている場合には継続すべきではないとの結論が下された．

　一方で，WHIの報告は当初から対象年齢が高いという欠点が指摘されていた．また，米国のデータをそのまま日本人に当てはめてよいかも疑問視されていたが，その後の検討により，HRTの効果や有害事象は患者の年齢，閉経後期間，薬剤の投与ルート，薬剤の量，薬剤の種類によって異なることが報告されるようになってきた．特に閉経後のHRTが心・血管系へ及ぼす有害事象は，閉経後早期に開始すればそれほど大きな問題になることはないことも判明し

Ⅵ 施行継続と中止に関する諸問題

てきた.

2) 年齢や閉経後年数からみた HRT の冠動脈疾患（CHD）リスクへの影響

　　Pines ら[3]は，WHI（2002）の報告例で 45 〜 54 歳の閉経周辺例だけを集めサブ解析した．その結果，CHD のリスクは estrogen therapy（ET）で RR（relative risk）＝ 0.66（34％の減少），EPT で RR ＝ 0.72（28％の減少）と有意に減少していることを明らかにした．HERS のデータでも HRT 施行後 1 年でリスクは有意に上昇し，その後有意差が消失していることから[4]（図 2），動脈内皮が正常な状態では HRT は心血管保護作用があり，逆に高齢女性でアテローム硬化症成立後には，HRT は無効であると考えられる．このようなデータから，HRT 導入には最適の時期があること，すなわち「The window of opportunity」という概念を提唱された[3]．一方，Rossouw ら[5]は，HRT は閉経後年数が 10 年未満ならば HRT の冠動脈疾患のリスクは RR ＝ 0.76（6 人減少/年/1 万人）であるが，10 〜 19 年で RR ＝ 1.10（4 人増加），20 年以上で RR ＝ 1.28（17 人増加）と報告した（表 2）．さらに，Hodis らは HRT 使用開始が閉経後 10 年以内または 60

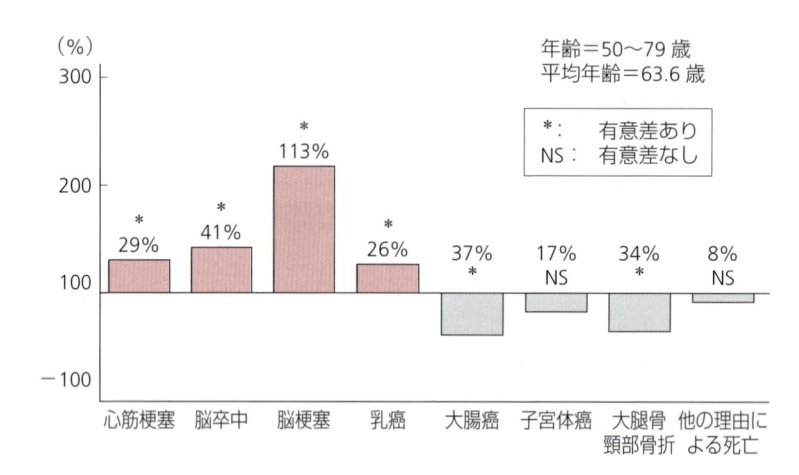

図 1 • Women's Health Initiative（WHI, 2002）の結果
（HRT に関する non-adjusting results）

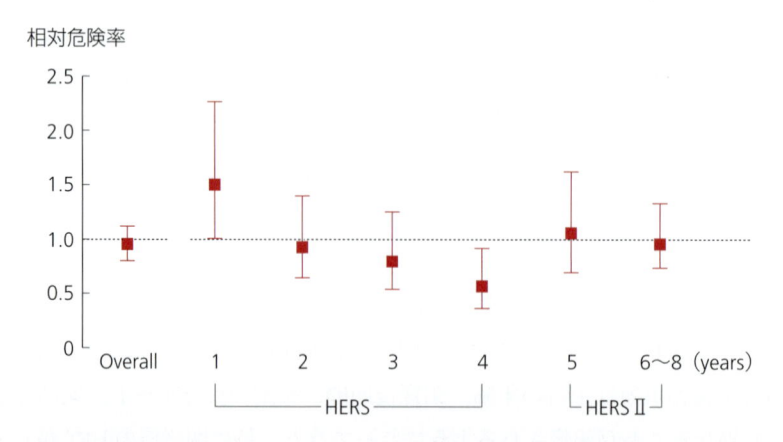

図 2 • HERS, HERS Ⅱにおける HRT 施行期間と冠動脈疾患イベントリスク（文献 4 より）

表2 ● HRT の CHD リスク

閉経後年数	Hazard ratio	増減/1万人/年
10年以内	0.76	－6
10〜19年	1.10	＋4
20年以上	1.28	＋17

CHD：cardiovascular disease　　　　　　（文献5より）

歳未満の女性では，CHDや全死亡率が低下し，さらにHRT使用開始が60歳以下であればHRT使用期間が長いほど，CHDへの有益性が増すことを報告している[6]．つまり，「タイミング仮説」あるいは「治療の好機説」とよばれる治療導入の時期がリスクに影響することが明らかになってきた．実際，60歳以上または閉経後10年以上の新規投与では通常量の結合型エストロゲンの投与でCHDのリスクが高まることも報告されている[5,7]．特に，閉経後20年以上の症例では有意に増加するという（RR＝1.28）．

3）年齢からみたHRTの静脈血栓症リスクへの影響

WHI試験の年齢およびbody mass index（BMI）による層別解析では，EPTの静脈血栓症のハザード比は50〜59歳のプラセボ群を1.0とした場合，50〜59歳で2.27，60〜69歳で4.28，70歳以上で7.46と年齢とともに有意に上昇することが報告されている[8]．つまり，60歳代以降では静脈血栓症のリスクが50歳代に比べて高まるといえる．

4）HRTの経口投与と経皮投与の違い

HRTの効果は経口と経皮投与でも異なる．経口および経皮でのHRTと脳卒中リスクとの関連を調べたカナダのcase-control studyでは，エストロゲンをさらに用量で分けて検討している〔この論文では結合型エストロゲン（CEE）が0.625 mg/日以下を低用量，高用量CEEが0.625 mg/日を上回る場合を高用量と定義している〕．それによると，経口HRT現使用者は，HRT未使用者に比べて低用量，高用量ともに脳卒中のリスクが高いが，経皮でのHRT現使用者は低用量の場合は脳卒中のリスクの増加はなかった（RR＝0.81）．一方，高用量の場合は脳卒中のリスクは増加した（RR＝1.89）[9]．これまでHRTは虚血性脳卒中のリスクを増加させ，またエストロゲン量が増えれば増加するとの報告があるが，経皮で低用量ならば脳卒中のリスクは増加しないという報告は参考になる．

5）HRTと乳癌

HRTと乳癌の関連については1980年代から議論されてきた．

期間との関係については，WHIのフォローアップ研究では約5年のEPT施行の中止後2.5年後では有意差がなく[10]，11年後にはハザード比1.25と軽度のリスク上昇が残っていた[11]．

「ホルモン補充療法ガイドライン2012年度版」にもあるとおり，現在のところ

① 長期のEPTの施行は浸潤性乳癌リスクを増加させるが，5年未満の施行であればリスクは上昇しない，

②ETに関しては5年未満の施行ではリスクは変化しない，

　③HRTによる乳癌リスクは施行期間が長くなるとともに上昇するが，治療中止により消失する，

と考えられており，少なくとも5年未満であればリスクの上昇はなく，中止すればリスクが消失することは重要である．特にETについては現状では必ずしも乳癌を増加させるとは断定できないと考えられており，ET施行では少なくとも7〜10年間は乳癌リスクは全く上昇せず，逆に低下するかもしれず，20年以上の施行で少しリスクが上昇するという考え方もある[12]．

　一方，エストロゲンの種類や経皮・経口による差異はないという報告が多いが，黄体ホルモンについては微粒子化された天然型プロゲステロン（日本には未導入）やdydrogesteroneではリスクを変えないという報告があり（HRTガイドライン2012年度版），考慮の余地があろう．

6）HRTと卵巣癌

　PearceらはHRTと卵巣癌リスクとの関連についてレビューしているが，ET（投与5年間）のrelative risk（RR）は1.22倍と有意に高く，EPTでもRRは1.10であった．両群とも卵巣癌のリスクは高いが，ETがEPTより高いと報告した[13]．Morchらは，デンマークでの50〜79歳の多数例の閉経周辺期または閉経後女性を対象とした追跡期間8年の前向きコホート研究で，HRTと卵巣癌との関連を検討した[14]．その結果，HRT使用者はホルモン未使用者に比べて卵巣癌リスクが1.38倍高く，上皮性卵巣癌であれば1.44倍と高かった．HRT中止後2年まで，2から4年，4年から6年，6年以上に分けると卵巣癌リスクはそれぞれ1.22，0.98，0.72，0.63と低下した．一方，治療期間，ETかEPTか，エストロゲンの量，レジメン，黄体ホルモンの種類や投与ルートとは関係なくホルモン補充療法は卵巣癌リスクが上昇すると報告しているが，HRTを中止すれば卵巣癌リスクは消失するという．

7）HRT処方の実際（EPTの場合）

　上記の1）〜6）を考慮に入れ，われわれは新規にHRTを開始する場合以下のようにしている．

　①投与開始は基本的に60歳未満あるいは閉経後年数10年未満とする．

　②施行期間の上限は定めないが，定期的な検査を行い，状況に応じて患者と中止について相談する．

　特に5年経過したところで状況を見直す．

　60歳以上または閉経後10年以上の患者が新規にEPTを希望した場合は，あらかじめ十分な検査を行った上で投与する．特に開始早期にイベントが発生する可能性があることに注意するとともに患者へ説明する．有害事象のチェックを少なくとも1年毎に定期的に行う．その際，リスクとベネフィットを改めて説明し十分なinformed consentをとり，HRTを継続するか否かを検討する．施行期間が延びるにつれ，定期的な受診が怠られがちであるが，必ず受診を促し，変化の有無を確認することは重要である．

　経口であろうと経皮であろうと減量を考慮すべき[1]という考え方もあるが，現在本邦で低用量化された経皮製剤はない．また，隔日投与などにはエビデンスは少ない．しかし，実際に

は慎重にフォローしながら，隔日投与などを行っている．ただし，萎縮性腟炎の治療では，HRTの期間が短いことや日本で用いられるエストロゲン腟錠はエストリオール腟錠であるため，血中エストロゲン濃度に影響しないことからこの限りではない．

C ● 以前からHRTを投与していた場合，何歳まで施行可能か？

周閉経期からHRTをすでに開始し，さらにHRTを継続する場合には何歳まで施行可能かについては，前述したPinesら[3]が提唱した「The window of opportunity」という概念が参考になる．45〜55歳でHRTを始めた女性では，それまでに有害事象が指摘されていなければ，心血管系合併症や静脈血栓症のリスクのさらなる上昇はないかもしれない[1]．

もちろん上記同様に定期的な検査や受診による状況チェックは必要であるし，リスクの説明は行わなくてはならない．その上で症状により本人と相談する．QOLとは患者本人が決めるものである．年齢の上昇や施行期間の延長とともに，減量や他の治療法へ変更できるようであれば，それらも考慮する．

▶ 年齢の点からHRTの施行を悩んでいる患者へのアドバイス

- 60歳以上あるいは閉経後10年以上経っている場合に新規開始することはお勧めしない．
- 心血管疾患については初期にイベントが起こりやすい．
- 現在施行している場合には検査で異常がなければ，現在の年齢に関係なく継続はできる．ただし，リスク，特に乳癌リスクが上昇する可能性については理解しておくことが必要．

● 文献

1) 若槻明彦. 薬物療法の実際. In: 神崎秀陽, 編. 更年期・老年期外来ベストプラクティス. 東京: 医学書院; 2012. p.242-4.
2) Kannel WB, Hjortland MC, McNamara PM, et al. Menopause and risk of cardiovascular disease: The Framingham Study. Ann Intern Med. 1976; 85: 447-52.
3) Pines A, Sturdee DW, Birkhauser M. International Menopause Society. More data on hormone therapy and coronary heart disease: Comments on recent publications from the WHI and Nurses' Health Study. Climacteric. 2006; 9: 75-6.
4) Grady D, Herrington D, Bittner V, et al; HERS Research Group. Cardiovascular disease outcomes during 6.8 years of hormone therapy: Heart and Estrogen/progestin Replacement Study follow-up (HERS II). JAMA. 2002; 288: 49-57
5) Rossouw JE, Prentice RL, Manson JE, et al. Postmenopausal hormone therapy and risk of cardiovascular disease by age and years since menopause. JAMA. 2007; 297: 1465-77.
6) Hodis HN, Mack WJ. Coronary heart disease and hormone replacement therapy after the menopause. Climacteric. 2009; 12: 71-5.
7) Hsia J, Langer RD, Manson JE, et al. Conjugated equine estrogens and coronary heart disease: the Women's Health Initiative. Arch Intern Med. 2006; 166: 357-65.
8) Cushman M, Kuller LH, Prentice R, et al. Estrogen plus progestin and risk of venous thrombosis. JAMA. 2004; 292: 1573-80.
9) Renoux C, Dell'aniello S, Garbe E, et al. Transdermal and oral hormone replacement therapy and the risk

of stroke: a nested case-control study. BMJ. 2010; 340: c2519.
10) Heiss G, Wallace R, Anderson GL, et al; WHI Investigators. Health risks and benefits 3 years after stopping randomized treatment with estrogen and progestin. JAMA. 2008; 299: 1036-45.
11) Chlebowski RT, Anderson GL, Gass M, et al; WHI Investigators. Estrogen plus progestin and breast cancer incidence and mortality in postmenopausal women. JAMA. 2010; 304: 1684-92.
12) Eden JA. Why does oestrogen-only hormone therapy have such a small impact on breast cancer risk? A hypothesis. Gynecol Endocrinol. 2011; 27: 170-5.
13) Pearce CL, Chung K, Pike MC, et al. Increased ovarian cancer risk associated with menopausal estrogen therapy is reduced by adding a progestin. Cancer. 2009; 115: 531-9.
14) Morch LS, Lokkegaard E, Andreasen AH, et al. Hormone therapy and ovarian cancer. JAMA. 2009; 302: 298-305.

＜堂地 勉＞

3 どのような場合に中止を考慮すべきか？

＊本節の概要＊　summaries of this section

- HRT を中止することによるリスクとベネフィットに対する十分な理解がない状況で HRT を中止すると更年期症状の再増悪につながってしまう恐れがある．
- 日本においても HRT ガイドラインに述べられている禁忌・慎重投与以外には，添付文書以外に中止に対する十分なエビデンスは少ないのが現状である．
- 2002 年 WHI 報告の後に，HRT 中止の方法を医師が選択する際に最も強く影響を受けていたのは，自分の経験や同僚からのアドバイスであり，わずか 2％の医師しか HRT 中止に対する科学的根拠をもっていなかった．

　更年期障害に関する最も効果的な治療はホルモン補充療法（HRT）である．HRT は血管運動神経症状に代表される更年期障害の改善はもちろん，骨塩量増加や大腸癌発症抑制にも効果がある．しかし中止のタイミングや方法についての根拠に基づいた報告は非常に少ないのが現状である．

　ホルモン補充療法（HRT）は 1990 年代の終わりまで，いくつかの観察研究で HRT が心臓に対して保護的な影響を示したので，冠動脈疾患の予防に推奨されていた．しかし冠動脈疾患の二次予防に関して，プラセボとの比較で心臓死または心筋梗塞の一次予防用に HRT は著しい差を認めなかったことや，2001 年には一次予防用の HRT に関する WHI 研究が中止された結果，HRT ガイドラインでは冠動脈疾患の一次および二次予防に HRT を使用しないよう勧めている．

　しかしながら，エストロゲンには抗炎症作用や血管内皮機能改善効果があり，それぞれのホルモンの種類や血中濃度，投与ルートにより作用が異なることが知られている．

　また，HRT を中止すると更年期症状は再増悪するが，HRT を中止することによる利益と危険に対する十分なエビデンスや，中止方法に対する戦略はないにもかかわらず，HRT を使用している間に冠動脈疾患などを合併していると判明した女性においてはガイドライン上 HRT 中止を推奨することになり，その結果更年期症状の増悪につながってしまう．

　デンマークの Bretler らの報告[1]では，心筋梗塞発症のときに HRT を使用していた女性の約 80％がこのガイドラインを遵守せず，心筋梗塞の後に HRT を再開している現状がある．

　日本においても HRT ガイドラインに述べられている禁忌・慎重投与以外には，添付文書以外に中止に対する十分なエビデンスは少ないのが現状である．

　2002 年 WHI の報告をうけて，HRT 中止の方法を医師が選択した際に最も強く影響を受けていたのは，自分の経験（48％），同僚からのアドバイス（25％），患者の好み（19％）によってであり，

| VI 施行継続と中止に関する諸問題

わずか 2 ％の医師のみが研究による根拠をもって HRT 中止を決断していたと Newton らは報告[2]している.

本稿では HRT の有害事象などの詳細はガイドラインにゆだね，中止を考慮すべき症状や疾患についての根拠を，最新の文献を加えて述べる.

A ● 子宮体癌が判明した場合

有子宮者に行われる HRT は高頻度に不正性器出血を発生させるので，HRT を行う前に悪性腫瘍の可能性を否定しておく必要がある.

有子宮者に対する EPT は，HR 0.81（adjusted 95 ％ CI 0.40−1.64）と子宮体癌を増加させないものの[3]，有子宮者に対する ET 単独は子宮内膜癌のリスクを RR ＝ 2.3 へ上昇させる[4]ため，子宮内膜細胞診で異常が認められた場合は直ちに中止する必要がある.

B ● 子宮体癌治療後

患者が子宮体癌を克服し，長期生存が期待できる状況になった場合に行う，HRT（ET）が子宮体癌術後治療に対して安全かどうかが重要である.

子宮体癌の手術において一般的に両側卵巣を摘除するが，その目的は卵巣への転移と卵巣癌の重複の危険性を除外することである．その根拠として，子宮体癌卵巣転移率はⅠ期で 5 ％前後，Ⅱ期では 10 ％前後と卵巣転移の頻度が高いことがあげられる．しかしながら子宮体癌治療ガイドラインにも，早期癌における両側付属器摘出術の治療的意義を前方視的に検討した文献はみられないと記載されている．

子宮体癌の術後の HRT（ET）の問題点は，残存癌に対する潜在的な再発刺激をする可能性がないか，または女性ホルモンに依存する新たな癌を誘導しないかどうかが重要である．

しかし，子宮体癌治療の既往をもつ女性への HRT（ET）により子宮体癌の再発率が増加するかどうかについては，変化がない・あるいはリスクを下げるという報告があり，コンセンサスは得られていない．

Creasman[5]らは 221 人のⅠ期の子宮体癌術後患者に対し，エストロゲンの有無による予後を検討した結果，47 人のエストロゲン投与群では，147 人のエストロゲン非投与群に対して有意な無病生存率を得たと報告しており，Ⅰ期の子宮体癌の術後患者にエストロゲン投与は禁忌ではないとされている．

Lee ら[6]は，144 人のⅠ期の子宮体癌術後患者に対し，44 人にはエストロゲン投与を，100 人の患者にはエストロゲンの投与を行わなかった．エストロゲン投与群では 44 人すべてが 64 カ月間再発がなく，エストロゲン非投与群では 8 ％に再発がみられた．彼らはⅠ期の子宮体癌の術後患者にエストロゲン投与は危険ではないと報告している．

Chapman ら[7]は，123 人のⅠ・Ⅱ期の子宮体癌術後患者に対し，62 人にはエストロゲン投与を，

61人には投与を行わなかったデータでは，カプランマイヤー法で検討したが，エストロゲン投与群では44人すべてが64カ月無病生存期間を示し，投与群では2人，エストロゲン非投与群では6人に再発がみられた．有意差には至らなかったものの，彼らはⅠ・Ⅱ期の子宮体癌術後患者にエストロゲン投与は望まれるべき治療であると報告している．本研究では，エストロゲン投与群のほうが年齢が有意に若く，またエストロゲン投与の方法に，エストロゲン単剤とエストロゲンに黄体ホルモンを併用した群が含まれることの問題点が指摘されている．

　Suriano ら[8]は，249人のⅠ・Ⅱ・Ⅲ期の子宮体癌術後患者に対し，130人にはエストロゲン投与を行った（うち49％は黄体ホルモンを併用）．この中の75人をエストロゲン非投与群と背景をマッチさせ，無病生存期間を比較した検討によると，エストロゲン投与群では，黄体ホルモンの併用あるなしにかかわらず無病生存期間が有意に改善したと2001年に報告されている．

　これらの4つの報告のなかで，HRT（ET）が子宮体癌に対して，再発か死亡率を増加させる報告はいずれも認められなかった．しかしながら，ほとんどの文献が選択バイアスがある後ろ向き研究，または小さい母集団の非無作為研究から由来したものであるのも事実である．

　エストロゲン補充療法（ET）の効果を決定するために，子宮内膜癌のⅠ・Ⅱ期の，手術を受けた女性に対するETの再発率や生存率に対する影響を検討したGynecologic Oncology Groupによる唯一の無作為化比較試験によると[9]，ET群の再発は14人（2.3％）でみられ，8人（1.3％）が新しい悪性疾患を発症した．26人（4.2％）が死亡し，5人（0.8％）の死亡が子宮内膜癌再発の結果であった．

　偽薬グループの618人の患者の診断時年齢中央値は57歳（30〜88歳）であった．12人（1.9％）の患者で子宮内膜癌の再発を認めた．10人（1.6％）の患者が新たな悪性疾患を発症した．偽薬グループには9人（1.5％）の死亡があり，子宮内膜癌再発の結果4人（0.6％）が死亡した．結論として，この研究では，子宮体癌再発のリスクに関して，外因性エストロゲンの安全性を確認できなかったが，再発数（2.1％）と新しい悪性疾患の発生が低かったのは，注目に値する．本論文では，HRTの安全と推薦に関して結論を出せなかったが，これまでの報告によると，子宮内膜癌術後のHRTが，再発に悪影響を及ぼすとの積極的根拠は乏しい．

　したがって可能な限り各個人に対し，再発や死亡率のリスクがETによってどうなるかを情報提供するべきであろう．またビスホスホネート製剤による骨塩量減少防止や，脂質異常症に対する薬剤の投与などによる代替療法を患者に提示し，子宮体癌の予後改善とともに長期のQOLを熟考することは各個人にとって最も重要と考える．

C● 卵巣癌が判明した場合

　HRTと卵巣癌のリスクについてはいまだコンセンサスが得られていないが，HRTにより卵巣癌のリスクは上昇する可能性があるので，超音波検査などで卵巣癌を疑った場合は直ちにHRTを中止する必要がある．

　WHI研究においてはHRは1.58（adjusted 95％ CI 0.59-4.23）と有意な上昇はなく[10]，730万人

の女性を平均 8.0 年フォローアップした結果, 3,068 例の卵巣癌 (2,681 例は上皮の癌) が発見された. ホルモン治療をしなかった女性に対して, ホルモン療法の現在のユーザーの卵巣癌全体の発生率は, HR 1.38 (95% CI 1.26-1.51), 上皮性卵巣癌に限った HR 1.44 (1.30-1.58) であった. 最後の使用以来の年数による HR は 0〜2 年 1.22 (1.02-1.46), 2〜4 年以上 0.98 (0.75-1.28), 4〜6 年以上 0.72 (0.50-1.05), 6 年以上 0.63 (0.41-0.96) であった. すなわち 1,000 人につき 0.12 人 (0.01-0.17) の絶対の危険増加が認められた. これは毎年ホルモン治療をしているおよそ 8,300 人の女性から 1 例の新たな卵巣癌が発生する計算になる. HRT は使用法, 製剤, エストロゲン投与ルートにかかわらず, 卵巣癌の増加と関連していた[11]. 一方 HRT による卵巣癌リスクは HRT の中止により消失する[11].

D● 卵巣癌治療後

卵巣癌治療後の HRT と再発リスクに関する全生存期間 (OS) と死亡についての検討では, Guidozzi らが 59 歳未満の浸潤性上皮卵巣癌 130 人の患者を, CEE (ET) 単独または非 ET にランダム化した前向き研究[12] によると, 最低 48 カ月の観察期間後に評価した結果, 追跡不能だった ERT グループの 3 人の患者と非 ET グループの 2 人を除いて, ET グループ 59 人と非 ET グループ 66 人を分析した結果, 非 ET グループで合計 32 人, ERT グループで 41 人の再発が生じた. それぞれ, 無病期間の中央値は 34 vs 27 カ月であった. 生存率は 2 つのグループで 44 vs 34 カ月であり, 2 つのグループの間の無病期間 (P = 0.785) と全生存期間 (P = 0.354) は, 統計的に有意差がないため, 術後エストロゲン補充療法は, 卵巣癌生存者に対して悪影響をきたさなかった.

卵巣癌治療後においても必要に応じて HRT (ET) は可であると考えられる.

E● 乳癌が判明した場合

乳癌検診に関しても, 更年期症状が強くて本人の希望があればその日に HRT を開始して, 次回受診時に乳癌検診を行い, 結果は HRT 開始後に確認することも実際の臨床現場では多い. そのことも十分踏まえた上で, 触診および画像検査 (マンモグラフィーまたは超音波検査) で異常が認められた場合は直ちに HRT を中止することを考慮する必要がある.

また, 特に乳癌に関しては EPT と ET をきちんと分けて説明する必要がある.

WISDOM 研究[13] では, CEE 0.625 mg 経口/day ＋ MPA 2.5 mg 経口/day 使用群 2,196 人中 22 人は, プラセボ群 2,189 人中 25 人に比較して乳癌の増加は認めなかった [HR 0.88 (0.49-1.56), P = 0.65].

WHI 研究[10] によれば CEE 0.625 mg ＋ MPA 2.5 mg による EPT において乳癌リスクはプラセボ群と比較して, 5 年以上の使用で HR 1.26 (95% CI 1.00-1.59) と上昇したが, 5 年未満であれば有意差を認めなかった. さらに, 5 年で施行を中止した場合, 中止後 2.5 年では HR 1.27 (95% CI 0.91-1.78) リスクの有意差が認められなかった[14] ことから, EPT においては 5 年未満の施行であれば安全であると考えられている.

絶対リスクとしては HRT 開始後 5 年以上経過した症例に関し，1 年間に 10,000 人のプラセボにおける乳癌発症 30 人に対し，EPT 施行により 38 人の発症であった[14] というリスク・ベネフィットを十分説明する必要がある．

しかし，WHI 研究の追跡データでは 11.0 年のフォローアップで，EPT では乳癌リスク（HR 1.25）と死亡率（HR 1.96）ならびにリンパ節転移陽性率（HR 1.78）の有意な上昇を認めており[15]，EPT が長期に及ぶ場合，乳癌リスクを上昇させるため，中止が必要かもしれない．

ET に関しての RCT[16] では，CEE 0.625 mg の使用は，WHI 研究においては乳癌発症率に有意差はないものの HR 0.77 とリスクは低下を示していた．しかしながら乳癌の危険性が本当に減少するか否かは今後詳細な調査が必要であろう．WISDOM 研究[13] でも CEE を使用した ET に関しての乳癌の有意な増加はなかった．

F● 冠動脈疾患が判明した場合

エストロゲンは抗炎症作用や内皮機能改善効果を有することが知られている．冠動脈疾患や心筋梗塞は血栓性疾患であるため，血液凝固能の亢進は好ましくないと考えられるが，冠状動脈性心臓病をもつ女性が HRT を再開した場合，多くの無作為化試験でも心血管リスクの増加を見出せていない．デンマークのガイドラインでも心筋梗塞後の HRT は中止をすすめているが，デンマークの女性の約 80 ％がこれらのガイドラインに従わず，心筋梗塞後に再び HRT を再開している現状がある[1]．彼らの cohort study では心筋梗塞後に継続的に HRT を再開しても，再梗塞や死亡リスクの増加や減少は認められなかった．

心筋梗塞後に HRT を継続することによる心血管リスクは，個々の患者のために更年期症状とのバランスで考慮するべきであろうと記されている（日本では現時点禁忌に相当するので注意を要する）．

G● 良性の器質性疾患の場合

子宮筋腫・子宮腺筋症・子宮頸管ないし内膜ポリープなどの存在は，不正性器出血の要因となる．不正性器出血が持続する場合，再度悪性腫瘍の否定を行うことは最も重要であるが，良性腫瘍の再燃・増悪も疑う必要がある．HRT によって子宮筋腫が増大したために不正出血が増加し貧血が増悪したり，日常生活に支障が出る場合や，子宮内膜症が再燃した際は HRT の中止あるいは減量を必要とする（II. 適応-6 を参照，38 頁）．

H● 静脈血栓塞栓症・肺塞栓症またはその既往

HRT 前後における凝固系検査に関しては定期的に検査することが望ましいが，将来の血栓症発症を予知できる特異的なマーカーは現在のところない．経口 HRT は VTE のリスクを 2 〜 3 倍に増

VI 施行継続と中止に関する諸問題

加させる．このリスクは年齢および体脂肪率の上昇に依存し増加する．また経口 HRT による VTE 発症リスクは，HRT 開始 1 年以内で最も増加するため，毎回受診時に下肢筋肉痛などの血栓症を疑う症状について問診する必要がある．また VTE 既往者に対する HRT は再発リスクを高めるため，使用するべきでない．

経口エストロゲン剤に比較し，経皮吸収エストロゲン剤による VTE リスクの増加は明らかでない．

I ● 重症の高トリグリセリド血症

HRT 開始前や年に 1 〜 2 回の採血で血算，血糖検査，生化学検査（肝機能，脂質：ALT, AST, LDH, 総コレステロールまたは LDL-コレステロール，トリグリセリド，HDL-コレステロール；以上必須検査）を行い，重症の高トリグリセリド血症が判明した場合は HRT を中止する必要がある．特に経口エストロゲン製剤は中性脂肪を上昇させる作用があるため注意が必要である．

J ● 術前・長期臥床

添付文書には慎重投与と記載されている．その理由は血液凝固能が亢進され，心血管系の危険性が高くなることがあると記されている．

経口エストロゲンの特徴として，血液凝固能を亢進させるため，周術期には一時中止するべきである．

また黄体ホルモンの特徴としては，その黄体ホルモンの種類と VTE リスクとの関係が ESTHER 研究[17]で報告されている．天然型のプロゲステロンとプレグナン誘導体系では VTE リスクを増加させなかったが，19 ノルプレグナン誘導体系では VTE リスクが 4 倍（RR 3.9, CI 1.5-10.0）であった．

手術，骨折，長期安静も VTE リスクを増加させる．HRT の中止が直ちに VTE リスクを減少させるというエビデンスはないが，経口 HRT は周術期には中止し，術中・術後には VTE 予防に努めることが推奨されている[18,19]．

K ● 中止方法

閉経後の HRT を中止する際，突然に中止してもよいのか，あるいは漸減すべきかを悩むことは多い．これらを比較する客観的なデータとして，Cunha らのブラジルでのランダム化された研究がある[20]．CEE 0.625 mg/day ＋ MPA 5 mg（周期的使用）あるいは CEE ＋ MPA 2.5 mg/day（連続使用）を行っている 60 人の女性（各群 20 人）をエントリーし，54 人が以下の 3 つの治療のいずれかに無作為に割付けた．グループ I：プラセボを 6 カ月使用．グループ II：estradiol（E_2）1 mg/day ＋ norethisterone acetate（NETA）0.5 mg/day を 2 カ月使用し，プラセボを 4 カ月使用．グループ III：

E_2 1 mg/day ＋ NETA 0.5 mg/day を 4 カ月使用し，プラセボを 2 カ月使用．更年期の症状は，開始前と 2，4，6 カ月に Kuppermann 更年期指数によって評価した．開始前と比較して低用量の治療中に有意な変化はなかったが，低用量 HRT 中止後 2 カ月で評価したところ，ホットフラッシュスコアは，プラセボ群と同様に上昇した．結論として，HRT を低用量にしても，ホットフラッシュスコアは増悪しないが，HRT を漸減しても突然に中止しても，ホットフラッシュスコアなどの血管運動症状は同様に悪化していた．

また，どのような症例において，HRT の中止が困難かどうかに関しての，Grady ら[21)]の多変量解析によるオッズ比（95％ CI）で，中止が有意に困難であったのは，① HRT を止めることによる更年期症状の再燃 8.8（4.9-16.0），② 産婦人科医以外によって開始された HRT 2.2（1.2-4.0），③ 子宮摘出者 1.9（1.1-3.6），④ 腰椎または大腿骨骨折の高リスク者 1.4（1.1-1.8）であった．一方，多変量解析で有意差を認めなかったのは，⑤ 健康促進以外の理由での HRT 2.0（0.8-4.6），⑥ 大学未卒業 1.7（0.9-3.1），⑦ HRT に対する知識不足 1.7（0.9-3.1），HRT 使用 10 年以上 1.2（0.6-2.4）であった．

▶ アドバイス

これまでの文献的エビデンスでは，少なくとも HRT を施行する際の禁忌や慎重投与などに関するものが多かったが，具体的に中止方法や代替医療に踏み込んだものは少なかった．

今後は患者各個人に対し，可能な限りリスクとメリットに関しての情報を提供し，長期の QOL を熟考することが最も重要であろう．

●文献

1) Bretler DM, Hansen PR, Sørensen R, et al. Discontinuation of hormone replacement therapy after myocardial infarction and short term risk of adverse cardiovascular events: nationwide cohort study. BMJ. 2012; 344: e1802.
2) Newton KM, Reed SD, Grothaus LC, et al. Hormone therapy discontinuation: physician practices after the Women's Health Initiative. Menopause. 2010; 17: 734-40.
3) Anderson GL, Judd HL, Kaunitz AM, et al. Women's Health Initiative Investigators. Effects of Estrogen Plus Progestin on Gynecologic Cancers and Associated Diagnostic Procedures: The Women's Health Initiative Randomized Trial. JAMA. 2003; 290: 1739-48.
4) Grady D, Rubin SM, Petitti DB, et al. Hormone therapy to prevent disease and prolong life in postmenopausal women. Ann Intern Med. 1992; 117: 1016-37.
5) Creasman WT, Henderson D, Hinshaw W, et al. Estrogen replacement therapy in the patient treated for endometrial cancer. Obstet Gynecol. 1986; 67: 326-30.
6) Lee RB, Burke TW, Park RC. Estrogen replacement therapy following treatment for stage I endometrial carcinoma. Gynecol Oncol. 1990; 36: 189-91.
7) Chapman JA, DiSaia PJ, Osann K, et al. Estrogen replacement in surgical stage I and II endometrial cancer survivors. Am J Obstet Gynecol. 1996; 175: 1195-200.
8) Suriano KA, McHale M, McLaren CE, et al. Estrogen replacement therapy in endometrial cancer patients: a matched control study. Obstet Gynecol. 2001; 97: 555-60.
9) Barakat RR, Bundy BN, Spirtos NM, et al; Gynecologic Oncology Group Study. Randomized double-blind trial of estrogen replacement therapy versus placebo in stage I or II endometrial cancer: a Gynecologic

Oncology Group Study. J Clin Oncol. 2006; 24: 587-92.
10) Rossouw JE, Anderson GL, Prentice RL, et al; Writing Group for the Women's Health Initiative Investigators. Risks and benefits of estrogen plus progestin in healthy postmenopausal women: principal results from the Women's Health Initiative Randomized Controlled Trial. JAMA. 2002; 288: 321-33.
11) Mørch LS, Løkkegaard E, Andreasen AH, et al. Hormone therapy and ovarian cancer. JAMA. 2009; 302: 298-305.
12) Guidozzi F, Daponte A. Estrogen replacement therapy for ovarian carcinoma survivors: A randomized controlled trial. Cancer. 1999; 86: 1013-8.
13) Vickers MR, MacLennan AH, Lawton B, et al; WISDOM group. Main morbidities recorded in the women's international study of long duration oestrogen after menopause (WISDOM): a randomised controlled trial of hormone replacement therapy in postmenopausal women. BMJ. 2007; 335: 239-48.
14) Heiss G, Wallace R, Anderson GL, et al; WHI Investigators. Health risks and benefits 3 years after stopping randomized treatment with estrogen and progestin. JAMA. 2008; 299: 1036-45.
15) Chlebowski RT, Anderson GL, Gass M, et al; WHI Investigators. Estrogen plus progestin and breast cancer incidence and mortality in postmenopausal women. JAMA. 2010; 304: 1684-92.
16) Anderson GL, Limacher M, Assaf AR, et al; Women's Health Initiative Steering Committee. Effects of conjugated equine estrogen in postmenopausal women with hysterectomy the Women's Health Initiative randomized controlled trial. JAMA. 2004; 291: 1701-12.
17) Canonico M, Oger E, Plu-Bureau G, et al; Estrogen and Thromboembolism Risk (ESTHER) Study Group. Hormone therapy and venous thromboembolism among postmenopausal women: impact of the route of estrogen administration and progestogens: the ESTHER study. Circulation. 2007; 115: 840-5.
18) Mosca L, Collins P, Herrington DM, et al. American Heart Association. Hormone replacement therapy and cardiovascular disease: a statement for healthcare professionals from the American Heart Association. Circulation. 2001; 104: 499-503.
19) Santen RJ, Allred DC, Ardoin SP, et al. Utian WH; Endocrine Society. Postmenopausal hormone therapy: an Endocrine Society scientific statement. J Clin Endocrinol Metab. 2010; 95 (Suppl 1): S1-66.
20) Cunha EP, Azevedo LH, Pompei LM, et al. Effect of abrupt discontinuation versus gradual dose reduction of postmenopausal hormone therapy on hot flushes. Climacteric. 2010; 13: 362-7.
21) Grady D, Ettinger B, Tosteson AN, et al. Predictors of difficulty when discontinuing postmenopausal hormone therapy. Obstet Gynecol. 2003; 102: 1233-9.

<篠原康一>

4 中止する場合の実際の注意点は？

＊本節の概要＊ summaries of this section

- 一定期間 HRT を施行しても有効な治療効果を得られなかった場合は，他の治療方法を選択すべきである．
- 治療効果を上回る副作用を認めた場合，施行後早期のマイナートラブルであればまずはその回避に務め，長期投与による乳癌などの発癌の問題や血栓性疾患発症の場合は速やかに中止する．
- 有効な治療効果を得て，副作用も認めていない状況でも，患者自身からの中止の申し出があればその意志は尊重すべきである．

HRT には，ホットフラッシュを主とした更年期症状（障害）の緩和，骨吸収の抑制と骨折予防，脂質代謝の改善，血管機能の改善，中枢神経機能維持，皮膚の萎縮予防，泌尿生殖器症状の改善など，種々の全身的な効果があることが知られている[1]．しかしながら実際の臨床上は，更年期症状（障害）と萎縮性腟炎を主とした泌尿生殖器症状の改善を目的として施行されるケースが圧倒的多数であると思われるが，その中止のタイミングについては何らかの副作用発現時以外，世界的にみても明確な判断基準が示されているわけではない．

本稿では，HRT を中止する場合の注意点について，中止を検討すべき situation を医療者側と患者側に分けて，著者の 20 年余の更年期外来における診療経験も交えて述べてみたい．

A● HRT の中止を考慮すべき状況とは？

HRT の中止を考慮すべき状況の詳細については，前項（VI-3．どのような場合に中止を考慮すべきか？）を参照していただきたいが，ここでは表 1 のように医療者側からの状況と患者側からの状況に分けてまとめた．以下これらの各項目に沿って，その注意点を述べる．

B● 医療者側から中止を考慮すべき状況

1）明らかな治療効果が確認できない場合

HRT は，わが国にも急速な高齢化社会が到来した 1990 年代初頭より本格的に導入された．そのような時代背景の中で，更年期女性の健康管理のあり方に世間の関心も非常に高まり，

VI 施行継続と中止に関する諸問題

表 1 ● HRT の中止を考慮する状況

① 医療者側から
・明らかな治療効果が確認できない場合 ・治療効果を上回る副作用を認める場合 ・その他，中止を検討する場合
② 患者側から
・治療効果を実感できず，中止を希望する場合 ・治療効果は実感しているが，長期間の投与などで中止を希望する場合 ・副作用（主にマイナートラブル）のコントロールが不良で，中止を希望する場合

　HRT は単なる更年期障害の治療のみならず，閉経後骨粗鬆症や高脂血症（現脂質異常症）の予防および早期治療法の 1 つとしても普及するに至った．しかしながら，HRT がすべての更年期に認められる諸症状に効果を発揮するわけでは決してなく，また閉経後骨粗鬆症や脂質異常症の治療においても効果不良例（ノンレスポンダー）が必ず存在する．したがって，HRT を開始する前に行った血液検査で低エストロゲン状態が証明され，HRT が最良の治療だと判断して治療を開始したとしても，期待した治療効果が得られない場合は（HRT を）漫然と継続すべきではない．

　中止すべきタイミングはその適応疾患により異なるが，まず更年期障害や萎縮性膣炎を主たる適応疾患として開始した場合，著者自身はおよそ 2〜3 カ月継続投与して何ら有効な治療効果が得られなければ（その判定は患者からの訴えに依存する面があることは否めないが），他の治療を検討すべきと考える．冒頭でも述べたように，HRT が最も有効な症状はホットフラッシュであるが，日本産科婦人科学会と日本女性医学学会の編集/監修による「ホルモン補充療法ガイドライン 2012 年度版」[1] によれば，HRT のホットフラッシュ以外への効果として，CEE では寝汗・性機能障害・不眠・膣乾燥感・記憶力低下・頻尿・精神症状の緩和，E_2 では睡眠障害・関節痛・四肢痛改善効果があげられている．これらの症状以外にもそのメカニズムは不明であるが，著者自身が体験した HRT が有効だったと思われる（希有な）症例を紹介する．

症例 1：HRT 開始時 46 歳女性．子宮内膜症にて子宮および両側付属器切除後，明らかに声の張りが低下したとの訴えあり．CEE を用いた ET を施行したところ，患者曰く声の張りの改善がみられたとのこと．

症例 2：HRT 開始時 59 歳女性．それまで鼻出血をよく起こしていたが，CEE ＋ MPA による HRT を開始したところ，鼻出血の頻度が低下したとのこと．

　確かに症状によっては HRT を開始しても，可及的速やかに効果が現れないことはありうる．ただそれでも HRT を行うことが概ね有効か否かを判定する時期としては，最大で 3 カ月間みれば十分であると思われる．

　次に，現在は治療の第一選択薬ではない[2] が，閉経後骨粗鬆症を主たる適応疾患として HRT を開始した場合，5 年間 HRT を継続投与した症例における腰椎骨密度の推移を検討した

結果として，骨密度の増加は遅くとも投与開始1年半までには認められた[3]．そのことから，この期間に明らかな骨密度の増加が認められなければ，ノンレスポンダーとして他の骨粗鬆症治療薬への切り替えも考慮すべきであると考える．

また今日では脂質異常症を主たる適応疾患としてHRTを開始するケースは骨粗鬆症の治療以上に少ないと思われるが，脂質異常症治療の主流であるスタチン製剤では，治療開始後早ければ1カ月，遅くても3カ月後くらいには有意な脂質代謝改善効果が得られる点を考慮すれば，HRTにて治療を行った場合にも，同様の期間で有効な脂質代謝改善効果を認めなければ，他の治療薬への切り替えを考慮すべきと考える．

2）治療効果を上回る副作用を認める場合

薬剤（医薬品）による副作用とは，広義では「医薬品の使用に伴って生じた治療目的に沿わない作用全般」を指し，狭義では「医薬品の使用に伴って発現した有害な事象」を指すとされている．すなわちその重症度に差はあるものの，副作用とはどんな医薬品でも多かれ少なかれ認められるものであり，言い換えれば「副作用を全く有しない医薬品は存在しない」と言える．

にも関わらずHRTにおいては，長期投与による乳癌などの発癌リスクの増加や血栓性疾患の増加の問題が長い間ずっと議論されてきたこともあり，他の治療法よりも全般的に副作用に関する関心が医療者側も患者側も高いと思われる[4]．

表2にHRTの主な副作用をまとめたが，HRTの副作用を論じる場合には，施行後早期に認められるものと長期の施行により認められるものに分けて考える必要がある[4]．

施行後早期に認められる副作用には，期待しない性器出血と乳房に関連する症状がある．期待しない性器出血に対する具体的な対処方法については，「V-2．出血時の対応」の項を，乳房に関連する症状に対する具体的な対処方法については，「V-3．マイナートラブルとその対応」の項を参照していただきたいが，いずれの問題に関してもまず行うべきことは，投与方法の変更や主にエストロゲン製剤の減量あるいは変更により，そのトラブルを何とか回避することにある．その上で，どうしてもそのトラブルが解消されずかつ有効な治療効果も得られていないかあるいはその効果が微々たるものであれば，HRTを中止し他の治療法に切り替えるのもやむを得ないと考える．

次に，長期の施行により認められる副作用についてであるが，不幸にして乳癌や子宮内膜癌あるいは脳血栓症・肺血栓症などの血栓性疾患を発症した場合には，HRTに関してはその時点で原則中止すべきである．その他の癌についても，少なからずHRTがそのリスク要因になるとの報告が認められるもの[5]に関しては，そのことを患者に説明の上，少しでも不安があ

表2●HRTに関する主な副作用

① 施行後早期に認められる副作用	② 長期の施行により問題となる副作用
・期待しない性器出血 ・乳房に関連する症状	・発癌リスクの問題 ・血栓症のリスクの問題 ・肝機能への影響

るようであれば中止する方がベターであろう．扁平上皮癌が主体の子宮頸癌や食道癌・肺癌などでは，HRTを中止する必要性はないが，初回手術の前後や術後の化学療法ないし放射線療法施行による体調不良がある場合には，いったんHRTを中止するか身体への負担の少ない経皮吸収剤を使用するなどの配慮が必要となる．

　また，肝臓への負担が大きいと判断された場合には，経口剤であればいったんHRTを中止にするか肝臓での代謝を受けない経皮吸収剤に変更するなどの配慮が必要である．

3）その他，中止を検討する場合

　表3には，「ホルモン補充療法ガイドライン2012年度版」[1] に掲載されているHRTの慎重投与ないしは条件付きで投与が可能な症例を示す．このような症例に対してHRTを行う際には，事前になぜ慎重投与ないしは「条件付き」になっているかということについて，十分なインフォームド・コンセントを得ることが肝要であるが，それでもHRT施行後に，たとえば慢性肝疾患や胆囊炎および胆石症，片頭痛などが悪化した場合は，その時点でHRTを中止することもありうる．

　また詳しくはC-2）で述べるが，著者自身は明らかな医学的適応を有し，子宮癌および乳癌検診・血液検査などの検査を定期的に施行し，特に重大な副作用を認めなければ，HRTの長期間投与は肯定的に継続施行している．しかしながらこれまでも，HRTを行うメリットだけでなく，デメリットの面に関しても（患者に対して）現在得られているデータに基づいての情報提供は随時行ってきた[6]．その中で，あくまで個々の患者との話し合いの中で患者自身の希望を尊重した結果ではあるが，有効な治療効果を有していてもある一定期間を経て中止に至るケースは当然ながら存在する．

表3●慎重投与ないしは条件付きで投与が可能な症例

- 子宮内膜癌の既往
- 卵巣癌の既往
- 肥満
- 60歳以上または閉経後10年以上の新規投与
- 血栓症のリスクを有する場合
- 冠攣縮および微小血管狭心症の既往
- 慢性肝疾患
- 胆囊炎および胆石症の既往
- 重症の高トリグリセリド血症
- コントロール不良な糖尿病
- コントロール不良な高血圧
- 子宮筋腫，子宮内膜症，子宮腺筋症の既往
- 片頭痛
- てんかん
- 急性ポルフィリン血症
- 全身性エリテマトーデス（SLE）

（ホルモン補充療法ガイドライン2012年度版[1] を改変）

C ● 患者側から中止を考慮すべき状況

1) 治療効果を実感できず，中止を希望する場合

　B-1) の項でも述べたように，適応疾患により異なるが，ある一定期間 HRT を施行しても有効な治療効果を実感できず，特に患者側から中止を希望する場合には，治療の継続を無理強いしても得るものは何もなく，速やかに他の治療方法を選択すべきである．

2) 治療効果は実感しているが，長期間の投与などで中止を希望する場合

　2000 年代初頭に米国と英国から相次いで報告された Women's Health Initiative Randomized Controlled Trial の中間報告（WHI の中間報告）[7] と Million Women Study からの報告[8] により，その後しばらくの間は長期的な HRT を行うべきではない（最長でも 5 年を目安）という論調が世界に広がった．現在は HRT の有効性と安全性についてその後再考されたことにより，適応とする症例をきちんと選択し適切な薬剤を用いて，適切な期間の間，適切に管理しながら施行すれば，HRT は安全でかつ有用な治療法であるとのコンセンサスが得られるようになっている．したがって現在では長期間の投与についても，単に年数で制限するようなことはないが，著者は患者自身がその恩恵を享受しつつも，自らの意志をもって中止の申し出があった場合にはその意志を尊重することにしている．ただし更年期障害や萎縮性腟炎を主たる適応疾患として HRT を開始した場合は，たとえ 10 年近く HRT を継続したとしても中止すれば施行前に認めていた症状が再燃する可能性があることを事前に説明し，もし症状が再燃した場合は，その症状に対して再度治療を行うか治療は行わなくても自制可能かという視点で HRT の再開も含めて個々に対応していくことを伝えるようにしている．

　一方，閉経後骨粗鬆症や脂質異常症については，HRT を中止しても直ちにその病態が悪化するわけではないので，骨密度の測定や血清脂質検査を施行しながら，HRT 以外の薬剤投与の必要性を検討していくべきである．

3) 副作用（主にマイナートラブル）のコントロールが不良で，中止を希望する場合

　B-2) の項で述べたように，施行後早期に認められる副作用（いわゆるマイナートラブル）に関してまず行うべきことは，投与方法の変更や主にエストロゲン製剤の減量あるいは変更によるトラブル回避である．しかしながらどうしてもそのトラブルが解消されず，患者側から中止を希望する場合には，HRT を中止し他の治療方法に切り替えるのもやむを得ない．

　以上，「HRT を中止する場合の実際の注意点」というテーマで，その具体的な注意点を医療者側と患者側に分けて述べた．

　いかなる理由で HRT を中止するにしても，医療者側・患者側双方が十分納得した上で行えるように，日常診療の中でお互い良好な信頼関係を構築することが肝要であることはいうまでもない．

HRT施行上のアドバイス

- HRTは，多くの生活習慣病に対する治療のようにいったん開始したらほぼ一生施行するようなものでもなく，反対に治療期間をはじめから限定するものでもない．
- HRT開始前と開始後の定期的な検査（子宮癌および乳癌検診，血液検査など）は，欠かさず行う．
- 継続/中止を決定する際には，施行している患者自身の希望を最大限尊重する．

文献

1) 日本産科婦人科学会・日本女性医学学会, 編集/監修. ホルモン補充療法ガイドライン2012年度版. 東京: 日本産科婦人科学会; 2012.
2) MacLean C, Newberry S, Maglione M, et al. Systematic review: comparative effectiveness of treatments to prevent fractures in men and women with low bone density or osteoporosis. Ann Intern Med. 2008; 148: 197-213.
3) 牧田和也, 太田博明, 小川真里子, 他. 5年間ホルモン補充療法を施行し得た症例における骨量に対する効果について. 日骨代謝誌. 2000; 17: 107-9.
4) 牧田和也. 副作用軽減のための工夫. 日女医学誌. 2012; 20: 207-11.
5) 髙松 潔, 小川真里子, 牧田和也. 日本人におけるHRTと乳癌以外の悪性腫瘍. 日更医誌. 2009; 17: 84-93.
6) 牧田和也, 何川宇啓, 潮田真里子, 他. HRTのdrop out例からみたHRTのコンプライアンス向上のための対策. 日更医誌. 2003; 11: 133-9.
7) Rossouw JE, Anderson GL, Prentice RL, et al; Writing Group for Women's Health Initiative Investigators. Risks and benefits of estrogen plus progestin in healthy postmenopausal women: principal results From the Women's Health Initiative randomized controlled trial. JAMA. 2002; 288: 321-33.
8) Beral V; Million Women Study Collaborators. Breast cancer and hormone-replacement therapy in the Million Women Study. Lancet. 2003; 362: 419-27.

＜牧田和也＞

VII

インフォームド・コンセント

VII インフォームド・コンセント（IC）

1 乳癌リスクについてどのように説明するか？

＊本節の概要＊ summaries of this section

- 5年未満のEPTでは乳癌リスクは上昇しない．
- 合成黄体ホルモンを用いた5年以上のEPTでは乳癌リスクは上昇する．
- しかし，そのリスク上昇は肥満や飲酒など他の知られている乳癌リスクと同等かそれ以下である．
- ETについては少なくとも5年の施行であれば，リスクは上昇しない．
- それ以上の期間の投与でも15年程度はリスクは上昇しない．
- HRTに使用されるホルモン剤の種類・投与量・投与経路などのレジメンにより乳癌リスクは変化する．

A● はじめに―HRTと乳癌リスクに関する考え方の変遷

ホルモン補充療法（HRT）は女性医療においてきわめて有効かつ強力な手段であることには言をまたないが，一方で古くからいわゆるエストロゲン依存性の組織における悪性腫瘍リスクへの影響について議論されてきた．特に乳癌については，すでに1932年にLacassagneによりエストロゲン投与によるマウスでの乳癌発生に関する論文が発表されていたが[1]，欧米での第1次HRTブームから約10年後の1976年，New England Journal of Medicine誌にHRTによる乳癌リスク上昇に関するHooverらの論文[2]が掲載されて以来，臨床的にも多くの報告がなされてきた．この議論に一定の方向性をつけたのはWomen's Health Initiative（WHI）研究の結果であり，HRTによる乳癌リスクを強く印象づける一因となった．しかし，2002年の中間報告以後もサブ解析やフォローアップ研究，また，エストロゲンや黄体ホルモンの種類，投与方法による差異に関する検討などにより，乳癌リスクにおけるHRTの立ち位置は変化してきており，患者サイドのみならず医療者側にもいまだ混乱があるように思われる．そこで本項ではHRTが乳癌リスクに及ぼす影響に関する考え方の変遷と最近の考え方をまとめる．

B● HRTと乳癌リスクに対するWHI中間報告までの考え方の変遷

1992年に発表されたAmerican College of Physiciansのガイドラインにも「長期にわたってエストロゲン（±黄体ホルモン）を使用している女性では，乳癌リスクが上昇するかもしれない」とあ

1. 乳癌リスクについてどのように説明するか？

るとおり[3]，1990年代にはすでにリスクの上昇については周知であった．1990年代後半には，12万人の女性看護師を対象にした前向きコホート研究である Nurses' Health Study（NHS）[4] やそれまでの51研究のデータを再解析した結果[5] などにおいて，HRTにより乳癌リスクが上昇することが報告されたが，それでも「注意しながら施行する」というスタンスであった．

「HRT＝乳癌の危険」という誤ったイメージを根付かせたのは，2002年に発表された Women's Health Initiative（WHI）研究におけるエストロゲン＋黄体ホルモン併用（E＋P）試験の中間報告[6] とそれに伴う本試験の中止，さらにその情報伝達のまずさにあった．E＋P試験は有子宮者を対象とし，結合型エストロゲン（CEE）0.625 mg＋酢酸メドロキシプロゲステロン（MPA）2.5 mgの合剤である Prempro®（日本未発売）を連続投与した8,506人とプラセボ群8,102人の計16,608人によるランダム化比較試験（RCT）である．本試験は5.2年時の中間検討にて，図1[6] に示すように，エストロゲン＋黄体ホルモン併用療法（EPT）施行者における乳癌リスクが26％上昇〔ハザード比（HR）1.26（95％ CI 1.00-1.59）〕しており，これが設定された危険域を逸脱したということを主たる理由として中止となった．本研究はこれまでになかった大規模なRCTであり，この結果は大きなインパクトであった．加えて，試験の limitation や対象者の特殊性などを考慮しない報道はHRTに対する考え方をネガティブにした．

一方，2004年には子宮摘出後女性に対するエストロゲン単独（E単独）試験の結果が報告された[7]．これは子宮摘出者10,739人に対してCEE 0.625 mgを連日投与した5,310人とプラセボを投与した5,429人を比較したものである．エストロゲン単独療法（ET）施行6.8年時において，乳癌リスクについては HR 0.77（95％ CI 0.59-1.01）と有意差はないもののリスクの低下が認められていたが，脳卒中の増加がみられたことと主要評価項目である冠動脈疾患の減少が見込まれなかったことから（図1）[7]，本試験も中止となり，HRTのイメージはさらに低下した．

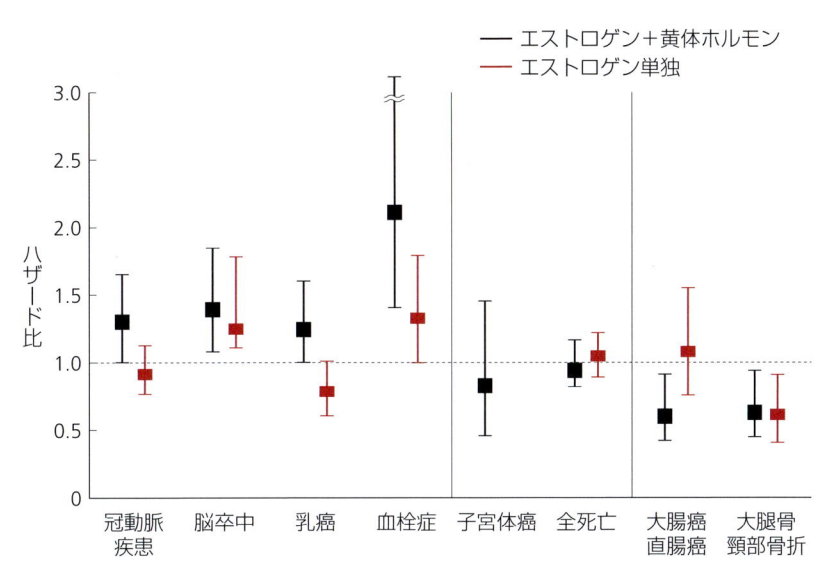

図1 ● WHI研究における HRT による各疾患リスク（文献6および文献7の表より作成）

Ⅶ インフォームド・コンセント（IC）

C● WHI 中間報告以降，HRT ガイドライン 2009 年度版発刊ごろまでの考え方の変遷

　HRT が有用であることは周知であり，2006 年頃から WHI 研究の再評価がなされるようになってきた．E＋P 試験での HR は 1.26 であったが，たとえばフライドポテトを週に 1 パック多く摂取すると相対危険率（RR）1.27，抗生剤の投与で 1.57 といわれており[8]，ブラジャーを 1 日 12 時間以上着けていると 21 であるという[9]．日本人での報告でもビールを 1 日大瓶 1 本以上摂取する女性での乳癌の RR は 1.75 であると報告されていることを考えれば[10]，HR 1.26 という数字のイメージについて再考する必要があることは自明であろう．HRT による乳癌リスクは閉経前の体重増加，遅い閉経，第一子分娩年齢が遅いといった生活習慣関連因子によるリスク上昇よりも低いことも報告されている[11]（図 2）．また本来，このようなリスク因子については絶対リスクで評価すべきであるが，E＋P 試験においては，女性 10,000 人に対して 1 年間のフォローアップでプラセボ群 30 人，HRT 群 38 人と 8 人の乳癌発生増加でしかない．これは米国でクリニックまで HRT の処方を受けに行くために自動車に乗っている間に交通事故に遭う確率よりも低いという．

　WHI 研究については，参加者の年齢が高かったこと，さらに，アジア系が少なかったことや喫煙者，肥満度，過去のホルモン剤使用歴，HRT 施行前検査の状況など必ずしも総合的な解析に適切ではないという意見があり，層別のサブ解析が行われるようになった．2006 年には過去のホルモン剤使用の有無による乳癌の HR の比較が報告され，EPT では WHI 研究以前におけるホルモン剤の使用歴なしの女性ではリスクの有意な上昇はなく〔HR 1.09（95％ CI 0.86–1.40）〕，使用歴のある女性にのみ HR 1.87（95％ CI 1.19–2.92）と上昇を認め[12]，ET においては使用歴のある女性では有意差なし〔HR 1.02（95％ CI 0.70–1.50）〕，使用歴のない女性では逆に HR 0.65（95％ CI 0.466–0.92）と有意にリスクの低下を認めていたことから[15]，ホルモン剤の服用期間と乳癌リスクの関連性が示唆されるようになってきた．実際，Heiss らが JAMA 誌に発表した，平均 5.6 年で途中中止された WHI の E＋P 試験中止後平均 2.4 年時における健康状況調査によれば，中止後期間におけるイ

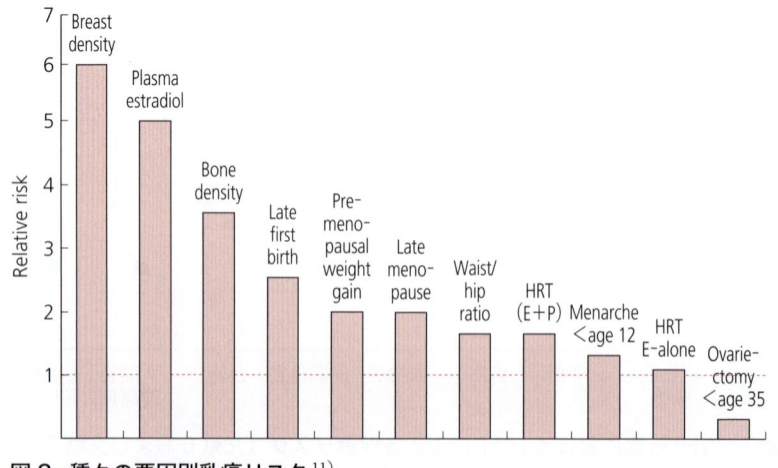

図 2 ● 種々の要因別乳癌リスク[11]

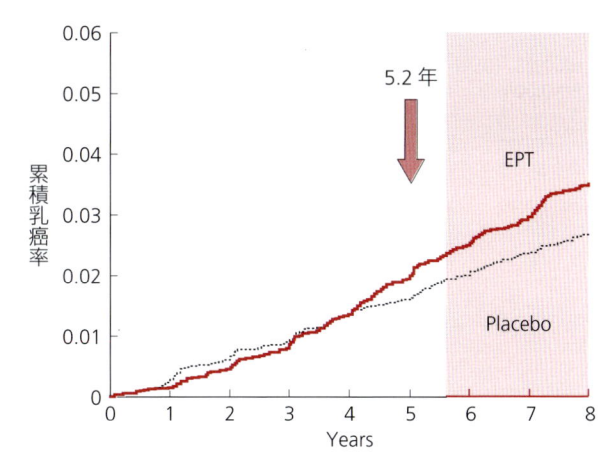

1. 乳癌リスクについてどのように説明するか？

図3 ● WHI研究（E＋P試験）における累積乳癌リスク[14]

ベント発生リスクは浸潤性乳癌においてはHR 1.27（95％CI 0.91-1.78）とプラセボ群との間に有意差はなかったことが2008年に報告されたことから（図3)[14]，有子宮者に対するEPTでは少なくとも5年未満の施行であれば安全と考えられるようになった．以上の結果を元にHRTガイドライン2009年度版におけるCQ2「HRTに予想される有害事象はなにか？」[4] 乳癌の項がまとめられた．

D ● その後の考え方の変化とHRTガイドライン2012年度版における HRTと乳癌リスクの考え方

2010年にはWHI研究におけるE＋P試験の長期フォローアップの結果が報告された[15]．これは平均5.6年のCEE＋MPA投与にて中止後平均7.9年，試験開始から11.0年における12,788人の乳癌リスクの検討である．試験開始からの比較では，浸潤性乳癌リスクはE＋P群でHR 1.25（95％CI 1.07-1.46）と有意に上昇していた（図4)[15]．組織型やGradeはプラセボと同様であったが，リンパ節転移率が有意に高く〔HR 1.78（95％CI 1.23-2.58）〕，乳癌による死亡もHR 1.96（95％CI 1.00-4.04）とE＋P群で有意に多かった．この報告からは確かに5年以上のEPTは乳癌リスクを上昇させると考えられるが，上記のとおり，このリスク上昇は生活習慣関連因子によるリスクよりも低く[11]，HRTを危険とする根拠は乏しいと考えられている．これらを勘案すればWHI中間報告前に考えられていたように，EPTは乳癌リスクを上昇させるが，乳癌にも注意しながら施行するというスタンスに戻ってきているといえる．

一方，WHI研究のE単独試験のフォローアップにおいては，7,645人において中央値として5.9年のCEE投与にて，中止後平均7.1年，試験開始から中央値で11.8年における乳癌リスクを検討しているが[16]，浸潤性乳癌リスクはHR 0.77（95％CI 0.62-0.95）とプラセボと比較して有意に低下していた（図5)[16]．死亡についてもET群でHR 0.37（95％CI 0.13-0.91）と有意に少なかった．また，大規模コホート研究であるNHSにおいても，ET施行20年まではプラセボ群と比較して乳癌リスクの有意な上昇を認めず，20年以上ではじめて有意差を認めている[17]．これらを勘案すると，

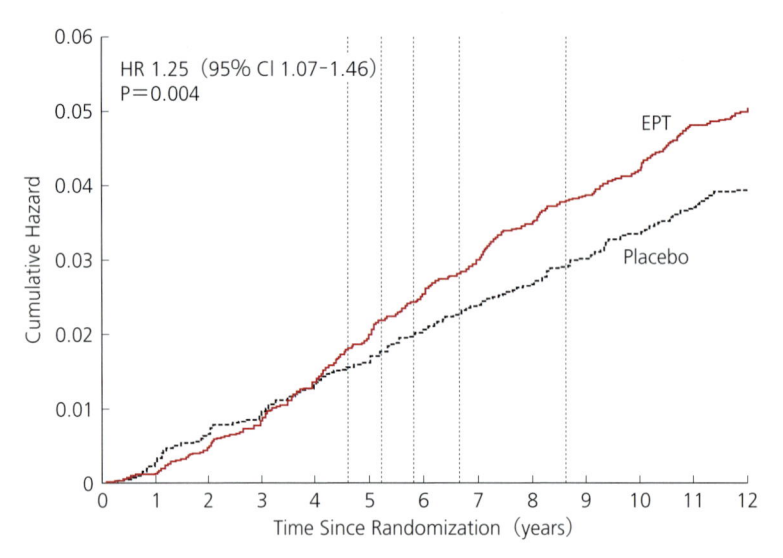

| Ⅶ　インフォームド・コンセント（IC）

図4●WHI研究（E＋P試験）における累積乳癌リスク[15]

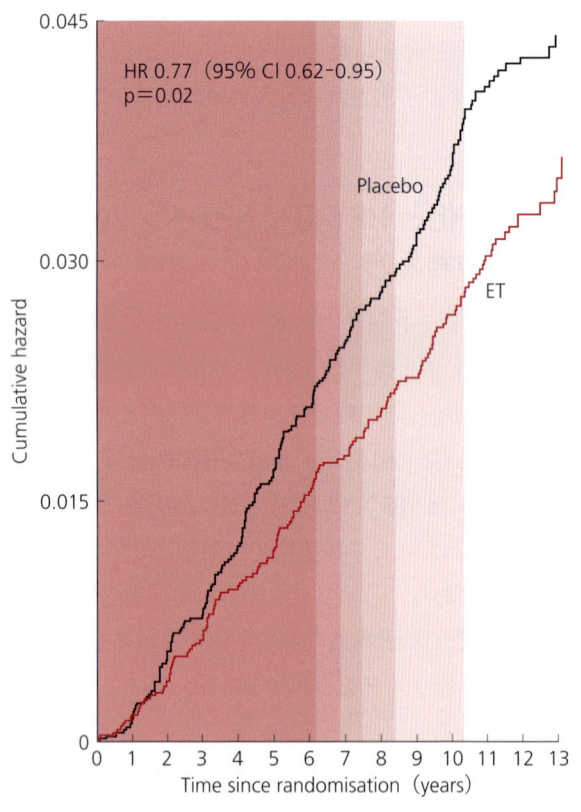

図5●WHI研究（E単独試験）における累積乳癌リスク[16]

現状ではETは必ずしも乳癌を増加させるとは断定できないと考えられており、ET施行では少なくとも7〜10年間は乳癌リスクは全く上昇せず、あるいは逆に低下するかもしれず、20年以上の施行で少しリスクが上昇するという考え方もある[18]。

1. 乳癌リスクについてどのように説明するか？

また，米国において 2001 年から 2004 年にかけて 8.6% の乳癌発症の有意な減少を認め，特にエストロゲン受容体（ER）陽性，50 歳以上でこの傾向が明らかであったことから，2002 年の WHI 研究中止による HRT 施行減少と乳癌発症リスク低下との関連が推測されることが 2007 年に報告された[19]．欧米各国のその後の調査によれば，ドイツ・オーストラリア・ニュージーランドでは米国同様に減少，英国・ノルウェー・スウェーデンでは変化なし，カナダでは 75 歳以上でのみ有意に減少とコホートにより異なる結果であったが，2011 年に英国の大規模コホート研究である Million Women Study（MWS）において，HRT 中止後 3 年ほどで乳癌リスクが消失することが報告され[20]，HRT の中止により乳癌リスクが低下することにコンセンサスが得られるようになってきた．

以上のことから，HRT ガイドライン 2012 年度版[21] では Heading として，
- 長期の EPT の施行は浸潤性乳癌リスクを増加させるが，5 年未満の施行であればリスクは上昇しない，
- ET に関しては 5 年未満の施行ではリスクは変化しない，
- HRT による乳癌リスクは施行期間が長くなると共に上昇するが，HRT の中止により消失する，

とまとめられており，これが現状における HRT と乳癌リスクの考え方である．

E● 乳癌リスクを修飾する諸因子

近年，HRT における各種因子が乳癌リスクに与える影響についても報告が増えており，乳癌リスクに差異があることが知られている．

1）Gap time

従来，閉経後早期の HRT 開始は有効性が高く，特に冠動脈疾患や骨粗鬆症に対してメリットが大きいとされてきた．しかし，2009 年には WHI の clinical trial と observational study をあわせた研究において，閉経から HRT 開始までの期間を示す gap time が 5 年延びると，乳癌リスクが有意に低下する〔EPT：HR 0.80（95% CI 0.69-0.93），ET：HR 0.85（95% CI 0.73-0.98）〕，つまり閉経から期間を置いた方がリスクが下がることが報告された（図 6）[22]．その後，欧州の E3N コホート[23] からも同様のレポートがあり，2011 年には MWS においても閉経から 5 年以降に HRT を開始した場合，薬剤の種類や投与期間にかかわらず乳癌リスクの上昇はほとんどみられなかったと報告されている[16]．現在のところ，乳癌については gap time が長いほど，つまり，閉経から HRT 開始までの期間を置くほどリスクが低下すると考えられている．ただし，gap time には施行期間や年齢も関連してくることに注意を促す意見もある[24]．

2）エストロゲンの投与経路

2008 年，英国での case-control study において，経口剤で有意に上昇するリスク〔RR 1.38（95% CI 1.27-1.49）〕が経皮貼付剤では RR 1.08（95% CI 0.81-1.43）と有意差が消失することが報告された[25]．また，イタリアにおける cohort study では，HRT 施行期間の延長に伴って上昇する乳癌リスクが経口剤よりも経皮剤において低く抑えられると報告されている[26]．こ

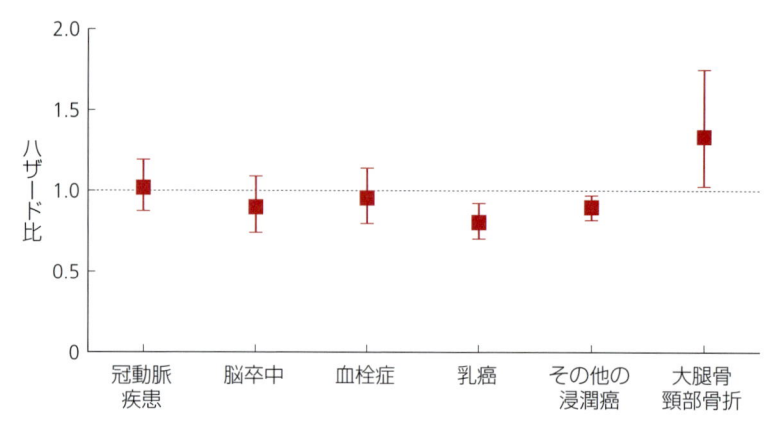

図6 ● WHI研究（E＋P試験）におけるgap timeが5年延びた場合の各疾患リスク[22]

れらの結果からは経皮剤が経口剤よりも乳癌に対して安全であるように思われるが，いまだそのようには結論づけられないことには十分な注意を要する．上記の検討において，経皮剤に使用されているエストロゲンは$17β-E_2$のみであるが，経口剤に使用されている薬剤はCEEか，あるいは一部にCEEが使われており，純粋に$17β-E_2$同士での比較ではない．また，前述のとおり低用量により乳癌リスクを下げるという臨床報告はないが，理論的には投与量がリスクに関与している可能性は否定できず，投与経路・種類と投与量を総合的に判断しての評価が必要であると考えられている．

3）黄体ホルモンの種類と投与経路

合成黄体ホルモン間では乳癌リスクに与える影響に関する差異はないとされており，少なくとも現在日本で頻用されているMPA, norethisterone, levonorgestrelについてはEPTの黄体ホルモンとして利用した場合，5年以上ではどれも有意に乳癌リスクを上昇させ，種類による有意差はないと報告されている[27]．日本では未発売の天然型progesteroneと合成黄体ホルモンとの比較では，E3N研究において微粒子化した経口の天然型micronized progesteroneではRR 1.00（95％ CI 0.83-1.22）と，合成黄体ホルモンによる乳癌リスクの上昇〔RR 1.69（95％ CI 1.50-1.91）〕が認められなかったという（図7）[28]．また，dydrogesteroneはprogesteroneの立体異性体であり，主として生殖医学の領域で用いられてきたが，図7のとおりprogesterone同様，乳癌リスクへの影響が少ないことから，近年，HRTにおける黄体ホルモン剤としても注目されている[29]．なお，黄体ホルモンの投与経路の差異による比較に関しては，MPAの経皮製剤がないため，経口と経皮を同一薬剤で比較することは難しく，検討は多くない．levonorgestrel放出子宮内避妊システム（LNG-IUS）を用いたHRTでは子宮内膜癌リスクは低下させるが，乳癌リスクについては抑制しないか，逆に上昇させる可能性を示唆する報告もあり[30]，現状では投与経路に関係なく合成黄体ホルモンでは乳癌リスクを上昇させると考えられる．

一方，黄体ホルモンの代わりに選択的エストロゲン受容体モジュレーター（selective estrogen receptor modulator：SERM）を用いる検討も行われている．SERMとはエストロゲン

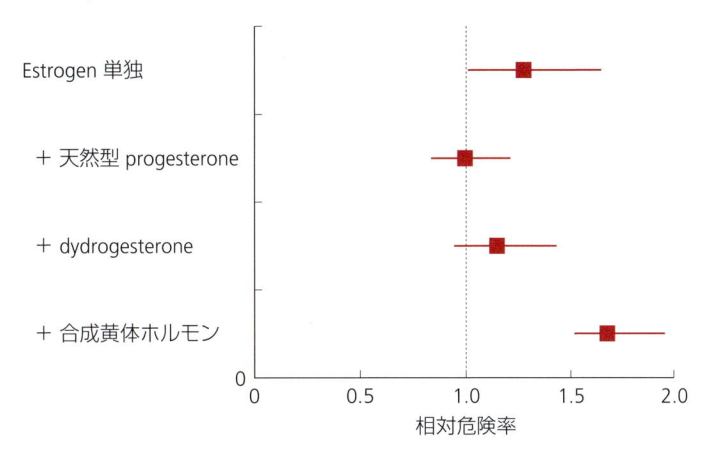

図7 ● 黄体ホルモンの種類による乳癌リスクの差異[28)]

受容体を介して生理効果を発揮するが，組織特異的にエストロゲン作用を示したり，あるいは抗エストロゲン作用を示す化学物質の総称を指す．乳癌の治療に用いられるtamoxifenもSERMであり，更年期医療においては骨や脂質プロファイルに対してはエストロゲン作用を示し，子宮内膜や乳腺へは抗エストロゲン作用を示すraloxifeneが使用されてきたが，これらは乳癌予防効果がFDAにより認可されている[31)]．しかし，通常量のraloxifen 60 mg/日では一般的な量のエストロゲン（17β-E_2 1 mg/日）との併用時に子宮内膜を抑制しきれないため，HRTには応用できなかった[32)]．ところが，最近日本でも利用できるようになった第3世代のSERMであるbazedoxifene（BZA）は，20 mg/日以上であれば，CEE 0.625 mg/日との併用時において少なくとも12カ月投与までは子宮内膜増殖症を発症させないことが報告されており[33)]，すでに2012年7月には欧州のEuropean Medicines Agency（EMA）においてCEE＋BZAの合剤が更年期障害と骨粗鬆症の適応で認可申請されている．基礎研究では乳癌培養細胞の増殖抑制も示されているとともに[34)]，乳腺濃度についてもプラセボと有意差がないと報告されており[35)]，今後，このようなSERMを用いることによって乳癌リスクを抑えながらHRTを施行できる可能性もある．

4）投与方法

周期的併用投与法と比較して持続的併用投与法では有意に乳癌リスクが上昇する〔RR 1.43（95％ CI 1.19-1.72)〕という報告がある[36)]．また，黄体ホルモンの併用日数別の乳癌リスクの検討では25日未満の併用ではHRT未施行者のリスクに対してオッズ比（OR）1.5（95％ CI 0.8-2.6）と有意差がないのに対し，25日以上ではOR 2.5（95％ CI 1.4-4.3）と有意差を認めるという報告もあり[37)]，黄体ホルモンの量にも関連する可能性があるが，投与方法も乳癌リスクに関連している可能性がある．ただし，黄体ホルモンの併用は子宮内膜癌予防の目的であり，長期投与では，周期的併用投与においても子宮内膜癌リスクが上昇することが知られていることからリスク/ベネフィットの評価の下にレジメンを決定することが重要であることは言うまでもない．

F ● おわりに

2013年に7つの学会〔The American Society for Reproductive Medicine（ASRM），The Asia Pacific Menopause Federation（APMF），The Endocrine Society，The European Menopause and Andropause Society（EMAS），The International Menopause Society（IMS），The International Osteoporosis Foundation（IOF），The North American Menopause Society（NAMS）〕のHRTに関するコンセンサスとして，共同声明が発表されている[38]．乳癌については「50歳以上の女性におけるHRTと乳癌リスクの問題は複雑である」としながらも，

- HRTによる乳癌リスクは，主として併用される黄体ホルモンとHRT施行期間に関連している，
- 乳癌リスクに及ぼすHRTの影響は小さい，
- 乳癌リスクはHRTを中止すると低下する，

とまとめているが，これはHRTガイドライン2012年度版における記述と同じである．

HRTというと乳癌リスクが常について回るが，実際にはリスクがないとは言えないものの，決して高いものではないと言える．ただし，HRTを施行しようがしまいが乳癌が発症するリスクはあることは事実であり，検診の重要性を強調することは必須であると考えられる．

> ▶ **乳癌を心配する患者へのHRT施行上のアドバイス**
>
> - 5年未満であればHRTにより乳癌リスクが上昇しないと考えられている．
> - 5年以上のHRT施行の場合，有子宮者ではHRTにより乳癌リスクが上昇するが，その上昇はわずかであり，肥満や飲酒といった要因と同等かそれより低い．
> - 子宮摘出後では5年以上でもしばらくはリスクが上昇しないと考えられている．
> - 施行前には必ず乳房検査を受けて現在乳癌に罹患していないことをチェックすることが必要．また，HRTを施行していなくても乳癌になることがあることを考慮し，施行中・後も自己検診や定期的な乳房検査は欠かしてはいけない．

◉ 文献

1) Lacassagne A. Apparition de cancers de la mamelle chez la souris male soumise a des injections de folliculine. Compt Rend Acad Sci. 1932; 195: 630-2.
2) Hoover R, Gray LA Sr, Cole P, et al. Menopausal estrogens and breast cancer. N Engl J Med. 1976; 295: 401-5.
3) American College of Physicians. Guidelines for counseling postmenopausal women about preventive hormone therapy. Ann Intern Med. 1992; 117: 1038-41.
4) Colditz GA, Hankinson SE, Hunter DJ, et al. The use of estrogens and progestins and the risk of breast cancer in postmenopausal women. N Engl J Med. 1995; 332: 1589-93.
5) Collaborative Group on Hormonal Factors in Breast Cancer. Breast cancer and hormone replacement therapy: collaborative reanalysis of data from 51 epidemiological studies of 52705 women with breast cancer and 108411 women without breast cancer. Lancet. 1997; 350: 1047-59.
6) Writing Group for the Women's Health Initiative Investigators. Risks and benefits of estrogen plus progestin in healthy postmenopausal women: Principal results from the Women's Health Initiative Randomized

Controlled Trial. JAMA. 2002; 288: 321-33.
7) The Women's Health Initiative Steering Committee. Effects of conjugated equine estrogen in postmenopausal women with hysterectomy. JAMA. 2004; 291: 1701-12.
8) Bluming AZ, Tavris C. Hormone replacement therapy: real concerns and false alarms. Cancer J. 2009; 15: 93-104.
9) Grismaijer S, Singer SR. Dressed to Kill: The link between breast cancer and bras. New York: Avery Publishing Group; 1995.
10) Suzuki R, Iwasaki M, Inoue M, et al; Japan Public Health Center-Based Prospective Study Group. Alcohol consumption-associated breast cancer incidence and potential effect modifiers: the Japan Public Health Center-based Prospective Study. Int J Cancer. 2010; 127: 685-95.
11) Santen RJ. Endocrine-responsive cancer. In: Kronenberg HM, Melmed S, Polonsky KS, et al, editors. Williams Textbook of Endocrinology. 11th ed. Philadelphia: Saunders Elsevier; 2008. p.1764.
12) Anderson GL, Chlebowski RT, Rossouw JE, et al. Prior hormone therapy and breast cancer risk in the Women's Health Initiative randomized trial of estrogen plus progestin. Maturitas. 2006; 55: 103-15.
13) Stefanick ML, Anderson GL, Margolis KL, et al. WHI Investigators. Effects of conjugated equine estrogens on breast cancer and mammography screening in postmenopausal women with hysterectomy. JAMA. 2006; 295: 1647-57.
14) Heiss G, Wallace R, Anderson GL, et al. WHI Investigators. Health risks and benefits 3 years after stopping randomized treatment with estrogen and progestin. JAMA. 2008; 299: 1036-45.
15) Chlebowski RT, Anderson GL, Gass M, et al. WHI Investigators. Estrogen plus progestin and breast cancer incidence and mortality in postmenopausal women. JAMA. 2010; 304: 1684-92.
16) Anderson GL, Chlebowski RT, Aragaki AK, et al. Conjugated equine oestrogen and breast cancer incidence and mortality in postmenopausal women with hysterectomy: extended follow-up of the Women's Health Initiative randomised placebo-controlled trial. Lancet Oncol. 2012; 13: 476-86.
17) Chen WY, Manson JE, Hankinson SE, et al. Unopposed estrogen therapy and the risk of invasive breast cancer. Arch Intern Med. 2006; 166: 1027-32.
18) Eden JA. Why does oestrogen-only hormone therapy have such a small impact on breast cancer risk? A hypothesis. Gynecol Endocrinol. 2011; 27: 170-5.
19) Ravdin PM, Cronin KA, Howlader N, et al. The decrease in breast-cancer incidence in 2003 in the United States. N Engl J Med. 2007; 356: 1670-4.
20) Beral V, Reeves G, Bull D, et al; Million Women Study Collaborators. Breast cancer risk in relation to the interval between menopause and starting hormone therapy. J Natl Cancer Inst. 2011; 103: 296-305.
21) 日本産科婦人科学会・日本女性医学学会, 編集/監修. ホルモン補充療法ガイドライン2012年度版. 東京: 日本産科婦人科学会; 2012.
22) Prentice RL, Manson JE, Langer RD, et al. Benefits and risks of postmenopausal hormone therapy when it is initiated soon after menopause. Am J Epidemiol. 2009; 170: 12-23.
23) Fournier A, Mesrine S, Boutron-Ruault MC, et al. Estrogen-progestagen menopausal hormone therapy and breast cancer: does delay from menopause onset to treatment initiation influence risks? J Clin Oncol. 2009; 27: 5138-43.
24) Chen WY. Postmenopausal hormone therapy and breast cancer risk: current status and unanswered questions. Endocrinol Metab Clin North Am. 2011; 40: 509-18.
25) Opatrny L, Dell'Aniello S, Assouline S, et al. Hormone replacement therapy use and variations in the risk of breast cancer. BJOG. 2008; 115: 169-75.
26) Corrao G, Zambon A, Conti V, et al. Menopause hormone replacement therapy and cancer risk: an Italian record linkage investigation. Ann Oncol. 2008; 19: 150-5.
27) Beral V; Million Women Study Collaborators. Breast cancer and hormone-replacement therapy in the Million Women Study. Lancet. 2003; 362: 419-27.
28) Fournier A, Berrino F, Clavel-Chapelon F. Unequal risks for breast cancer associated with different hormone replacement therapies: results from the E3N cohort study. Breast Cancer Res Treat. 2008; 107: 103-11.

29) Mueck AO, Seeger H, Bühling KJ. Use of dydrogesterone in hormone replacement therapy. Maturitas. 2009; 65 Suppl 1: S51-60.
30) Lyytinen HK, Dyba T, Ylikorkala O, et al. A case-control study on hormone therapy as a risk factor for breast cancer in Finland: intrauterine system carries a risk as well. Int J Cancer. 2010; 126: 483-9.
31) Cuzick J, DeCensi A, Arun B, et al. Preventive therapy for breast cancer: a consensus statement. Lancet Oncol. 2011; 12: 496-503.
32) Stovall DW, Utian WH, Gass ML, et al. The effects of combined raloxifene and oral estrogen on vasomotor symptoms and endometrial safety. Menopause. 2007; 14: 510-7.
33) Pickar JH, Yeh IT, Bachmann G, et al. Endometrial effects of a tissue selective estrogen complex containing bazedoxifene/conjugated estrogens as a menopausal therapy. Fertil Steril. 2009; 92: 1018-24.
34) Chang KC, Wang Y, Bodine PV, et al. Gene expression profiling studies of three SERMs and their conjugated estrogen combinations in human breast cancer cells: insights into the unique antagonistic effects of bazedoxifene on conjugated estrogens. J Steroid Biochem Mol Biol. 2010; 118: 117-24.
35) Harvey JA, Pinkerton JV, Baracat EC, et al. Breast density changes in a randomized controlled trial evaluating bazedoxifene/conjugated estrogens. Menopause. 2013; 20: 138-45.
36) Bakken K, Fournier A, Lund E, et al. Menopausal hormone therapy and breast cancer risk: impact of different treatments. The European Prospective Investigation into Cancer and Nutrition. Int J Cancer. 2011; 128: 144-56.
37) Daling JR, Malone KE, Doody DR, et al. Relation of regimens of combined hormone replacement therapy to lobular, ductal, and other histologic types of breast carcinoma. Cancer. 2002; 95: 2455-64.
38) de Villiers TJ, Gass ML, Haines CJ, et al. Global consensus statement on menopausal hormone therapy. Climacteric. 2013; 16: 203-4.

〈髙松 潔　小川真里子〉

2 WHI研究とサブグループ解析の結果はどのようになっているのか？

> **＊本節の概要＊** summaries of this section
>
> - WHI研究とは，観察研究（前向きコホート研究）と介入研究（3種類のケア法の要因実験デザインによる比較試験）から構成される研究群である．WHI研究でのHRT評価は，観察研究，E単独試験，E＋P併用試験の3つの研究でなされた．
> - それぞれの研究で対象とした女性集団の特性は大きく異なっていた．HRT使用中の女性のほとんどは観察研究部分に参加した．そのため，HRT試験部分では閉経から相当時間が経ってからHRTが開始される女性が多く対象となった．
> - HRT試験では，想定していた冠動脈疾患の減少が中間解析ではみられず，リスクを上回るベネフィットは観察できないだろうと判断され，NIHは2002年にE＋P併用試験，2004年にE単独試験の早期中止を決めた．
> - WHI研究内での結果の不一致を検討するために，サブグループ解析がなされた．冠動脈疾患および浸潤性乳癌の発症では，閉経後からHRT開始までの時間の長短によって，現れる作用が異なることが示された．冠動脈疾患では「タイミング仮説」，乳癌では「ギャップ時間仮説」とよばれている．
> - 対象者を60歳未満に限ると，E単独試験，E＋P併用試験，いずれの試験でもHRT群で死亡リスクの減少を示した．

A ● WHI研究とは？

　Women's Health Initiative Study（WHI研究）は，閉経後女性における生活保健習慣がどのように健康に影響するかを評価するために，1991年に米国国立衛生研究所（National Institute of Health：NIH）が企画し，2005年までの15年間をかけて実施された大規模疫学研究群である[1]．介入研究と観察研究から構成され，全米の50〜79歳の閉経後女性を対象として1993〜1998年に参加者を募集した．介入研究部分では，閉経後ホルモン療法（HRT），食事改善（DM），サプリメント（CaD）の3種類のケア法を同時にランダムに割付ける要因実験デザインがとられ，68,676人の女性が対象となった．観察研究部分（OS）では，実験的介入は行わずに経時的な観察のみを行う前向きコホート研究として，93,676人の女性が対象となった（図1）．WHI研究では，これら研究のほかにも付随的な研究が行われた．HRT試験の一部参加者では，認知症への予防効果を検討する研究（WHI Memory Study）が行われた．また，予定した研究期間が終了した後も，フォローアップを5年間

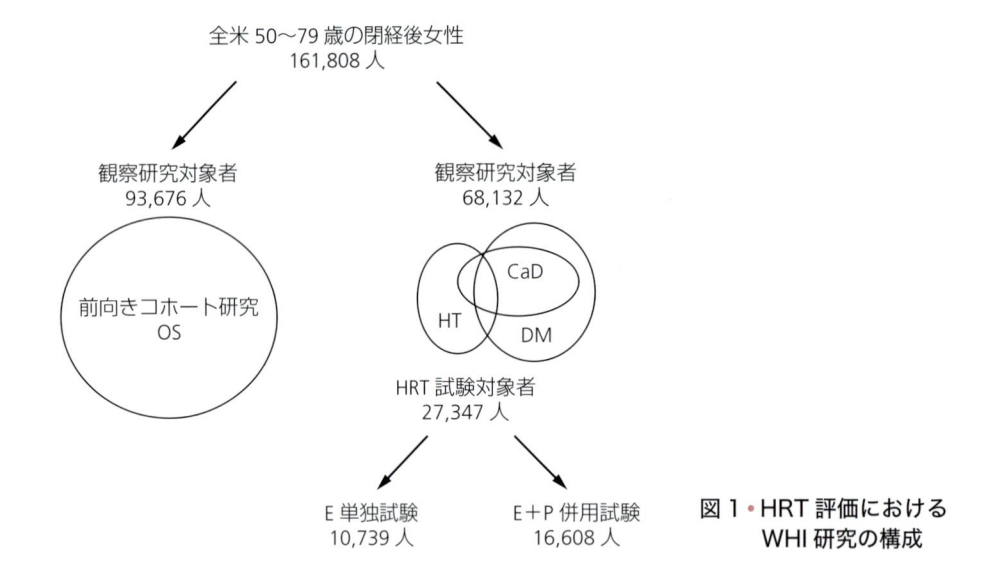

Ⅶ インフォームド・コンセント（IC）

```
          全米 50～79 歳の閉経後女性
                161,808 人
           ↙              ↘
    観察研究対象者      観察研究対象者
      93,676 人         68,132 人
    
    前向きコホート研究      CaD
         OS            HT    DM
    
                  HRT 試験対象者
                    27,347 人
                  ↙         ↘
              E 単独試験   E＋P 併用試験
              10,739 人    16,608 人
```

図1●HRT 評価における WHI 研究の構成

延長する継続研究（WHI Extension Study）には 115,400 人の女性が参加した．OS 参加者では，心血管疾患発症と大気中微小粒子状物質濃度との関連を調べる研究などが実施された．

　HRT 試験では，対象女性は子宮摘出既往の有無によって，エストロゲンのみを服用する試験（E 単独試験），または，子宮内膜癌の予防のためにエストロゲンに黄体ホルモンを併用する試験（E＋P 併用試験）のいずれかに参加した．E 単独試験には子宮摘出術既往のある 10,739 人の女性が参加し，実薬群（結合型エストロゲン 0.635 mg 連日）もしくはプラセボ群にランダムに割付けられた．E＋P 併用試験には子宮をもつ 16,608 人の女性が参加し，実薬群（結合型エストロゲン 0.635 mg 連日＋酢酸メドロキシプロゲステロン連日）もしくはプラセボ群にランダムに割付けられた．HRT 利用のベネフィットについては，更年期症状の緩和や骨粗鬆症の予防・治療のほかに，それまでの観察研究では冠動脈疾患の発症リスク減少が報告されていた．そこで，WHI 研究の HRT 試験では冠動脈疾患予防を有効性の主要評価項目とし，骨折予防を有効性の副次的評価項目，またリスク増加の可能性がある浸潤性乳癌を安全性の主要評価項目とした．

B●各研究の集団特性と中間解析結果

　WHI 研究での HRT 評価は，前向きコホート研究，E 単独試験，E＋P 併用試験の3つの研究でなされた．WHI 研究の臨床試験群では生活保健習慣への介入を行うため，対象者の多くは生活保健習慣に改善する余地のある女性となる．実際に，肥満，喫煙，糖尿病既往などの心血管系疾患発症のリスク因子をみると，HRT 試験対象集団ではリスクの高い女性が多いものであった[2,3]．相対的に，観察研究の対象者集団では，健康的なライフスタイルをもつ女性が多かった．また，HRT 利用に関しても，2つの集団で大きな特徴の違いがあった．WHI 研究参加時に HRT を使用している女性，特に HRT の恩恵を受けていると考え継続使用している女性では，プラセボ群になる可能

2. WHI 研究とサブグループ解析の結果はどのようになっているのか？

表1 • WHI 研究での各研究における研究開始時 HRT 利用状況

	臨床試験				観察研究			
	E 単独試験		E＋P 試験		子宮摘出後女性		子宮がある女性[*]	
	実薬群	プラセボ群	実薬群	プラセボ群	E 単独使用者	非使用者	E＋P 使用者	非使用者
対象者人数	5,310	5,429	8,506	8,102	21,902	16,411	17,503	35,551
研究開始時の平均年齢	63.6 歳	63.6 歳	63.3 歳	63.2 歳	63.0 歳	65.3 歳	60.8 歳	64.7 歳
開始時における HRT 使用								
使用経験なし	53.3%	54.1%	82.2%	82.7%		64.1%		86.0%
現使用者	12.4%	12.2%	5.9%	5.5%	100%		100%	
過去使用：5 年未満前まで	10.1%	10.1%	7.4%	7.1%		13.3%		8.7%
過去使用：5～＜10 年	4.6%	4.2%	2.9%	2.8%		5.8%		3.4%
過去使用：10 年以上前	19.7%	19.4%	1.6%	1.9%		16.7%		1.9%
開始時における HRT 使用期間								
使用なし	54.1%	53.2%	82.2%	82.7%	0.0%	64.1%	0.0%	86.0%
2 年未満	14.0%	14.6%	7.2%	7.4%	6.5%	11.5%	14.7%	6.6%
2～5 年間	10.9%	10.6%	5.1%	5.0%	13.5%	7.7%	23.2%	3.4%
5 年を超える	21.1%	21.5%	5.5%	5.0%	80.1%	16.6%	62.1%	4.0%

[*] E 単独使用者は除く

性がある臨床試験には参加せず，現在のライフスタイルに介入されずに経時的観察がなされる前向きコホート研究に参加するであろう．公表された論文から計算すると（表1）[2,3]，観察研究と HRT 試験の対象者全体では，子宮摘出後の女性の 47.3％が E 単独使用，子宮をもつ女性の 26.5％が E＋P 併用の HRT を使用していた．これら研究参加時に HRT 使用中の女性のほとんど（子宮摘出後の E 単独使用中女性の 94.3％，子宮をもつ E＋P 併用使用中女性の 94.9％）は，HRT 試験ではなく観察研究のほうに参加した．また，表1に示すように，これら現使用者の多くは，すでに 5 年を超えて HRT を使用する長期使用者であった．つまり，HRT 試験の対象者集団では，HRT の恩恵を実際に受けている女性は系統的に除かれたものとなった．すでに社会で広く利用されているケア法を臨床試験で評価する場合の宿命かもしれないが，ケア法の恩恵を受けている女性を除いた偏った対象集団で効果を評価するという，現実には起こりにくい状況での比較試験である．そのため，WHI 研究から一般の閉経後女性での HRT 使用を考えるには，HRT 試験と観察研究の両方の結果を合わせてみないといけないであろう．

　HRT 試験では，実験的介入が長期におよぶため，中間解析を行って計画時の想定から大きく逸脱していないかを確認しながら研究を進めた．E＋P 試験では，フォローアップ期間が平均 5.2 年

Ⅶ インフォームド・コンセント（IC）

での中間解析で，プラセボ群に対するHRT実薬群のハザード比（95％信頼区間）※が，冠動脈疾患で1.29（1.02-1.63），浸潤性乳癌で1.26（1.00-1.59）と，それぞれ実薬群でのリスクが高くなった[4]．そのため，試験薬投与を続けても，計画時に想定した冠動脈疾患発症の減少はみられず，乳癌などのリスクを上回るベネフィットは観察できないだろうと判断して，研究スポンサーのNIHは2002年にE＋P併用試験の早期中止を決めた．E単独試験では，フォローアップ期間が平均6.8年での中間解析で，プラセボ群に対するHRT実薬群のハザード比は，冠動脈疾患で0.91（0.75-1.12），浸潤性乳癌で0.77（0.59-1.01）といずれも増加はみられなかった．しかしながら，脳卒中で1.39（1.10-1.77）のリスク増加がみられたとして，NIHは2004年にE単独試験も早期中止した[5]．いずれの試験でも，早期中止で試験薬投与は終了させたが，経過観察は予定どおり2005年3月まで行われた．

　これらの中間解析結果とNIHの早期中止の決定は，世界に大きな衝撃を与えた．とくに，冠動脈疾患に関する結果は，Nurses' Health Studyなど先行する大規模疫学研究と異なるのみならず，WHI研究の前向きコホート研究の結果とも大きく異なっていた．それぞれのHRT試験とフォローアップ期間をそろえた前向きコホート研究での冠動脈疾患発症のハザード比は，E単独使用で0.68，E＋P併用使用で0.61と，非使用の女性に対して統計学的に有意なリスク減少を示した[2,3]．これらWHI研究内での結果の不一致を解釈するために多くの議論がなされ，またさまざまなサブグループ解析がなされた．

C● 冠動脈疾患発症におけるサブグループ解析

　結果の不一致は，健康的な生活習慣をもつ女性にHRT利用者が多いといったような交絡因子の影響ではなく，対象者の特性層間でHRTの作用が異なるといった「相互作用」の可能性が考えられた．そこで，HRT試験と観察研究のデータを統合し，さまざまなサブグループ解析が行われた．E＋P試験の早期中止後のデータ解析では，実薬群のリスク増加は時間が経つにつれて小さくなり統計学的に有意なものでなくなっていたことから[6]，当初は，不一致の理由はHRT開始からの時間の違いではないかとWHI研究班は考えた．冠動脈疾患発症のリスク増加はHRT開始直後が一番大きく，HRT使用を継続するに従いリスク増加は小さくなり，その後は逆転してリスクを減少させるというものである[2,3]．観察研究では，すでにHRT開始から時間が経っていた女性が多いため，冠動脈疾患リスクは減少したという説明である．

　しかしながら，これは必ずしも満足のいく説明ではなかった．HRT開始後時間のほかにも，開始時年齢，閉経からHRT開始までの時間，エストロゲンの投与量や投与経路，黄体ホルモンなどが不一致の理由として考えられた．その中で最も合理的なものとして受け入れられたのが，閉経からHRT開始までの時間による説明である．「タイミング仮説」とよばれる．HRTの冠動脈疾患への作用は，閉経直後に開始すれば予防的に働くが，閉経後あまりに時間が経ってから開始すると逆に

※2つの群での疾患の起きやすさの比であり，1.0より小さいと発生リスクは減少，1.0より大きいと発生リスクが増加していることになる．95％信頼区間に1.0を含まなければ，そのリスク増加やリスク減少は統計学的に有意なものと考える．

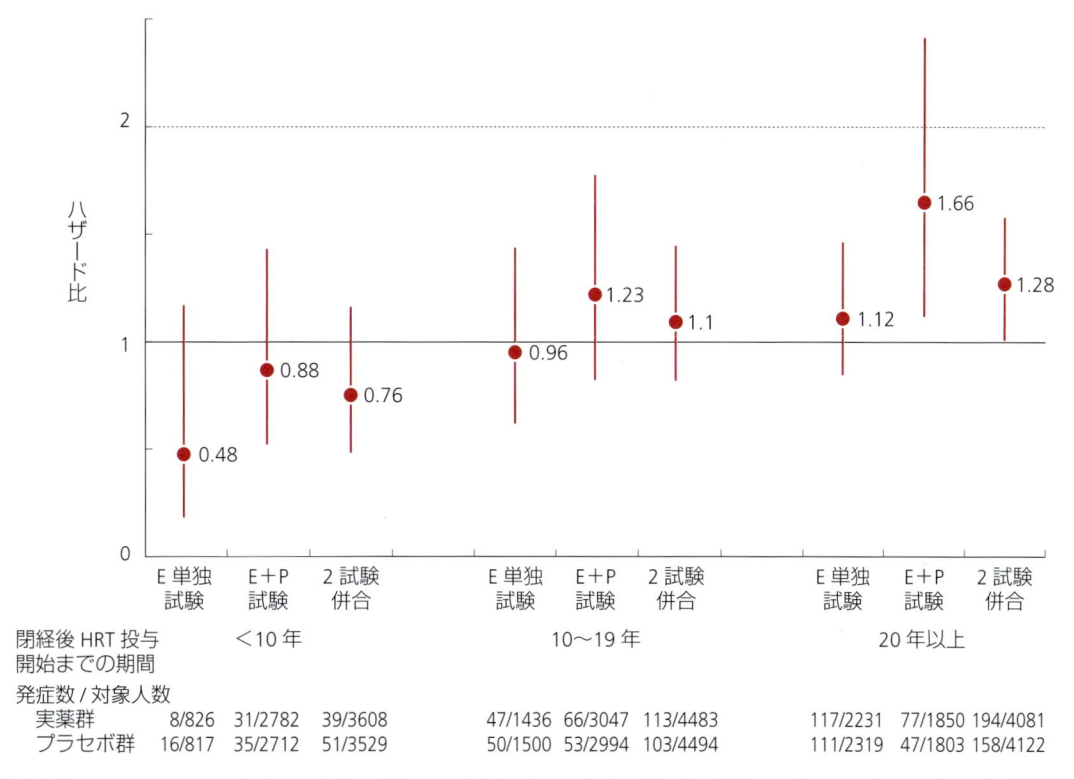

2. WHI研究とサブグループ解析の結果はどのようになっているのか？

図2・冠動脈疾患発症におけるタイミング仮説：HRT投与開始のタイミング別（閉経から投与開始までの期間別）のプラセボ群に対するHRT実薬群のハザード比（●）とその95％信頼区間（｜）

有害となるというものである．観察研究では，通常のHRT使用のように閉経後時間を経ずにHRTを開始した女性がほとんどであった．そのため，観察研究のHRT使用者では冠動脈疾患のリスク減少が観察された．ところが，前述のように，HRT試験ではHRT継続使用中の女性は系統的に除かれてしまい，実薬群では閉経から相当時間を経て高齢になってからHRTを開始することになった女性が多くなった．実際，HRT試験では，閉経後20年以上も経って開始することになった女性が全体の34％を占めた．そのため，HRT試験では実薬群のリスク減少が観察されないどころか，E＋P併用試験では事前の想定とは逆に，実薬群で冠動脈疾患が増えたとするものである．E単独試験とE＋P併用試験でのサブグループ解析の結果を図2に示す[7]．閉経から10年以内にHRTを開始したサブグループでのハザード比は0.76（0.50-1.16）と観察研究と似た値を示したが，閉経後時間が経ってから開始したサブグループになるほどハザード比の値は大きくなっており，タイミング仮説を支持する．WHI研究のサブグループ解析を概括すれば，閉経後長期間を経てからHRTを開始することさえなければ，冠動脈疾患リスクを増やすことはないといえる．

D・浸潤性乳癌発症におけるサブグループ解析

冠動脈疾患とともにWHI研究内で結果の不一致がみられた疾患に，浸潤性乳癌がある．浸潤性乳癌は，HRTの代表的リスクとして安全性の主要評価項目とされていた．E＋P併用試験では想定

Ⅶ インフォームド・コンセント（IC）

したリスク増加がみられたが，E単独試験では7年間のフォローアップ期間ではリスク増加がみられないどころか，試験開始時の対象者特性によるサブグループのなかには統計学的に有意なリスク減少もみられた[8]．一方，観察研究でのE単独使用者では，このようなリスク減少はみられなかった．そこで，これらWHI研究内での結果の不一致を解釈するためにサブグループ解析での検討がなされた．不一致の理由としてあげられたのが，やはり閉経からHRT開始までの時間（ギャップ時間）である．E単独試験で過去にHRT使用経験のなかった女性において，ギャップ時間が5年未満の女性では，プラセボ群に対する実薬群のハザード比は1.12（0.39-3.21）だが，ギャップ時間が5年以上の女性では0.58（0.36-0.93）と乳癌発症リスクが統計学的に有意に減少していた[9]．ギャップ時間が大きいほど，HRTは乳癌リスクを減少させるほうに作用するというものである．「ギャップ時間仮説」とよばれる．観察研究のE単独使用についてのサブグループ解析でも同様の傾向がみられたが，観察研究でのE単独使用者のほとんどは閉経直後にHRTを開始した（ギャップ時間がほとんどない）ので，研究全体としてはE単独使用者で乳癌発症リスクの減少がみられなかったと解釈された．このギャップ時間仮説は，E＋P併用についても検討されている[10]．E＋P併用試験で過去にHRT使用経験のなかった女性において，ギャップ時間が5年未満の女性では，プラセボ群に対する実薬群のハザード比は1.77（1.07-2.93）とリスク増加していたが，ギャップ時間が5年以上の女性では0.99（0.74-1.31）と乳癌発症リスクの増加はみられなかった．

また，E＋P併用試験と観察研究のデータを併合したサブグループ解析では，投与開始後時間によるリスクの変化も一緒に検討された（図3）．いずれのギャップ時間グループでもHRT投与期間が長くなるに従い乳癌リスクは増えていた．ギャップ時間が15年を超えるグループのハザード比

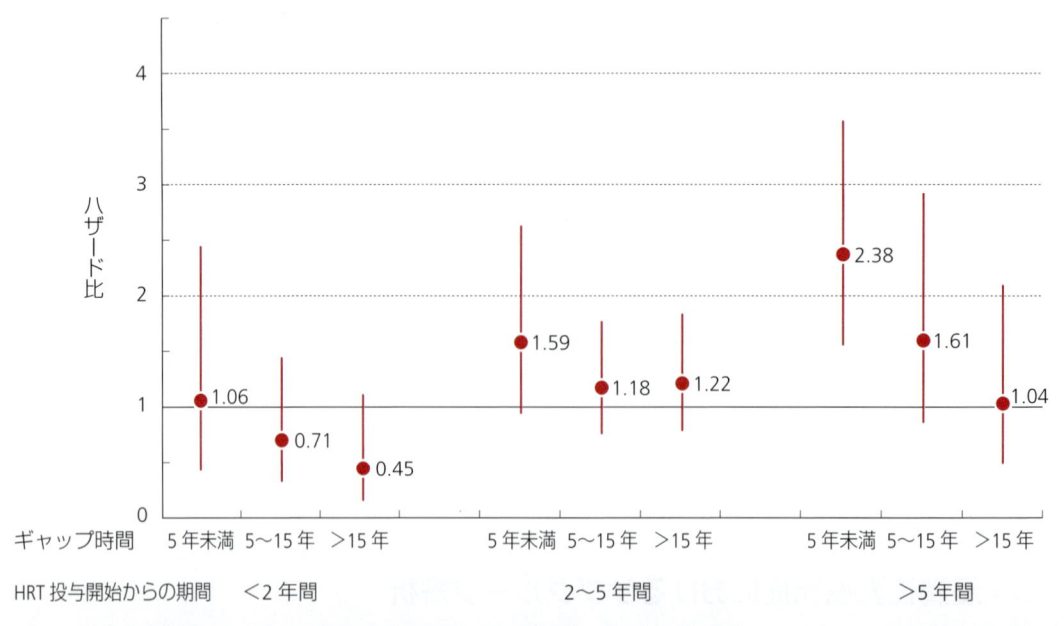

図3●E＋P継続使用における浸潤性乳癌のギャップ仮説：HRT投与期間ごとのギャップ時間別（閉経から投与開始までの期間別）のHRT未使用者に対するHRT使用者のハザード比（●）とその95％信頼区間（｜），E＋P試験と観察研究を併合したサブグループ解析

は，投与開始後2年までは0.45と明らかなリスク減少を示すものの，5年以上投与を継続すると1.04とリスク減少はみられなくなる．一方，ギャップ時間が5年未満のグループでは，投与開始後2年までのハザード比は1.06とほとんどリスク増加はないが，投与期間が長くなるに従いリスクは徐々に増加して，E＋P併用使用期間が5年を超えると2.38と統計学的に有意なリスク増加がみられた．

E●HRT使用者の生命予後

　冠動脈疾患や乳癌の他にも，多くの疾患がHRTのリスクとベネフィットに関わる．これら数多くの疾患でのリスクとベネフィットのバランスを同時に勘案するために，HRT試験では概括指標（global index）を作成したが，この指標は十分には機能しなかった．やはり，最終的な概括指標としては，生命予後が一番確実なものといえるだろう．既存の前向きコホート研究とプラセボ対照比較試験での生命予後成績がメタ解析されている[11]．このメタ解析には，WHI研究の2つのHRT試験も含まれており，他の臨床試験や観察研究のなかでのWHI研究HRT試験の位置づけがわかる．分析対象とした臨床試験は開始時年齢の平均が60歳未満のものとし（通常のHRT使用は50歳代が多いであろう），WHI研究のHRT試験については60歳未満の対象者に限定した成績を使用している．対象者を60歳未満に限ると，E単独試験では0.73（0.47–1.12），E＋P併用試験では0.71（0.52–0.96）とリスク減少を示していた．WHI研究以外の他の臨床試験の規模は小さく，試験によって成績はばらついているもののWHI研究の成績はそれらのちょうど真ん中あたりの標準的な値であった．統合したプラセボ群に対するHRT実薬群のリスク比は0.73（0.52–0.96）であり，統計学的に有意な死亡リスクの減少がみられた．同様に，観察研究の統合リスク比は0.78（0.69–0.90）と，やはり死亡リスクは減少していた．

　WHI研究は，2つのHRT試験ともリスクがベネフィットを上回る可能性が大きいと判断され早期中止したために，その中間解析の結果は少々センセーショナルに報じられた．HRTは必ずしもすべての閉経後女性に等しく恩恵をもたらすものではないと警鐘を鳴らした意義は大きい．漫然と長期間にわたって使用することは慎むべきである．しかし，同時に，この少々偏った特性をもったHRT試験対象集団であっても，50歳代の女性に限れば死亡リスクを減少させていたことは特筆すべきことであろう．数多くのサブグループ解析からはタイミング仮説などが見出され，閉経後すぐに開始すれば60歳未満の女性では十分に恩恵を受けることをWHI研究群は示したといえる．

●文献

1) The Women's Health Initiative Study Group. Design of the Women's Health Initiative clinical trial and observational study. Control Clin Trials. 1998; 19: 61–109.
2) Prentice RL, Langer R, Stefanick ML, et al; Women's Health Initiative Investigators. Combined postmenopausal hormone therapy and cardiovascular disease: toward resolving the discrepancy between observational studies and the Women's Health Initiative clinical trial. Am J Epidemiol. 2005; 162: 404–14.
3) Prentice RL, Langer R, Stefanick ML, et al; Women's Health Initiative Investigators. Combined analysis of Women's Health Initiative observational and clinical trial data on postmenopausal hormone treatment and

cardiovascular disease. Am J Epidemiol. 2006; 163: 589-99.
4) Rossouw JE, Anderson GL, Prentice RL; Writing Group for the Women's Health Initiative investigators. Risks and benefits of estrogen plus progestin in healthy postmenopausal women: principal results from the Women's Health Initiative randomized controlled trial. JAMA. 2002; 288: 321-33.
5) Anderson GL, Limacher M, Assaf AR; The Women's Health Initiative Steering Committee. Effects of conjugated equine estrogen in postmenopausal women with hysterectomy: the Women's Health Initiative randomized controlled trial. JAMA. 2004; 291: 1701-12.
6) Manson JE, Hsia J, Johnson KC, et al. Estrogen plus progestin and the risk of coronary heart disease. N Engl J Med. 2003; 349: 523-34.
7) Rossouw JE, Prentice RL, Manson JE, et al. Postmenopausal hormone therapy and risk of cardiovascular disease by age and years since menopause. JAMA. 2007; 297: 1465-77.
8) Stefanick ML, Anderson GL, Margolis KL, et al. Effects of conjugated equine estrogens on breast cancer and mammography screening in postmenopausal women with hysterectomy. JAMA. 2006; 295: 1647-57.
9) Prentice RL, Chlebowski RT, Stefanick ML, et al. Conjugated equine estrogens and breast cancer risk in the Women's Health Initiative clinical trial and observational study. Am J Epidemiol. 2008; 167: 1407-15.
10) Prentice RL, Chlebowski RT, Stefanick ML, et al. Estrogens plus progestin therapy and breast cancer in recently postmenopausal women. Am J Epidemiol. 2008; 167: 1207-16.
11) Salpeter SR, Cheng J, Thabane L, et al. Bayesian meta-analysis of hormone therapy and mortality in younger postmenopausal women. Am J Med. 2009; 122: 1016-22.

<林 邦彦>

VIII

実際に使う IC 用紙の案

Ⅷ 実際に使うIC用紙の案

HRTを考慮している女性への説明文の一例

　HRTの施行にあたっては説明した方がよいことが多いため，時間がかかるとともに，説明に漏れが生じることが懸念される．そこで以下にHRTを考慮している女性に読んでいただく説明文の一例を示す（今後の報告などにより内容の修正が必要になることはいうまでもない）．

ホルモン補充療法（HRT）について

　あなたが今回受けようと思われているホルモン補充療法（HRT）についてご説明いたします．

1. ホルモン補充療法（HRT）とは？

　女性は50歳ぐらいになると月経の永久停止，すなわち閉経を迎えます．この閉経に伴い，女性ホルモンの一つであるエストロゲンの卵巣からの分泌量が減少します．また，手術による両側の卵巣摘出や腹部への放射線照射による卵巣機能の廃絶によっても同様にエストロゲンの分泌量は低下します．エストロゲンは女性の身体とこころの両面で重要な役割を果たしていますから，閉経や両側の卵巣摘出などに伴うエストロゲンの低下により，のぼせ・ほてり・発汗といった身体的症状や抑うつ症状・不安感といった精神的症状などが出現するいわゆる更年期障害や陰部の不快感や性交痛を引き起こす萎縮性腟炎，コレステロールの状態が悪くなる脂質異常症（高脂血症），骨が脆くなり骨折しやすくなる骨粗鬆症など多くの病態・疾患が起こることが知られています．また，病気とはいえないまでも意欲の低下や皮膚が乾いて荒れやすいといった症状などもエストロゲンの低下が原因の一つであると考えられています．そこでこの減少したエストロゲンを補うことによってこれらを改善させようという理に適った治療法がホルモン補充療法（HRT）です．

　現在，日本ではエストロゲン製剤としては飲み薬（経口剤），貼り薬（貼付剤），塗り薬（ゲル剤）が利用できます（外陰～腟の症状や性交痛のみの場合には腟錠が使用されます）．手術により子宮を摘出された方ではエストロゲンの投与だけでよいのですが，子宮がある方では子宮体がん（子宮内膜がん）を予防するためにエストロゲンだけでなく，黄体ホルモンといわれるもう一種類のホルモンの投与が必要です．この場合にはエストロゲン製剤に加えて黄体ホルモン製剤を経口剤として追加するか，エストロゲンと黄体ホルモンがともに含まれている経口剤あるいは貼付剤を使用する必要があります．さらに，投与方法としてエストロゲン製剤に加えて黄体ホルモン製剤を1カ月に一定期間だけ投与して月経様の出血を毎月起こす方法（周期

的併用投与法）とエストロゲン製剤と黄体ホルモン製剤を同時に投与し続ける方法（持続的併用投与法）があります．どの種類の薬剤を使うか，あるいはどういう投与方法を選択するかについては，それぞれにメリット・デメリットがありますから，担当医とご相談ください．

2．HRTの効果

　上記のとおり，HRTはエストロゲンの低下に伴う病態・疾患の予防・治療に対する効果からいわゆるアンチエイジング的な効果まで幅広い有用性をもっています．世界の更年期医療に対して指導的立場にある国際閉経学会では，「HRTは症状を有する閉経後女性に対する治療の第一選択として考えるべきである」とHRTを推奨しています．特に，ホットフラッシュといわれるのぼせ・ほてり・発汗といったいわゆる血管運動神経症状，腟乾燥感や帯下といった性器の萎縮症状や性交痛，骨粗鬆症の予防・治療にはきわめて有用性が高いと考えられています．また，抑うつ症状や脂質異常症の治療，皮膚の萎縮予防にも効果が高く，上記以外の更年期障害，アルツハイマー病の予防，動脈硬化症の予防や口腔の不快症状にも効果があるといわれています．実際の臨床ではこれら以外のさまざまな症状に対しても有効な場合があり，国際閉経学会の推奨のとおり，試してみる価値は十分にあります．

　また，大腸がんについてはHRTを行うことによりそのリスクが低下することが知られています．さらに，HRT施行者は非施行者に比べて長寿であるとの報告もあります．

3．HRTの副作用・有害事象

HRTを行うことにより生じる好ましくない病態や疾患の主なものは以下のとおりです．

1）アナフィラキシー様症状

　HRTに使用されるホルモン剤に限りませんが，薬剤は身体に合わずに蕁麻疹などのいわゆるアレルギー症状が出ることがあります．

2）消化器症状

　経口剤では飲み始めに気持ちが悪くなったり，吐き気が出たりといった症状が出ることがあります．多くの場合，飲み続けることで消失します．

3）皮膚症状

　貼り薬や塗り薬では塗ったり貼ったりした部分が赤くなったり，かゆくなったりする皮膚症状が出ることがあります．

4）肝機能障害

　ホルモン剤は肝臓で代謝・分解されるため，経口剤を使った場合に多いのですが，肝臓に負担がかかって肝機能が悪くなることがあります．定期的な検査が必要です．

5）不正性器出血

　子宮がある方の場合，同時併用投与法においてもHRT開始3カ月以内に70％の方が不正性器出血を認めるといわれています．HRT開始前の子宮内膜検査で問題がない場合には多くの例で徐々に治まりますが，続く場合には担当医に必ず相談してください．

6）乳房痛・乳房緊満感

5％未満ではありますが，乳房痛や乳房緊満感を訴える方がいらっしゃいます．自然に治まることも多いですが，ホルモン量を調節したり，種類を変えたりすることにより軽快させることができる場合があります．

7）片頭痛

HRT によって片頭痛が悪化することがあります．

8）冠動脈疾患

HRT は動脈硬化を予防する効果がありますが，すでに狭心症や心筋梗塞といった冠動脈疾患を起こしたことのある女性では HRT によりその発症リスクが上がる可能性があります．また，高齢者では HRT は冠動脈疾患のリスクを高める可能性があります．

9）脳卒中

HRT はある種の脳卒中（虚血性脳卒中）のリスクを増加させる可能性があります．

10）血栓塞栓症

HRT は血管の中で血が固まったり，その塊が肺に詰まってしまう深部静脈血栓症や肺塞栓症といった血栓塞栓症（以前にはエコノミークラス症候群といわれ，現在はロングフライト症候群とよばれる病気としてご存知かもしれません）のリスクを上昇させるといわれています．下肢のうずくような痛みと腫れ，突然息苦しくなる，息切れ，胸の痛み，めまい，意識障害，手足の麻痺，急激な視力の低下などの症状があった場合，これらを疑います．ただし，日本人では元々血栓塞栓症は欧米に比べて頻度が低いといわれています．

11）がんのリスク

がん全体でみるとがんになる割合（罹患率）は変わらないといわれていますし，がんが原因で死ぬ割合（死亡率）も HRT 施行者の方が低いと考えられています．ただ女性ホルモンであるエストロゲンは主に，女性性器，すなわち乳房，子宮，卵巣などに作用することはよく知られています．そこでこれらの部位のがんを含めて，HRT はがんリスクを上昇させるかもしれないと考えられてきましたし，実際以下に示すようにいくつかのがんについては HRT がリスクを上昇させる可能性が報告されています．

① 乳がん

乳がんについては古くから HRT との関係が議論されてきました．HRT の有効性を評価する研究が含まれた米国における大規模研究である Women's Health Initiative（WHI）研究では途中経過において，子宮がある女性 1 万人に 1 年間 HRT を施行すると施行しない女性と比較して乳がんが 8 人増えたということから研究が中止になったことは新聞でも報道されましたのでご記憶の方もいらっしゃると思います．この 2002 年の WHI 中間報告以降，「HRT は危険だ」という短絡的な考え方が広まり，日本でも HRT の新規施行者が減りました．

しかし，その後，データを再解析し，研究開始からの年次を追って検討してみると，5 年未満では意味のあるリスクの上昇はなく，HRT 中止後 2.5 年間ではリスクの上昇は認めていませんでした．つまり，HRT を施行することそのものが危険なのではなく，HRT の施行期間と乳

がんリスクとが関係している可能性があるということであり，現在では，5年未満の施行であれば乳がんに対してHRTは危険ではないと考えられています（子宮がない方の場合には，WHI研究において乳がんは23％減少しました．子宮がない方へのエストロゲン単独療法については必ずしも乳がんを増加させるとは断定できないと考えられています）．

では，HRTは5年以上施行できないのでしょうか？ 5年以上の施行についても危険というわけではなく，リスクが上昇する可能性があるということです．しかも，実際のリスクの上昇は肥満やアルコール摂取といった生活習慣と同程度か，それ以下といわれています（たとえば，ビールを1日大瓶1本以上飲むとリスクは1.75倍，HRTでは1.25倍です）．車を運転すれば交通事故に逢う確率は決してゼロではありません．しかし，交通事故に逢うリスクが怖いからと車は運転しないと考える方はいらっしゃるでしょうか．同じように，得られるメリットとデメリットを考えて施行を続けるかどうかを判断することが大切なのです．よく担当医と相談してください．

乳がんをみつけるためには画像検査による乳がん検診が必須です．HRT施行者では乳がん検診を確実に施行すると思われますが，乳がんが発見されたとしてもHRT施行中に発見された乳がんは初期がんが多いと報告されています．また，予後がよいものが多いこと，さらに，乳がんによる死亡率はHRT未施行者と変わらないことも知られています．

ただし，乳がんの治療（手術，放射線照射，抗がん剤を含めて）をした女性には，現在のところ残念ながらHRTはあまりおすすめできません．

② 子宮体がん（子宮内膜がん）

エストロゲンは子宮内膜を増殖させます．つまり子宮のある方へのエストロゲン単独投与は子宮内膜がんのリスクを増加させることになるため，黄体ホルモン製剤の投与が必要となります．1カ月に一定期間以上黄体ホルモンを投与すればリスクに変化はないと報告されています．

③ 卵巣がん

HRTは卵巣がんのリスクを上昇させる可能性があるという報告があります．しかし，一方で影響を与えないとの報告もあり，いまだ結論ははっきりしていません．

④ その他のがん

低悪性度子宮内膜間質肉腫や子宮頸部腺がんや悪性黒色腫，胆嚢がんといったがんのリスクを上昇させるという報告があります．

繰り返しになりますが，大腸がんのようにHRTによってリスクが下がるものもありますし，上記のがんの頻度も関係するため，実際にHRTを施行された女性が何らかの悪性腫瘍になってしまう，あるいはそれによって死亡する率は変化しないか，逆に下がるという報告の方が多いことを強調しておきます．

12）胆嚢疾患

HRTは胆石や胆嚢炎などの胆嚢疾患を増やす可能性があるといわれています．

13）閉経以前にあった子宮筋腫や子宮内膜症の再発・再燃

子宮筋腫や子宮内膜症もエストロゲンに依存して増大・悪化しますのでHRTにより再発・

再燃する可能性がありますが，臨床的に問題となることは少ないと考えられています．

4. HRTを受ける上で覚えておいていただきたいこと

　HRTは大変有用な治療法ですが，このように残念ながら好ましくない症状や病気の発症がないわけではありません．しかし，「良薬口に苦し」という通り，副作用のない薬はないわけで，あなたの現在の心身の状況を考えるとHRTが総合的に有用であると思われるために勧められているのです．

　2009（平成21）年4月に日本産科婦人科学会と日本更年期医学会（現 日本女性医学学会）は合同でHRTに関するガイドラインを作成しました．2012（平成24）年9月には改訂版が発刊されており，担当医はそれに基づいてHRTの可否を判断し，経過観察や検査を行います．副作用・有害事象をできるだけ避ける，あるいは早期に発見し対応するためにも，指示に従って定期的に受診し，必要な検査を受けることが大切であることをご理解ください．もし身体に不都合な変化が起こった場合にも担当医まで必ずお知らせください．

　また，HRTを継続していくかどうか，つまりあなたにとってHRTのメリットがデメリットを上回るかどうかについてはできれば毎回，長くても1年ごとに担当医と相談し，HRTを続けていくかどうかを判断しましょう．

　以上，HRTに関する現在の考え方をご説明しました．わからないことや心配に思うことは遠慮なく担当医におききください．

　　　　　　　　　　　　　　　　　　平成　　年　　月　　日
　　　　　　　　　　　　　　　　　　東京歯科大学市川総合病院産婦人科　秋桜外来
　　　　　　　　　　　　　　　　　　担当医

〈髙松 潔　小川真里子　牧田和也〉

索　引

■あ

悪性腫瘍術後のフォローアップ　73
悪性腫瘍治療後のHRT　70
アナフィラキシー様症状　233
アンチエイジング　75
アンチトロンビン欠乏症　155

■い

萎縮性腟炎　79, 205
イソフラボン　142
インスリン感受性　17
インフォームド・コンセント　186, 208

■う

ウエスト周囲径　16

■え

エストラジオール→E_2
エストリオール→E_3
　適応疾患　110
エストロゲン　57
エストロゲン・アンドロゲン
　合剤　141
エストロゲン欠乏　165
エストロゲン受容体　42, 78
エストロゲン製剤　87, 100, 176
エストロゲン相互作用　67
エストロン→E_1
エチニルエストラジオール
　　　　　　　　　　　→EE

■お

黄体ホルモン
　　　　34, 69, 112, 115, 105, 134
　種類　120
　投与期間　116
　投与量　117
　併用の目的　115
　投与しなかった場合の
　　リスク　116
嘔吐　178
悪心　178

■か

外来血圧　21
過活動膀胱　45, 76, 79
下腿骨折　60
下腹部痛　178
かぶれ　178
加味逍遙散　52
カルシウム製剤　62
加齢性変化　77
肝機能障害　233
間欠的投与　86
関節リウマチ診断基準　28
冠動脈疾患　8, 10, 201, 226, 234
冠動脈疾患リスク　187, 192
がんのリスク　234
漢方療法　48
冠攣縮　10

■き

奇異性塞栓症　6
ギャップ時間仮説　228
急性心筋梗塞　8
急性肺塞栓症　6
狭心症　10
局所投与　85

■け

経口 E_2　23, 138
経口エストロゲン剤　202
経口製剤　100
経口避妊薬　19, 43
形態椎体骨折　59
経腟超音波　161
経皮 E_2　23, 24, 101, 138, 208
血圧　25
血圧値の分類　20

血管運動性症状　64
血管内皮機能障害　10
月経周期　13
結合型エストロゲン→CEE
血算　148
血糖　148
原発性胆汁性肝硬変　31

■こ

抗CCP抗体　29
抗dsDNA抗体　31
抗Sm抗体　31
抗SS-A抗体　30
降圧目標　20
降圧薬　25
抗核抗体　30
抗加齢医学　77
高血圧　19
膠原病　29
抗セントロメア抗体　31
高トリグリセリド血症　151
更年期関節症状　27
更年期障害　88, 205
更年期症状　110, 205
　緩和　186
　評価表　53
抗リン脂質抗体症候群　155
骨吸収抑制剤　55
骨強度　58
骨質　58
骨折予防　98
骨粗鬆症　111
骨のリモデリング　58
骨盤骨折　60
骨盤臓器脱　41
骨盤底筋体操　42
骨密度　58, 90
コラーゲン　78

■さ

酢酸ノルエチステロン　95, 105

237

索引

酢酸メドキシプロゲステロン 134
サプリメント 143
残存癌 198

■し

シェーグレン症候群 30
子宮筋腫 36, 235
子宮頸癌 208
子宮頸部細胞診 158
子宮頸部腺癌 72
子宮頸部扁平上皮癌 72
子宮出血 170, 173
子宮腺筋症 38
子宮体癌 70, 112
子宮体癌検診 159
子宮体癌術後 198, 199
子宮内膜増殖症 112
子宮内膜癌 187
子宮内膜症 38, 235
子宮肉腫 37
脂質異常症 150
持続的投与 86, 126
疾患修飾性抗リウマチ剤 30
湿疹 178
ジドロゲステロン 106
周期的投与法 126
自由行動下血圧 22
主要骨粗鬆症性骨折 60
主要評価項目 224
消化器症状 176, 233
消退出血 127
上皮性卵巣癌 72
静脈血栓塞栓症
　　　　90, 134, 137, 153,
　　　　187, 193, 199, 201, 234
上腕骨近位部骨折 60
女性のヘルスケア 74
心筋梗塞 11
心血管系疾患リスク 91, 122
心原性塞栓症 6
人工妊娠中絶件数 137
浸潤性乳癌 227
深部静脈血栓症 7, 96

■す

スタチン製剤 207

■せ

生化学検査 148
性器萎縮症状 44
生殖器の異常 180
生命予後 229
切迫性尿失禁 45
線維筋痛症 27, 32
全身性エリテマトーデス 31
全身投与 84
選択的エストロゲン受容体
　モジュレーター（SERM）
　　　　　　　　　79, 218
前腕骨遠位端骨折 60

■そ

早期関節リウマチ 28
続発性骨粗鬆症 58

■た

大豆イソフラボン 143
大腿骨近位部骨折 60
　家族歴 61
大腿骨頸部骨密度 59
大腸癌 97
耐糖能異常 97
タイミング仮説 95, 226, 227
高山研究 74
男性ホルモン 141
胆嚢疾患 235

■ち

腟萎縮症状 76
血の道症 51
中間解析 226
治療抵抗性高血圧 20

■て

低用量の製剤 138
テストステロン 141
デソゲストレル 135
天然型黄体ホルモン
　（progesterone） 154, 218

■と

糖尿病 15
動脈血栓症 8

■な

内臓脂肪 16
内膜保護効果 116

■に

乳癌 186, 193, 195, 200
乳癌治療後 73
乳癌リスク 97, 120, 187
乳房緊満感 234
乳房痛 234
尿失禁 80

■の

脳血管障害 96
脳卒中 234
ノンレスポンダー 206

■は

肺塞栓症 199
ハザード比 226
破綻出血 127

■ひ

ヒアルロン酸 78
ビスホスホネート製剤 57
ビタミンK製剤 61
ビタミンD製剤 61
泌尿生殖器症状 110
皮膚萎縮 76
皮膚症状 233
肥満 16

■ふ

腹圧性尿失禁 45
副甲状腺ホルモン 62
婦人科検診 158
不正性器出血 169, 188, 233
不定愁訴 50, 166
プラセボ 224
プレドニゾロン 34
プロゲステロン 25

索 引

プロテインS欠乏症　　155
プロテインC欠乏症　　155

■へ

閉経後骨粗鬆症　　57
閉経後年数　　194
併用持続療法　　134
ペッサリー　　42
片頭痛　　178, 234

■ほ

発赤　　178
ホットフラッシュ　　206
ホルモン含有薬剤　　140
ホルモン補充療法→HRT

■ま

マイナートラブル　　176, 209
マトリックス・システム　　94
慢性肺塞栓症　　7

■め

めまい　　180
メトトレキサート　　30

■や

薬物相互作用　　66
薬物治療開始基準　　62

■ら

卵巣癌　　39, 194, 199
卵巣癌治療後　　200
卵巣チョコレート嚢胞　　39

■り

リザーバー・システム　　93
臨床検査の異常　　181
臨床椎体骨折　　58

■ろ

肋骨骨折　　60

■A

A to A embolism　　6
$16\alpha\text{-OHE}_1$　　111

■B

$17\beta\text{-E}_2$　　88, 94

■C

CEE　　21, 88, 94, 133, 134, 138
　通常量　　22, 24
　低用量　　22
CYP3A4　　66
CYP450　　68

■D

D-dimer　　155
dehydroepiandrosterone
　（DHEA）　　141
DSG　　135
dydrogesterone（DYD）
　　　　115, 218

■E

E_1　　133
E_2　　66, 133, 140
E_3　　108, 109, 133
E_3腟錠　　42
EE　　132, 138
EPT　　85
ET　　85

■F

FRAX　　59
Friedewaldの式　　150
FSH　　137

■G

gap time　　217

■H

HDLコレステロール　　89
HERS　　192
HRT　　19, 43, 48, 57,
　　　　70, 132, 164, 184
　ガイドライン　　184, 191
　管理のアルゴリズム　　3, 85
　禁忌例　　2, 179, 190
　慎重投与例　　2, 179, 190
　施行の説明　　232
　中止　　199, 202
　中止のタイミング　　206
　長期投与　　186
　適応　　3, 86
　投与開始　　194
　効果　　233
　コンプライアンス　　167
　副作用　　169, 207, 233
　有害事象　　166, 186, 233
　リスク　　186
　レジメン　　84

■I

idoxifene　　43

■J

Japan Nurses' Health Study
　（JNHS）　　74

■L

LDLコレステロール　　89
levonorgestrel（LNG）
　　　　135, 218
　放出子宮内避妊システム
　（LNG-IUS）　　218
levormeloxifene　　43

■M

Million Women Study（MWS）
　　　　209, 217
MPA　　105, 134, 135, 218
MTX　　30

■N

NETA　　105
NFκB（nuclear factor κB）　　27
norethisterone（NET）　　135, 218
Nurses' Health Study（NHS）
　　　　215, 228

■O

OC　　19, 43, 132

■P

POP-Q（pelvic organ prolapse
　quantification）　　44

239

■ S

selective estrogen receptor
　　modulator（SERM）
　　　　　　　　　79, 122, 218
SLE　　　　　　　　　　154
surgical menopause　　　　70

■ T

TG　　　　　　　　　　89
The window of opportunity　192
TVM 手術　　　　　　　41

■ V

venous thromboembolism
　　（VTE）　　　　　　187

Virchow の三要素　　　　7

■ W

WHI（Women's Health Initiative）
　　17, 70, 186, 191, 209, 212, 223

今日からできるホルモン補充療法		
HRT実践マニュアル		ⓒ

発　行	2013年7月20日　1版1刷
	2015年7月10日　1版2刷

編著者	水沼　英樹
	髙松　　潔

発行者	株式会社　中外医学社
	代表取締役　青木　滋
	〒162-0805　東京都新宿区矢来町62
	電　話（03）3268-2701（代）
	振替口座　00190-1-98814番

印刷・製本/三報社印刷（株）　　〈MS・TM〉
ISBN 978-4-498-06066-1　　Printed in Japan

JCOPY 〈（社）出版者著作権管理機構　委託出版物〉

本書の無断複写は著作権法上での例外を除き禁じられています．
複写される場合は，そのつど事前に，（社）出版者著作権管理機構
（電話 03-3513-6969, FAX 03-3513-6979, e-mail: info@jcopy.
or.jp）の許諾を得てください．